Faszien in Bewegung

DANKSAGUNG

Ein Buch zu schreiben, bedeutet für das persönliche Umfeld immer eine Herausforderung. Sie müssen mit dem Menschen leben, der seinen Arbeitsplatz für Monate nicht verlässt, seine Launen ertragen und selbst bei physischer Anwesenheit akzeptieren, dass mindestens 50 % der Gedanken im Projekt „Buch" fest verankert sind und nicht für andere Themen zur Verfügung stehen.

Aus diesem Grund:

Danke an meine Familie, dass sie mir das nur selten zurückkoppelten.
Danke an meine Mutter, die, als wissbegierige Sportlehrerin, des Lesens und Korrigierens nicht müde wurde.
Danke an meine mir freundschaftlich verbundenen Teamkollegen, die sich mit kritischem Auge durch die Kapitel arbeiteten.
Danke an meine nicht aus der Ruhe zu bringende Grafikerin, die mittlerweile so tief im Thema der Faszien steckt, dass sie selbst Vorträge halten könnte.

Es ist geschafft!

Aus Gründen der besseren Lesbarkeit haben wir uns entschlossen, durchgängig die männliche (neutrale) Anredeform zu nutzen, die selbstverständlich die weibliche mit einschließt.

Das vorliegende Buch wurde sorgfältig erarbeitet. Dennoch erfolgen alle Angaben ohne Gewähr. Weder die Autoren noch der Verlag können für eventuelle Nachteile oder Schäden, die aus den im Buch vorgestellten Informationen resultieren, Haftung übernehmen.

WO SPORT SPASS MACHT

Gunda Slomka

Mit Unterstützung von Dr. Robert Schleip und Prof. Jürgen Freiwald

Faszien in Bewegung

Bedeutung der Faszien in Training und Alltag.
Zahlreiche Übungen für Fitness-, Gesundheits- und Leistungssport

Meyer & Meyer Verlag

Papier aus nachweislich umweltverträglicher Forstwirtschaft.
Garantiert nicht aus abgeholzten Urwäldern!

Faszien in Bewegung

Bibliografische Information der Deutschen Nationalbibliothek
Die Deutsche Nationalbibliothek verzeichnet diese Publikation in der Deutschen Nationalbibliografie; detaillierte bibliografische Details sind im Internet über <http://dnb.d-nb.de> abrufbar.

Alle Rechte, insbesondere das Recht der Vervielfältigung und Verbreitung sowie das Recht der Übersetzung, vorbehalten. Kein Teil des Werkes darf in irgendeiner Form – durch Fotokopie, Mikrofilm oder ein anderes Verfahren – ohne schriftliche Genehmigung des Verlages reproduziert oder unter Verwendung elektronischer Systeme verarbeitet, gespeichert, vervielfältigt oder verbreitet werden.

© 2014 by Meyer & Meyer Verlag, Aachen
Auckland, Beirut, Budapest, Cairo, Cape Town, Dubai, Hägendorf,
Indianapolis, Maidenhead, Singapur, Sydney, Teheran, Wien

 Member of the World Sport Publishers' Association (WSPA)

Druck und Bindung: B.O.S.S Druck und Medien GmbH
ISBN 978-3-89899-848-2
E-Mail: verlag@m-m-sports.com
www.dersportverlag.de

Inhalt

Vorwort für Gunda Slomka 8

I. Einleitung 14

II. Faszien – woher kommen sie und wozu brauchen wir sie? 20
    II.a   Faszien? „… nie gehört!" 20
    II.b   Wie wichtig sind Faszien für das Training und den Alltag? 25

III. Faszien – was steckt in ihnen? 32
    III.a   Anatomisch-physiologische Grundlagen 32
    III.a.i   Aufgaben des Bindegewebes 35
    III.a.ii Entstehung des Bindegewebes 36
    III.a.iii Bestandteile des Bindegewebes 37
    III.a.iv Erscheinungsformen des Bindegewebes 44
    III. b   Das Bindegewebe als Sinnesorgan 49
    III.b.i   Körperwahrnehmung 49
    III.b.ii Rezeptorenarten 52
    III.b.iii Schmerz 64
    III.b.iii 1. Psychische und somatische Resilienz 64
    III.b.iii 2. Reaktion der Faszien auf Schmerz 66
    III.b.iii 3. Muskelkater oder Faszienkater? 70
    III.b.iii 4. Ursachen von Schmerz 73

IV. Faszien in Bewegung 82
    IV.a   Haltung in Bewegung 82
    IV.a.i   Tensegrity 83
    IV.a.ii Über Dynamik ins Körperlot 86
    IV.b   Versorgen ist alles – von Gel zu Sol 87
    IV. b.i Crosslinks 87
    IV.b.ii Alles im Fluss - Grundmatrix 91
    IV.b.iii Verschieben von Flüssigkeiten 95
    IV.b.iv Regeln für die Praxis 99

IV.b.v	Praxis	100
IV.b.v.1	Arbeiten in Bewegungsverbindungen (Flows) für aktiven Austausch	100
IV.b.v.2	Einzelne Übungsbeispiele für aktiven Austausch	112
IV.b.v.3	Passiver Austausch (Foamroll oder Ball)	117
IV.c	Die Renaissance des Federns und Schwingens	121
IV.c.i	Kollagen und Elastin	124
IV.c.ii	Der Katapulteffekt	127
IV.c.iii	Der Gebrauch formt die Struktur	131
IV.c.iv	Praxis	137
IV.d	Fascial Stretch – Ausrichtung der Strukturen	151
IV.d.i	Immer im Umbau ... – Halbwertzeiten der Bindegewebszellen	151
IV.d.ii	Neue – (alte) Grundlagen des Dehnungstrainings	156
IV.d.ii.1	Arbeitsweisen des Dehnens	157
IV.d.ii.2	Dehngrenze – bis hierher und nicht weiter!	161
IV.d.ii.3	Dehnen – vom Kopf bis zum Fuß!	162
IV.d.iii	Myofasziale Leitbahnen	163
IV.d.iii.1	Die oberflächliche Rückenlinie (ORL)	165
IV.d.iii.2	Die oberflächliche Frontallinie (OFL)	166
IV.d.iii.3	Die Laterallinien (LL)	168
IV.d.iii.4	Die Spirallinien (SPL)	170
IV.d.iv	Regeln für die Praxis	172
IV.d.iv.1	Dehnen – Variation als Schlüssel zum Erfolg!	172
IV.d.iv.2	Methodentipps	172
IV.d.iv.3	Freies Gleiten!	173
IV.d.v	Praxis	174
IV.d.v.1	Praxisbeispiele auf der Grundlage der myofaszialen Leitbahnen nach T. W. Myers	174
IV.d.v.2	Modern Stretch Flows	205
IV.d.v.3	Sich recken und strecken	222
Exkurs Faszien – Ausgewählte Aspekte zur Beweglichkeit, zum Dehnen und zum Krafttraining *Prof. Jürgen Freiwald*		228

IV.e	Fascial Power	238
IV.e.i	Myofibroblasten	238
IV.e.ii	Spannungsnetzwerk – Faszien	239
IV.e.iii	Arbeitsweise des Krafttrainings	241
IV.e.iv	Regeln für die Praxis	246
IV.e.v	Praxis	248
IV.f	Sensorisches Verfeinern	257

V. Resümee 270

V.a	Allgemeine Empfehlungen für das Training	274
V.b	Differenzierung und Kontraindikation	275
V.b.i	Gibt es einen geschlechtsspezifischen Unterschied?	275
V.b.ii	Hat der Alterungsprozess Einfluss auf das Bindegewebe?	276
V.b.iii	Ist Faszientraining für Sportler sinnvoll?	277
V.b.iv	Wann sollte man nicht üben?	279
V.b.v	Salutogenese	281

Literatur 282

Bildnachweis 288

VORWORT FÜR GUNDA SLOMKA

Willkommen in der faszinierenden Welt der Faszien

Bis vor wenigen Jahren galten sie noch als Aschenputtelgewebe in der Medizin. In den praktischen Anatomiekursen der angehenden Ärzte schälte man sie erstmal möglichst gründlich weg … „damit man etwas sehen kann". Die Rede ist vom muskulären Bindegewebe, den sogenannten *Faszien*. Während man sie früher als passives Verpackungs- und Füllmaterial betrachtete, vergleichbar der Umhüllung eines Weihnachtsgeschenks, haben neuere Forschungen gezeigt, dass unser Faszienetz eine ungeahnt wichtige Rolle spielt – bei der muskulären Kraftübertragung, bei der eigenen Körperwahrnehmung, bei vielen Arten von Weichteilschmerzen sowie auch in der Sportmedizin in den Bereichen Beweglichkeit, Schnellkraft und Energieeffizienz.

Als ein den ganzen Körper umhüllender Bodysuit umhüllt dieses faserige kollagene Bindegewebe uns von Kopf bis Fuß, mit einer je nach lokaler Belastung schwankenden Dicke von 0,3 bis 3 mm. Am deutlichsten ausgeprägt ist es daher an der Außenseite des Oberschenkels (sogenanntes *illiotibiales Band*) und an der Fußsohle. Anstatt uns nur zu umhüllen, geht dieser Anzug jedoch nahtlos über in zahlreiche Beutel und Septen im Inneren jedes Muskels, in die tubenartigen Umhüllungen der Nervenbündel und Gefäße, sowie die der inneren Organe. Die moderne Sichtweise betrachtet daher das Faszienetzwerk als ein den ganzen Körper umhüllendes, durchdringendes und miteinander vernetzendes

Zugspannungsnetzwerk, bei dem sich die Ausrichtung der kollagenen Fasern je nach lokaler Belastungsgeschichte spezialisiert.

Die Osteopathen, Rolfer sowie einige kundige Yoga- und Kampfkunstexperten kannten die Bedeutung der Faszien schon seit Langem und entwickelten – meist im Alleingang – auch wirksame Methoden, um auf dieses Gewebe gezielt einzuwirken. Was jedoch fehlte, war eine wissenschaftlich akzeptable Quantifizierbarkeit. Zur exakten Messung der Knochen hatte man schon seit Jahrzehnten die Röntgendiagnose, zur Messung der Muskeln dann die sogenannte *Elektromyografie* (EMG). Zur Erkundung der Faszien musste man sich jedoch auf die subjektiven Dehnungsempfindungen des Anwendenden oder den Tastbefund des Behandlers verlassen.

Dank neuer Messmethoden hat sich dieser bedauerliche Zustand in den letzten Jahren deutlich geändert: Mit hochempfindlichem Ultraschall können wir heute die Dicke und Beweglichkeit einer Faszie bis auf Zehntelmillimeter erfassen. Wir können deren Festigkeit, Elastizität und Wassergehalt mit portablen Geräten vor und nach einer sportlichen oder therapeutischen Stimulation erfassen. Und wir können an klitzekleinen Gewebeproben aus den Faszien deren biochemische Bestandteile unter die Lupe nehmen und die Ergebnisse mit den – mehr oder weniger esoterischen – Glaubenskonzepten der Osteopathen, Rolfer, Yogis und östlichen Kampfkünstler vergleichen.

Für faszieninspirierte Therapeuten und Wissenschaftler wie mich sind das aufregende Zeiten. Derzeit vergeht kaum ein Monat, in dem die über Nacht entstandene Szene der international vernetzten Faszienforscher nicht mit einer neuen, aufsehenerregenden Entdeckung über die Faszien für wissenschaftliche Schlagzeilen sorgt. Kein Wunder, dass nun auch im Fitness- und bewegungstherapeutischen Bereich das ehemalige Aschenputtelorgan Faszien zunehmend ins Lampenlicht gezerrt wird.

Das vorliegende Buch ist eine der ersten ernst zu nehmenden Publikationen in diesem neuen Bereich. Mit Sicherheit werden in den kommenden Monaten und

Jahren noch Dutzende von Nachahmerprodukten den Markt überschwemmen – vermutlich nicht immer mit derselben Fundiertheit und fachlichen Qualität wie dieses.

Gunda Slomka hat die Bedeutung der neuen Faszienerkenntnisse frühzeitig erkannt und sich als eine der ersten Expertinnen der deutschen Fitnessszene mit Herz, Hirn und Engagement in die aktuellen internationalen Erkenntnisse eingearbeitet. Zusammen mit unserer Fascia Research Group an der Universität Ulm (fasciaresearch.de) sowie der auf dem inhaltlichen Anwendungsfeld meines Erachtens führenden Fascial Fitness Association (fascial-fitness.de) hat sie bestehende Rückentrainings-, Gymnastik-, Tanz- und Yogaübungen in einer fasziengerechten Art und Weise abgewandelt, um sie in diesem Buch erstmals einer breiteren Öffentlichkeit zugänglich zu machen.

Ihr Hintergrund als ehemalige Sportwissenschaftlerin, ihr Ruf als eine der erfolgreichsten und bekanntesten Pionierinnen der deutschen Fitnessszene, ihre enge Zusammenarbeit mit dem deutschen „Stretching-Papst" Professor Jürgen Freiwald sowie nicht zuletzt ihre gewinnende menschliche Art haben uns überzeugt, sie als eine geeignete Protagonistin des Faszientrainings bei der Konzeption dieses Buches nach Kräften zu unterstützen.

Den Leserinnen und Lesern möchte ich daher herzlich gratulieren zur Wahl dieses Buchs. Und es mit einer wohlmeinenden und wissenschaftlich begründeten Empfehlung versehen: Bitte gehen Sie das Training der Faszien – auch bei allem auftretenden Enthusiasmus – langsam und geduldig an. Kollagen erneuert sich langsamer – dafür umso nachhaltiger – in Reaktion auf sportliche Belastungen als die Muskulatur oder die kardiovaskuläre Fitness.

Betreiben Sie das Faszientraining wie die Verfolgung eines schwäbischen Bausparvertrags: Viele kleine Einzahlungen über einen längeren Zeitraum werden es Ihnen erlauben, Ihr körperliches Zuhause über einen Zeitraum von 6-36 Monaten von einem spröden Fasergerüst in ein elastisch-federndes Spannungsnetzwerk zu verwandeln.

Mit einem wohltrainierten Fasziennetz können Sie dann erwarten, größeren Sturmbelastungen in Zukunft mit einer erhöhten Resilienz und Verletzungsfreiheit zu begegnen. Sie werden Ihren Körper beim Tanzen und Laufen mit einer vermehrt lustvolleren Sinnlichkeit spüren und auch viele tägliche Bewegungsherausforderungen mit einer jugendlichen Leichtigkeit absolvieren.

Spannend ist auch die bereits erschienene DVD zum Faszientraining von Gunda Slomka: Lassen Sie sich – so wie es mir beim Anschauen erging – von ihrer kraftvoll-geschmeidigen Eleganz inspirieren.

Dr. biol. hum. Robert Schleip
Direktor, Fascia Research Group, Universität Ulm
Forschungsdirektor der European Rolfing Association

KAPITEL I

I	**Einleitung**
II	Faszien – woher kommen sie und wozu brauchen wir sie?
III	Faszien – was steckt in ihnen?
IV	Faszien in Bewegung
V	Resümee

Kapitel I

EINLEITUNG

Faszien! Selten hat ein anatomisch-physiologisches Thema in der Bewegungspraxis so interessiert, begeistert –, aber auch polarisiert!

Für die einen ist es neu, spannend und birgt Entwicklungspotenzial. Andere motiviert es zu Aussagen wie: „Kenn ich! Mach ich schon seit Jahren." Sie fühlen sich bestätigt in ihrem Wissen und Wirken. Wieder andere „kämpfen", verurteilen und tun aktuelle Untersuchungen mit einem süffisanten Lächeln ab.

Eines steht fest: In den letzten Jahren hat man begonnen, „alte" Fragen zum Bindegewebe (*Faszien*) durch neue Untersuchungen, neue Ergebnisse und neue Bilder neu zu bewerten.

Ob das, was dabei an Übungen herauskommt, neu ist oder ob viele Ideen aus vergangenen Zeiten stammen, ist an dieser Stelle gar nicht entscheidend. Ob das auf die Faszien bezogene Training etwas bewirkt, ob wir dadurch gesünder, belastbarer, schneller, flexibler, energievoller werden, das sind wichtige Fragen, die es zu diskutieren lohnt und die im Verlauf dieses Buches beantwortet werden.

Theoretisches Wissen in eine zielgruppenorientierte Umsetzung zu führen, das ist das, was mich persönlich zu diesem Buch motiviert hat.

Das Buch führt Sie durch fünf Kapitel.

Kapitel I ist ein Wegweiser. Es erklärt die Bestandteile des Buches. Jedes Kapitel baut aufeinander auf und ist dennoch inhaltlich voneinander getrennt. Sind Sie an den anatomisch-physiologischen Gegebenheiten der Faszien nicht interessiert, können Sie gleich mit dem eher praktisch orientierten Kapitel IV beginnen.

Kapitel II nimmt Sie auf eine „fasziale Zeitreise" mit. Seit wann beschäftigt man sich mit dem Thema Faszien? Wie ist der aktuelle Wissensstand? Was ist wichtig und bei der Bewegung bzw. beim Training zu beachten?

Kapitel III gibt einen anatomisch-physiologischen Überblick über das Bindegewebe und die faszialen Strukturen im Körper. Es klärt u. a. die Terminologie: Was sind *Faszien* und was ist *Bindegewebe*? Obwohl es unterschiedliche Definitionsmöglichkeiten gibt, möchte ich bereits an dieser Stelle darauf hinweisen, dass ich mich dazu entschlossen habe, diese beiden Wörter synonym zu verwenden.

Kapitel IV widmet sich dem Thema „Faszien in Bewegung". Nachdem der Bezug zum Körper und der Bewegung über das Thema Haltung hergestellt wurde, wird das Bewegungskonzept vorgestellt, welches auf fünf Säulen basiert:

1. Versorgung ist alles
2. Die Renaissance des Schwingens und Federns
3. Fascial Stretch
4. Fascial Power
5. Sensorisches Verfeinern

Über einen anatomisch-physiologischen Einstieg, anknüpfend an Kapitel III, führt der Weg über die Trainingslehre zur praktischen Umsetzung.

Kapitel V hält Trainingstipps parat, zeigt Möglichkeiten zur Differenzierung und nennt Kontraindikationen.

In allen Kapiteln finden Sie kleine, hervorgehobene Kästen, die für Sie von besonderer Bedeutung sind:

Gut zu wissen!

Ein Merkkasten, der jeweils wichtige Aussagen wiederholt und hervorhebt.

Aufgepasst!

Hier gibt es Mausefallen, in die man nicht tappen sollte.

Schon gewusst?

Wir nehmen uns die Zeit für einen kleinen, spannenden Exkurs.

So wird's gemacht!

Das freut die Beweger unter Ihnen. In diesem Kasten stehen Trainingstipps für die Übungspraxis.

Dieses Buch ist ein Fachbuch für Übungsleiter, Trainer und interessierte Übende, vornehmlich für den Einsatzbereich im Fitness- und Gesundheitssport.

Übergreifend wird der Blick von Zeit zu Zeit in die Therapie oder aber in die Richtung des Leistungssports gewendet. Je weiter die Bewegungs- oder Trainingspraxis jedoch in die eine oder andere Richtung ausschlägt, desto mehr Individualisierung, abhängig von der Person oder aber der Sportart, wird notwendig.

Ich bin mir allerdings sicher, dass dieses Buch auch für den Therapeuten oder den Athletiktrainer interessante Aspekte parat hält.

Die Faszien: ein körperweites Spannungsnetzwerk, ein „Stiefkind" der Trainingslehre.

Mein persönlicher Wunsch ist, dass wir genau so viel wissen wie über andere physiologische Systeme und dieses Wissen anwenden, um die physiologisch-anatomische Familie, bestehend aus Muskeln, Nerven, Gefäßsystemen, Stützgeweben, gelenkigen Verbindungen und Faszien, gleichberechtigt zu behandeln und im „familiären Kontext" zu trainieren.

Aus dem Grunde gehört dieses Buch den Faszien!

Ich wünsche Ihnen viel Spaß mit:

Faszien in Bewegung

KAPITEL II

I	Einleitung
II	**Faszien – woher kommen sie und wozu brauchen wir sie?**
III	Faszien – was steckt in ihnen?
IV	Faszien in Bewegung
V	Resümee

Kapitel II

FASZIEN – WOHER KOMMEN SIE UND WOZU BRAUCHEN WIR SIE?

Um sich mit der Trainierbarkeit von Faszien und dessen Nutzen daraus auseinanderzusetzen, geht der Blick zunächst zurück in die Anfänge der sportwissenschaftlichen Arbeitsweise.

II.a   Faszien? „... nie gehört!"

Wenn noch vor einigen Jahren nach der Trainierbarkeit von Faszien gefragt wurde, kam häufig die Gegenfrage: „Faszien – was?"

Die Trainingswissenschaft und mit ihr die Sportanatomie und Sportphysiologie ist im Vergleich zu vielen anderen Wissenschaften eine junge Wissenschaftsdisziplin. Zwar gewannen nach dem Zweiten Weltkrieg die Lehrstühle für Sport an den deutschen Universitäten an Zahl und Bedeutung, doch die sportmedizinischen Zentren, in denen auch trainingswissenschaftliche Untersuchungen durchgeführt werden, mussten sich zunächst noch entwickeln.

Viele Ergebnisse, auf denen wir unsere heutigen Ideen zur Trainingssteuerung aufbauen, kommen aus den 1970er- oder 1980er-Jahren.

Schon gewusst?

Chronologie der Trainingsschwerpunkte des Gesundheits- und Fitnesssports in Abhängigkeit von der Sportwissenschaft (Auswahl):

1970er-Jahre Das Krafttraining stand im Zentrum der Aufmerksamkeit und mit ihm die Trainingsanpassungen durch verschiedene Trainingsreize auf die Muskulatur.

1980er-Jahre Das kardiopulmonale System, die Anpassungen durch Training auf das Herz-Kreislauf-System wurden untersucht.

1990er-Jahre Viele Untersuchungen zum Dehnungstraining standen im Fokus. Unterschiedliche Dehnmethoden und deren Wirkungen auf die Muskulatur wurden beleuchtet. Auch koordinative Aspekte gewannen an Bedeutung.

2000er-Jahre Stabilisation und Core Stability waren die Schlagwörter des Jahrzehnts. Das muskuläre System fand seine Gliederung in der tief liegenden Stabilisatorengruppe auf der einen Seite und dem oberflächlich-bewegenden Mobilisatorensystem auf der anderen.

2010er-Jahre Die Faszien erobern durch aktuelle Untersuchungsergebnisse die Aufmerksamkeit der Trainer, Therapeuten und Wissenschaftler.

Obwohl das Bindegewebe an sich natürlich nicht „neu" ist, ist doch einiges Wissen über das Bindegewebe neu.

Viele Untersuchungen stehen noch aus. In den nächsten Jahren und Jahrzehnten darf noch einiges an neuem Wissen erwartet werden.

Verstehen Sie dieses Buch als eine Art Wegbegleiter, das zum Nachdenken anregt und dessen Inhalte sich weiterentwickeln werden.

Die Trainingslehre und die abgeleitete Umsetzung für die Übungspraxis basiert auf anatomisch-physiologischen Kenntnissen. Anatomie bedeutet zerteilen! D. h., das Wissen stammt aus dem Zerteilen, Zerlegen des Körpers. Mikroskopisch wird bis in die kleinste Einheit des Körpers geschaut, die Muskulatur bis hin zur Mikrofibrille zerlegt oder aber ein Nerv freipräpariert, um etwas über seine Beschaffenheit und mögliche Anpassungen durch Trainingsreize zu lernen. Das alles umgebende und durchziehende, weiße, milchige Gewebe, das Bindegewebe, wurde dabei entfernt. Außer der Funktion des Verbindens, Zusammenhaltens und Kräfteweiterleitens wurde ihm keine besondere Beachtung geschenkt.

Sicher ist dies einer der Gründe, warum bis heute so wenig über das Bindegewebe, die Faszien, bekannt ist.

Das Lernen von den Bildern der Anatomie ist die westlich geprägte Herangehensweise zum Festlegen von Trainingsgesetzmäßigkeiten. Die einzelnen Teile des Körpers werden auf Trainingsanpassungen hin beobachtet, überprüft und bewertet. So weiß man heute recht genau, welche Trainingsintensitäten und Trainingsumfänge notwendig sind, um z. B. die Maximalkraft oder auch Kraftausdauer zu trainieren. Um das sensorische System in Bezug auf Rekrutierung und Frequenzierung (Reizleitungsgeschwindigkeit) zu trainieren, weiß man auch, welche Trainingsreize gesetzt werden sollten. Die Therapie und der Leistungssport profitieren in großem Ausmaß von den Möglichkeiten dieser wissenschaftlichen Untersuchungen.

Die asiatischen Bewegungslehren hingegen basieren auf den mehrere hundert Jahre alten Lehren großer Meister. Über das Spüren und Erleben von Bewegung entstanden Bewegungskonzepte, wie sie heute z. B. als verschiedene Stile des Yoga praktiziert werden. Es war und ist auch heute nicht nötig, „zu zerlegen", um die kleinste Einheit des Körpers zu kennen. Der Mensch als Ganzes steht im Mittelpunkt der Bewegung: der Körper und der Geist.

Kein Meister des Qi Gong käme auf die Idee, die genaue Wirkung seiner Übungspraxis auf eine spezielle Nervenfaser zu untersuchen oder die Wirkung einer Yoga Asana auf z. B. den M. rectus abdominis (den geraden Bauchmuskel) zu untersuchen. Asiatisch geprägte Bewegungslehren funktionieren nur im „Ganzen". Isoliertes Muskeltraining gibt es nicht. Das muskuläre System arbeitet im Zusammenspiel aller Muskeln, im Zusammenspiel mit den Nerven, im Zusammenspiel aller faszialen Systeme.

Tom Meyers konnte nachweisen, dass 80 % der energetischen Linien (Meridiane) mit den nach ihnen benannten „myofaszialen Leitbahnen" (vgl. Kap. IV.d.iii) übereinstimmen. Auch bei den aus der chinesischen Medizin bekannten Akkupunkturpunkten entsprechen 80 % den faszialen Durchtrittsstellen von Nerv, Arterie, Vene (Trias).

Zwei Lehrwege als Grundlage für Bewegungskonzepte: Sowohl die asiatisch wie auch westlich geprägten Herangehensweisen sind für uns ein Schatz des Wissens und Lernens.

Von den Meistern des Yoga, des Tai-Chi, des Qi Gong lernen wir, Körper und Geist als Einheit zu betrachten. Die Sensibilität für das Zusammenspiel von Körper, Geist und Umwelt zu schulen. Die westlich-analytische Herangehensweise liefert uns hingegen die primär naturwissenschaftliche Erklärung über physiologische Prozesse.

Das ganzheitlich-energetische Denken des Ostens findet über das Netzwerk der faszialen Strukturen eine Verbindung zur anatomisch-physiologischen Lehre des Westens. Zwei Lehren, die in ihren Ansätzen nicht unterschiedlicher sein können, finden eine Schnittmenge, profitieren voneinander und liefern gegenseitige Erklärungswege.

Gut zu wissen!

Faszien sorgen für Austausch und Versorgung.
(1. Versorgung ist alles)

Faszien können Bewegungsenergie speichern und diese katapultartig wieder zur Verfügung stellen. Sie machen uns elastisch und geschmeidig bei der Ausführung von Alltagsbewegungen und im Sport. Sie puffern Kräfte ab und leiten diese weiter.
(2. Die Renaissance des Schwingens und Federns)

Faszien verleihen uns Spannkraft und Festigkeit.
(3. Fascial Stretch)

Faszien stellen ein ausgefeiltes Kommunikationssystem dar. Sie halten zusammen, verbinden Muskeln mit Nachbarmuskeln, verbinden das aktive Bewegungssystem mit dem passiven Bewegungsapparat oder auch mit den inneren Organen.
(4. Fascial Power)

In den Faszien liegt die Mehrzahl aller Rezeptoren des vielfältigen Nervensystems. Faszien spielen eine wesentliche Rolle bei der Propriozeption und reagieren auf verschiedene Arten von Stimulation mit An- oder Entspannung.
(5. Sensorisches Verfeinern)

II.b Wie wichtig sind Faszien für das Training und den Alltag?

Diese Frage stelle ich mir persönlich seit einigen Jahren. Aktuell liegt der Fokus vieler Trainer und Therapeuten auf den Faszien. Ist es ein Trend? Können die Faszien mit etwas Neuem, Überraschendem aufwarten? Steckt hinter dem Mehr an Wissen über die Faszien auch ein Mehr an Bewegungs-, Trainings- oder Therapieideen? Besteht die Möglichkeit, Grenzen zu überschreiten, an denen man mit bisherigen Behandlungsmethoden oder Trainingskonzepten scheiterte?

All diese Fragen sollen im Verlauf dieses Buches ihre Beantwortung finden.

Schon gewusst?

Therapeutische Behandlungsmodell, bei denen die Faszien im Vordergrund stehen:

- Osteopathie (n. Still seit 1885)
- Rolfing (n. Ida Rolf 1896-1979)
- FDM (Faszien Distorsionsmodell nach Typaldus seit 1991)
- Triggerpunkttherapie (seit 1951)

Im Präventions-, Rehabiliations- oder auch Leistungssport werden Methoden zur Einflussnahme auf das Bindegewebe gesucht und entwickelt. Die Industrie reagiert. Foamrolls und Triggerpunktbälle erobern den Markt. Möglichkeiten zur Selbstmassage werden gefunden und Trainingskonzepte zur Einflussnahme auf die bindegewebigen Strukturen wurden und werden in vielen Variationen publiziert.

Warum ist das Interesse an den Faszien plötzlich so groß? Ein sicherlich ebenso eher westlich geprägter Antrieb ist das Bedürfnis nach Weiterentwicklung. Schneller, höher, weiter, gesünder, jünger (oder zumindest mal nicht älter, ...). Da ist eine neue Idee für das Training oder für die Anwendung willkommen, denn die bisherigen Möglichkeiten stoßen immer wieder an Grenzen.

Ein „Trend" ist es dennoch nicht. Ein Trend, gerade in der Fitnessszene oft zu beobachten, kommt und geht. Vielleicht erinnert sich der eine oder andere noch an *Callanatics*, ein um die Person Callan Pinckney in den 1980er-Jahren entworfenes Gymnastikprogramm. Es sollte durch sanfte Bewegungen mit hoher Wiederholungszahl die Tiefenmuskulatur stärken und das Gewebe straffen. Nach einiger Zeit verlor dieser amerikanische Trend seine Attraktion und verschwand vom Fitnessmarkt. Einige Beispiele mehr lassen sich dafür finden.

Das aktuelle Interesse an den Faszien basiert nicht auf einer Bewegungsidee. Es basiert auf Untersuchungen und in diesem Zusammenhang auf einer Neubewertung einer seit langem bekannten (Bindegewebs-)Struktur im Körper.

Erst seit einigen Jahren ist die Auflösung bildgebender Verfahren fein genug, um eine präzise Messung oder Darstellung der Faszien im gesunden Menschen, aber auch bei unterschiedlichen Krankheitsbildern, zu ermöglichen.

Realtime-Ultraschallgeräte, funktionelle Magnetresonanz, elektrische Impedanzmessungen sowie Sonoelastografie geben ganz neue Einblicke in das Bindegewebe und lassen neue Schlüsse zu.

Wünschenswerte Ziele durch Faszientraining	
Trainingswissenschaft	Ein Training mit gezielter Einflussnahme auf die Faszien ermöglicht Leistungssteigerungen sowie eine verbesserte Regeneration.
Therapie	Beharrliche „Problemfelder" des Körpers können gelöst werden und der Weg zur Beschwerdefreiheit wird gebahnt.
Prävention	Faszien wirken stützend, schützend und stabilisierend. Positive Selbsthilfemechanismen des Immunsystems werden aktiviert.
Ästhetik	Straffe Haut und ein jugendlich-federnder Gang sind nur einige der angestrebten Ziele.

Mich persönlich ereilte das Thema der Faszien während eines Langstreckenflugs. Die ersten deutschen Veröffentlichungen waren gerade ins Netz gestellt worden und mich fesselte jeder einzelne Artikel. Viele Erklärungslücken schlossen sich. Gleichgültig, ob meine Gedanken in den Bereich des Dehnungstrainings sprangen, sich beim Krafttraining festbissen, therapeutischen Ideen folgten –, ich fühlte mich zurückgeworfen und gleichzeitig vorangetrieben. Vieles von dem, was ich jahrelang in der vermeintlich „modernen" Lehre verteufelte, machte plötzlich, ein wenig anders betrachtet, wieder Sinn.

Mein Interesse war geweckt und ich begab mich auf die Suche nach dem Ursprung, den Lehrern, den Wissenschaftlern und dem aktuellen Stand des Wissens.

Verantwortlich für das wiedergewonnene Interesse an den Faszien war das Zusammentreffen einiger paralleler Ereignisse.

2007 gewann Peter Huijing den Muybridge Award zum Thema „muskuläres Bindegewebe". Im gleichen Jahr traf sich eine Vielzahl von Bewegungstherapeuten, um histologische Untersuchungen und Anpassungen aus Forschung und Wissenschaft im Bereich „connective tissues"/Bindegewebe vorzustellen.

Ein positiv formulierter Artikel in der Zeitschrift *Science*, eine der international anerkanntesten Fachzeitschriften, sorgte schlussendlich für das (neu) beginnende Interesse im europäischen Raum.

In den 1960er-und 1970er-Jahren genoss das Thema Faszien in Deutschland das letzte Mal besondere Aufmerksamkeit. Auf viele Illustrationen dieser Zeit greifen wir noch heute zurück. Zu der Zeit gab es sogar ein Max-Planck-Institut für Bindegewebsforschung. Allerdings verdrängten die damals neuen Methoden der Molokularbiologie das Interesse am Bindegewebe und den Faszien.

Es wurde „ruhig" um die Faszien.

Der hawaianische Schamanismus stellt es folgendermaßen dar: „Huna" beschreibt eine Lehre, die sich aus philosophischen, psychologischen, spirituellen und esoterischen Elementen zusammensetzt und es ist ein übergeordnetes Gesetz, dass zu einer bestimmten Zeit an verschiedenen Orten der Erde dasselbe geschieht bzw. ein Interesse an denselben Dingen entsteht.

Gut zu wissen!

Jetzt ist die Zeit der „Faszien".

Mit all dem, was wir wissen und was wir tun, stehen wir erst am Anfang. Es wird noch einige Jahre bis Jahrzehnte spannend bleiben.

Um mit Still (1899(!)) zu sprechen:

„Beim Studium der Faszien werden sich mehr reichhaltige und goldene Einsichten auftun als bei irgendeinem anderen Aspekt des Körpers."

KAPITEL III

I	Einleitung
II	Faszien – woher kommen sie und wozu brauchen wir sie?
III	**Faszien – was steckt in ihnen?**
IV	Faszien in Bewegung
V	Resümee

Kapitel III

FASZIEN – WAS STECKT IN IHNEN?

Der Blick in die Tiefe, in die Zellstruktur, auf den Zusammenschluss der Zellen zum Gewebeverbund, soll die Grundlage für das Verständnis der Trainingsprinzipien sein.

III.a Anatomisch-physiologische Grundlagen

Zunächst scheint die Erklärung zu dem, was *Bindegewebe* eigentlich ist, recht einfach: Alles, was bindet, verbindet. Schaut man in die Literatur, so findet man allerdings keine einheitliche Definition.

Bindegewebe umhüllt Muskeln, den Muskelbauch, aber auch jedes einzelne Muskelfaserbündel und jede Muskelzelle. Es verbindet den Muskel mit dem Knochen und mit den benachbarten Muskeln. Es bildet stützende Bindegewebsplatten, es umhüllt Nervenstränge, die Knochen oder auch die Organe. Es baut Zellverbände, die wie eine Verschiebeschicht wirken. Alles „gleitet" und der Körper bleibt beweglich.

Der Querschnitt einer Orange lässt Vergleiche zur Lage der bindegewebigen Hüllen im Körper zu:

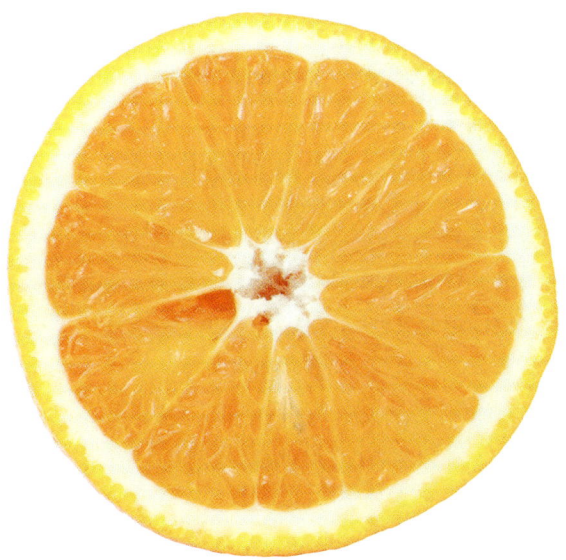

Abb. 1: Querschnitt einer Orange

Wie auch die Orange von einer weißen, milchigen Schicht aus Zellgewebe umhüllt ist, umgibt eine Hülle von Bindegewebe unter unserer Haut den Körper – die *Oberflächenfaszie*. Die Orange unterteilt sich weiter in einzelne Schnitze und innerhalb der Schnitze in kleine, mit Fruchtwasser gefüllte Beutelchen. So ähnlich ist es auch im menschlichen Organismus. Jede Körperstruktur, jeder Muskel, jedes Organ wird von einer sie umziehenden Bindegewebshülle umgeben und damit als eigene Einheit von anderen getrennt, gehalten, gestützt und geschützt. Selbst der Saft der Orange steht analog zu der Grundsubstanz, der Matrix, im Körper.

Würde man den Körper, oberhalb einer Muskelgruppe, mit einer Nadel durchdringen, durchwandert man nach der Haut zunächst das Unterhautfettgewebe. Darunter stößt man bereits auf die erste bindegewebige feste Schicht – die *Fascia superficialis* – die Oberflächenfaszie. Nach dem Durchdringen einer zweiten Fettschicht trifft man auf die tiefe fasziale Verschiebeschicht – die *Fascia profunda*. Lässt man die Nadel weiter gleiten, so trifft man auf das *Epimysium*, die Muskelhülle und dann Millimeter für Millimeter auf die einzelnen Unterteilungen der Muskelfaserbündel und Muskelfasern. Tritt man aus einem Muskel aus, so trifft man auf die darunter liegende Muskelschicht und erneut auf dieselben bindegewebigen Anteile, bis, in der Tiefe auf die Hüllschicht des Knochens, die bindegewebige Knochenhaut, getroffen wird.

Lässt man die Nadel an einer anderen Stelle des Körpers wandern, so gäbe es, neben der Haut, dem Fettgewebe und den Muskeln, noch die bindegewebigen Hüllschichten der verschiedenen Organe zu durchdringen.

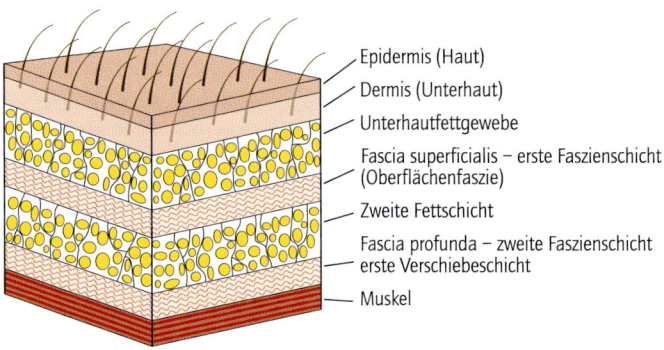

Abb. 2: Querschnitt der Haut, Abbildung, modifiziert nach Stecco & Stecco (2012)

Das Bindegewebe unterteilt den Körper in ein Labyrinth von Hüllen und Kammern. Es wirkt vom Scheitel bis zur Sohle wie ein dreidimensionales Spannungsnetz, das Muskeln, Knochen, Organen, Nerven und Gehirn den Halt und Orientierung gibt.

Ida Rolf (*Biochemikerin, Körpertherapeutin, Erfinderin der Rolfing-Methode, 1896-1979*) beschrieb es treffend als:

„das Organ der Form".

Heute wissen wir, dass es weit mehr als das ist.

III.a.i Aufgaben des Bindegewebes

Die Aufgaben des Bindegewebes sind vielfältig. Das Bindegewebe ist hochgradig anpassungsfähig und richtet sich in seiner Funktion nach dem Gebrauch.

Folgende Funktionen lassen sich unterscheiden:

- **Verbindende Funktion**
  Das gesamte knöcherne System steht mittels Bindegewebe, Kapseln und Bändern in Kontakt. Die Muskeln finden ihre Verbindung zum Knochen mittels ihrer Sehnen (geformtes, faseriges Bindegewebe). Die Muskeln, die Organe und die Haut sind über fasziale Strukturen mit den umliegenden Geweben verbunden. Ein Ganzkörpernetzwerk, das keinen Anfang und kein Ende hat.
- **Schützende Funktion**
  Die Faszien stellen eine mechanische Barriere gegen eindringende Fremdkörper dar oder sind in der Lage, äußere Belastungen und Kräfte zu verteilen und zu absorbieren.
- **Abwehrfunktion aus immunologischer Sicht**
  Im Bindegewebe finden sich viele phagozytierende Zellen. Das sind Fresszellen, die bei Angriffen auf unser Immunsystem aktiv werden.
- **Informationssystem**
  Das Bindegewebe, und vor allem das darin gebundene Wasser, hat eine wichtige Aufgabe als Informationsträger und Vermittler (van den Berg, 2011). Ein dichtes Nervengeflecht sorgt für Reizwahrnehmung und deren Weiterleitung.
- **Transport- und Ernährungsfunktion**
  Vom arteriellen System werden Nährstoffe über das Bindegewebe zu den Orten des Bedarfs transportiert und umgekehrt die Abfallprodukte über das Bindegewebe zum venösen Gefäßsystem oder Lymphgefäßsystem transportiert.

III.a.ii Entstehung des Bindegewebes

Aktuell herrscht noch keine Einigung darüber, welche Gewebearten dem Begriff *Faszien* zuzuordnen sind. In unterschiedlichen Literaturquellen lassen sich verschiedene Abgrenzungsansätze finden. Einigkeit herrscht allerdings darüber, dass es diverse Erscheinungsformen gibt, die sich in:

- embryonales Bindegewebe,
- retikuläres Bindegewebe,
- Fettgewebe und
- faseriges (lockeres und straffes) Bindegewebe

aufteilen.

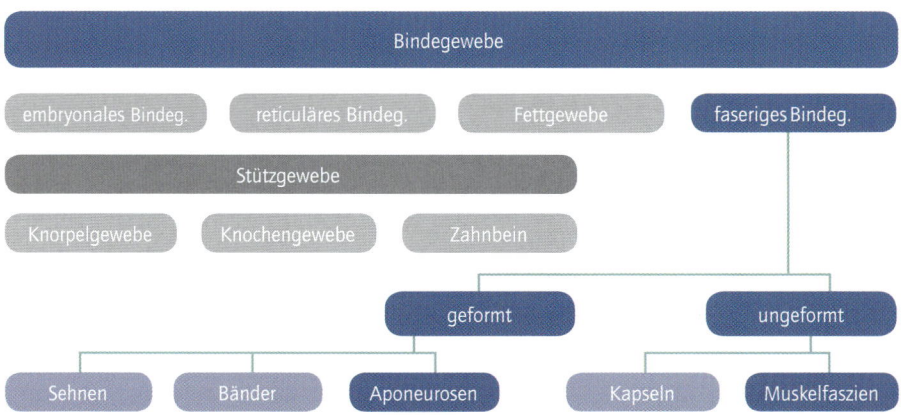

Abb. 3: Erscheinungsformen des Bindegewebes
Blau: Fasziale Strukturen, auf die generell mit Bewegung Einfluss genommen werden kann.
Dunkelblau: Fasziale Strukturen, auf die vornehmlich in diesem Buch eingegangen wird.

Knorpel- und Knochengewebe sowie Zahnbein bilden die Stützgewebe und damit eine eigene Gruppe innerhalb der Bindegewebe.

Das faserige Bindegewebe lässt sich in *geformte* und *ungeformte* Strukturen unterteilen.

Wie die embryonale Entwicklung zeigt, liegt der Ursprung jeder ausgewachsenen Bindegewebszelle im dritten Keimblatt. Das ist mesenchymatisches, teilungsfreudiges, anpassungsfähiges, bewegliches (amöboides) Gewebe, welches sich erst zu einem späteren Zeitpunkt ausdifferenziert.

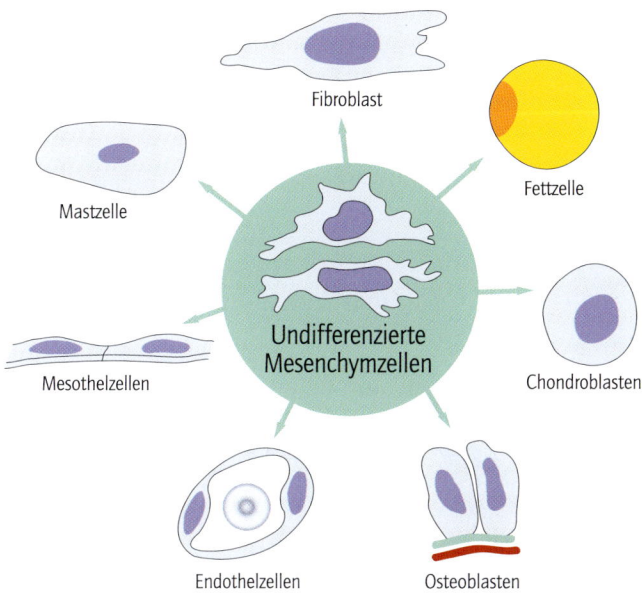

Abb. 4: *Mesenchymatische Zelle und deren Ausdifferenzierungsmöglichkeiten. Abbildung, modifiziert nach van den Berg (2011)*

Der gemeinsame Ursprung all dieser Gewebetypen ist entscheidend, viele Phänomene und Funktionen des faszialen Bindegewebes werden dadurch erklärbar und mit Blick auf die Bewegungsmodelle zur möglichen Einflussnahme auf die Faszien besser verständlich.

III.a.iii Bestandteile des Bindegewebes

Das Bindegewebe besteht aus *ortsansässigen* und *mobilen Zellen*. In der Grundsubstanz, auch *Extrazellularmatrix* (Zwischenzellflüssigkeit) genannt, sind kollagene, retikuläre und elastische Fasern eingelagert.

Hauptbestandteil, neben dem Wasser, ist das *Kollagen*, welches ein dichtes Maschenwerk bildet und mit quellenden und dadurch formgebenden Proteoglykanen gefüllt ist.

Bestandteile des Bindegewebes:

- Fibroblasten, Fibrozyten, Myofibroblasten,
- Mastzellen, Makrophagen, Phagozyten,
- Fettzellen,
- Kollagen-, Elastinfasern/Retikulinfasern (heute als Kollagen Typ III eher bekannt),
- Grundsubstanz (Proteoglykane und Glykosaminoglykane) – extrazelluläre Matrix,
- 63-69 % Wasser und
- Nervenfasern.

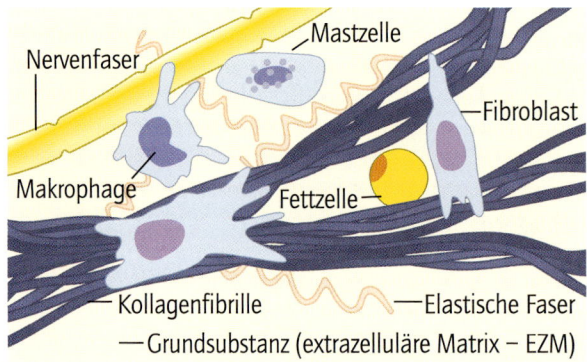

Abb.5: Bestandteile des Bindegewebes

Die Funktion des Kollagens besteht darin, Zugkräften zu widerstehen, während die Proteoglykane kompressionsdämpfend wirken. Diese beiden Funktionen im Verbund sorgten in der Baubranche für den bahnbrechenden Erfolg bei der Erfindung von Stahlbeton. Der Stahl übernimmt dabei die Funktion, der hohen Zugspannung standzuhalten, entsprechend dem Kollagen im Bindegewebe, während der Beton Kompressionen entgegenwirken kann, gleich den Proteoglykanen in der Matrix.

Diese Eigenschaft wird *Viskoelastizität* genannt. Das Zusammenwirken beider Funktionen sorgt für die Form, den Ort und die Lage von Organen und Muskeln.

Schon gewusst?

Elastizität beschreibt die Eigenschaft eines Körpers oder Stoffs, unter Krafteinwirkung seine Form zu verändern und bei Wegfall der einwirkenden Kraft in die Ursprungsform zurückzukehren.

Die **Plastizität** oder **plastische Verformung** beschreibt die Fähigkeit von Stoffen, sich unter einer Krafteinwirkung nach Überschreiten einer Fließgrenze irreversibel zu verformen (zu fließen) und diese Form nach der Einwirkung beizubehalten.

Als **Viskoelastizität** bezeichnet man ein teilweise elastisches, teilweise zähflüssiges Materialverhalten. Viskoelastische Stoffe vereinigen also Merkmale von Flüssigkeiten und Festkörpern in sich. Der Effekt ist zeit- und temperaturabhängig.

Je größer die Viskosität, desto dickflüssiger (weniger fließfähig) ist das Fluid; je niedriger die Viskosität, desto dünnflüssiger (fließfähiger) ist es. Es kann also bei gleichen Bedingungen schneller fließen.

Bestandteile des Bindegewebes

Das Bindegewebe setzt sich aus einer Vielzahl von Zellen und Zellverbundsystemen zusammen, die in ihrer Funktion nun genauer beschrieben werden, um die Anpassungsmöglichkeiten, initiiert durch Training, besser zu verstehen.

Fibroblast	Aktive, junge Bindegewebszelle mit hoher Synthesefähigkeit von: - Grundmatrix, - Kollagen, - Elastin, - Proteoglykanen, Glykosaminoglykanen, - Enzymen. Je nach Belastungsart produzieren sie mehr Kollagen oder extrazelluläre Flüssigkeit (Grundmatrix). Wirken überwiegend Zugbelastungen auf die Zelle, wird der Fibroblast zur Kollagensynthese angeregt. Bei wiederkehrenden Druckbelastungen wird entsprechend mehr Flüssigkeit produziert und mit ihr die kompressionsdämpfenden Proteoglykane. Fibroblasten und Fibrozyten sind in der Lage, in geringen Mengen Enzyme freizusetzen, wie die Kollagenase, welches Kollagen abbauen kann, um es durch neues zu ersetzen.
Fibrozyt	Fibrozyten entwickeln sich aus den Fibroblasten bzw. sind die Fibroblasten, die „jugendliche Vorstufe" der Fibrozyten. Fibrozyten sind im Vergleich zu den Fibroblasten kleiner und bei gleicher Funktion weniger aktiv.

Myofibroblast	Myofibroblasten zeichnen sich durch zusätzlich eingelagerte Aktinfilamente aus, sind beweglich (mobil) und besitzen Kontraktionseigenschaften. Bisher kannte man das Vorkommen dieser Zellart vom Phänomen des Wundverschlusses. Sie sorgen dafür, dass klaffende Wundränder zusammengezogen werden. Die Wunde wird dadurch kleiner und ist demzufolge wieder schneller zu verschließen. Auch bei Krankheiten, wie z. B. Morbus Dupuytren, lassen sich vermehrt Myofibroblasten nachweisen. Robert Schleip, Zentrum Fascia Research der Universität Ulm, entdeckte das Vorkommen von Myofibroblasten auch in verschiedenen Bindegewebsregionen im gesunden Organismus. So lässt sich ein hohes Vorkommen in der Lumbodorsalfaszie (Lendenfaszie) nachweisen.
Mastzellen	Mastzellen gibt es fast in allen Geweben. Sie liegen meist in der Nähe von Kapillaren und freien Nervenendigungen, auf die sie hormonell regulierend einwirken können. Sie wirken gefäßweitend und entzündungshemmend, somit sind sie bei Entzündungsprozessen steuernd aktiv.
Makrophagen, Phagozyten	Makrophagen gehören, im Gegensatz zu den Phagozyten, zu den mobilen Zellen, die in der Lage sind, die Gefäßwand zu passieren. Angekommen in der Zwischenzellflüssigkeit (Matrix), fangen sie an zu wachsen und sind dann ein fester Bestandteil des Bindegewebes. Makrophagen greifen alles im Gewebe an, was keine Funktion mehr hat und zu resorbieren ist. Dazu gehören tote Zellen, kaputtes Gewebe, aber auch Bakterien, Viren, Pilze, Parasiten oder auch Tumorzellen. Damit nehmen die Makrophagen einen sehr wichtigen Platz im Immunsystem des Körpers ein.
Fettzellen	Fettzellen übernehmen wichtige mechanische und metabolische Aufgaben, da sie die Fähigkeit haben, kompressionsdämpfend zu wirken. Sie liegen in der Nähe von Gefäßen und sind so in der Lage, Fett schnell an das Gefäßsystem zur Energiegewinnung abzugeben. Über diese Funktionen hinaus ist Fett ein sehr effektiver Thermoisolator und spielt eine wichtige Rolle bei der Regulation der Körpertemperatur.

Matrix	Als *Grundsubstanz*, *Matrix*, bezeichnet man den extrazellulären Raum, in dem wir alle anderen Bindegewebsbestandteile, wie Kollagen, Elastin, Fibroblasten, Fibrozyten, Wasser etc., finden. Proteoglykane und Glykosaminoglykane sind Bestandteile der Matrix und sorgen dafür, dass von außen einwirkende Belastungen, in Form von Kompression, absorbiert werden. Besonders das gebundene Wasser in der Matrix hat die Funktion, einwirkende Kräfte und Stöße zu dämpfen.
Wasser	Der Wassergehalt unseres Körpers liegt im Durchschnitt bei 60 %. Bei Frauen meist etwas niedriger bei 52 %, während bei Männern durchschnittlich 63 % Wasseranteil gemessen wird. In den verschiedenen Gewebearten divergiert der Wasseranteil. Während Fettgewebe meist nur 10 % Wasser enthält, ist er im Muskelgewebe wesentlich höher. Der Wasseranteil im *interstitiellen Raum* (Zwischenzellraum/Matrix) liegt bei 63-69 %.
Kollagen	Die Strukturproteine (Struktureiweiße) lassen sich in *kollagene* und *elastische* Fasern einteilen. *Retikuläre* Fasern bilden eine Sonderform des Kollagens und werden heute als *Kollagen Typ III* beschrieben. Kollagen bedeutet übersetzt: schleimbildend. Würde man das Kollagen kochen, entsteht eine weiße, klebrige Masse. Das Kollagen ist, nach dem Wasser, die zweitgrößte Komponente des Bindegewebes. Kollagene Fasern drehen sich umeinander und bündeln sich. Ständige, entgegengesetzte Drehungen erhöhen dabei die Belastbarkeit.

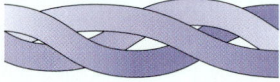

Abb. 6: Kollagenhelix

Ein häufiger Vergleich ist der mit Stahlseilen, die durch ähnlichen Aufbau einer „enormen" Traglast standhalten. Allerdings übersteigt die Zuglast von kollagenen Fasern die des Stahls um ein Vielfaches. Der Verlauf der kollagenen Fasern richtet sich nach der einwirkenden Zugspannung aus (vgl. Kap. IV.d). Es gibt parallel verlaufende Kollagenstrukturen, wie in Sehnen und Bändern, oder multidirektional verlaufende, kollagene Gitternetzwerke. In entspannter Situation haben die Kollagenfasern einen wellenförmigen Verlauf.

Elastin

Die elastischen Fasern liegen überwiegend im lockeren Bindegewebe, in der Haut, in den Gefäßen, aber auch in den Sehnen und Bändern. Während der Anteil an elastischen Fasern in den Gefäßen ca. 50 % beträgt, liegt er in der Haut und in den Sehnen nur bei 2 % (van den Berg, 2011). Elastische Fasern sind sehr verzweigt und besitzen viele Verbindungen (Crosslinks) untereinander.

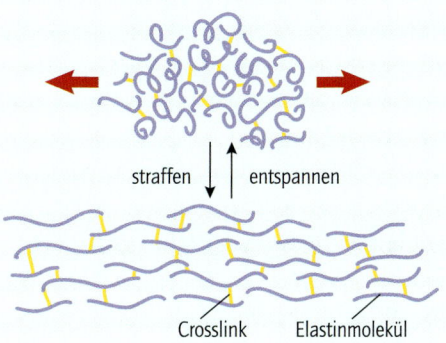

Abb. 7: Elastinfaser

Sie können sich um 100-150 % verlängern. Erst bei Dehnbelastungen bis zu 150 % fangen sie an, sich zu verformen und dann auch zu reißen. Elastische Fasern haben die Aufgabe, Dehnbelastungen abzufangen und die einwirkenden Kräfte gleichmäßig auf das Kollagen zu übertragen und so Schädigungen des Kollagens vorzubeugen.

Fibrinektin

Neben den beiden Strukturproteinen Kollagen und Elastin gibt es auch nicht kollagene Proteine, die Vernetzungs- und Verbindungsproteine, wie z. B. das Fibrinektin. Diese Vernetzungsproteine haben die Funktion, verschiedene extrazelluläre Bestandteile miteinander in Verbindung zu bringen. Sie sind eine Art Klebemittel des Körpers. So können z. B. im Knorpel oder in der Bandscheibe große Proteoglykanketten entstehen, die große Mengen Wasser binden können. Bei Immobilität sind sie in der Lage, Kollagenstränge miteinander zu verbinden. Im Alter nimmt die Menge an Verbindungsproteinen zu.

> **Gut zu wissen!**
>
> Kollagene Fasern sorgen für die mechanische Stabilität des Bindegewebes, Proteoglykane stabilisieren die Fasern und ohne Kopplungsmoleküle (Crosslinks) könnten die Zellen nicht an der Matrix haften. Es gibt physiologische und unphysiologische Crosslinks (vgl. Kap. IV.b.i).

Auf die **Nervenzellen** wird an dieser Stelle nicht näher eingegangen. Kap. III.b widmet sich dem neuronalen Netzwerk.

III.a.iv Erscheinungsformen des Bindegewebes

Um die verschiedenen Formen des Bindegewebes besser kennenzulernen, auf die durch Bewegung Einfluss genommen werden kann, werden sie nachfolgend beschrieben.

Haut	Fascia superficialis: Die Oberflächenfaszie direkt unter der Haut (Epidermis, Dermis, Subcutis/Fettschicht – Faszie).
	Fascia profunda: Die erste fasziale Verschiebeschicht als Grenze zwischen Haut, Unterhautfettgewebe und Muskulatur.

> **Schon gewusst?**
>
> In der Fascia superficialis sind 80 % aller freien Nervenendigungen/Rezeptoren zu finden. Bei kosmetischen Eingriffen, bei denen Fett abgesaugt wird, ist daher von einer starken Schädigung des Nervensystems auszugehen.

Muskel

Perimysium:
Das *Perimysium* umgibt, ähnlich einem Köcher, den Muskel und hält seine Lage. Es verbindet den Muskel mit seinen angrenzenden Sehnen und den Nachbarmuskeln.

Epimysium:
Das *Epimysium* ist eine lockere Verschiebeschicht innerhalb des Muskels, die das Gleiten der Muskelfaserbündel gegeneinander ermöglicht. Auch diese fasziale Struktur steht mit den Sehnen der Muskulatur in Verbindung.

Endomysium:
Das *Endomysium* umhüllt jede Muskelfaser.

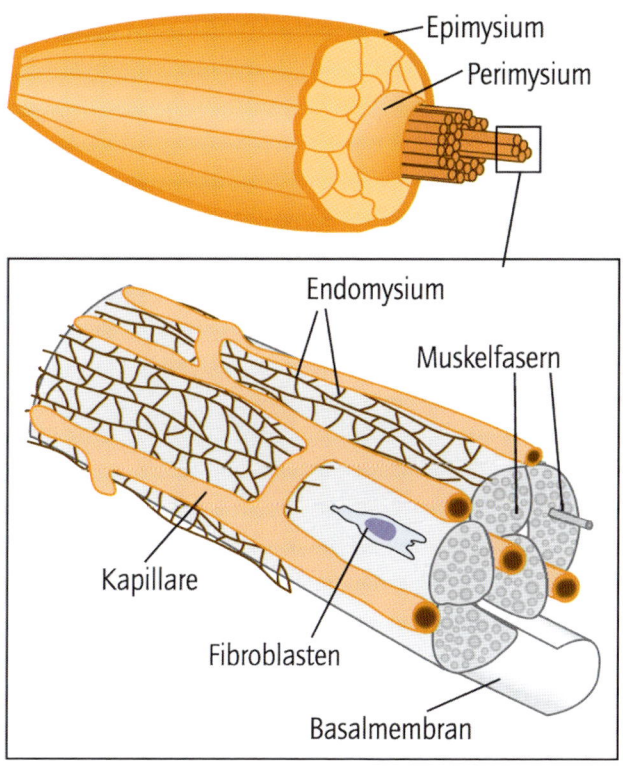

Abb. 8: Das Bindegewebe des Muskels.
Abbildung, modifiziert nach de Morree (2013)

Platten

Aponeurosen/Septen:
Als Beispiele von bindegewebigen Platten sind z. B. die Plantarfaszie, die derbe Bindegewebsplatte der Fußsohle, zu nennen, die Fascia lata, die lange Bindegewebsplatte (Aponeurose) der Beinaußenseite, in die 40 % der Faseranteile des großen Gesäßmuskels (M. glutaeus maximus) münden, oder die Lumbodorsalfaszie, die dreischichtig unsere Lende überspannt.
Auch die Septen, die Untergliederungen des geraden Bauchmuskels (M. rectus abdominis), zählen zu dieser Bindegewebsart.

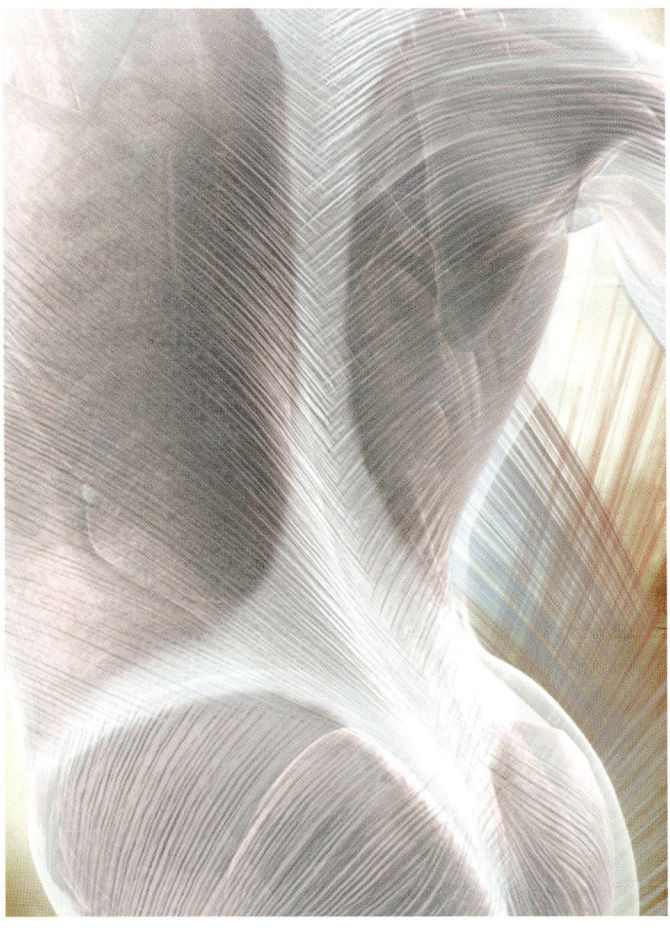

©www.fascianet.com
Abb. 9: Die Lumbodorsalfaszie (Lendenfaszie)

Aufgepasst!

Die terminologische Gliederung wird der Kontinuität der Faszien nicht gerecht. In Wirklichkeit handelt es sich um eine durchgehende Faszienstruktur, die den gesamten Körper durchdringt und umspannt.

Grundsätzlich kann in zwei Bindegewebstypen unterschieden werden:

Lockeres Bindegewebe	Straffes Bindegewebe
Lockeres Bindegewebe findet sich als „Füllung" von Freiräumen im Körper. Es bildet den bindegewebigen Teil vieler Organe. Im lockeren Bindegewebe überwiegt die wässerige Grundsubstanz. In diese sind Kollagenfasern und dünne Bündel elastischer Fasern eingelagert. Funktionell dient es nicht ausschließlich als Füllmaterial, sondern als Wasserspeicher, Verschiebeschicht und als Aufenthaltsraum für zahlreiche freie Zellen.	Straffes Bindegewebe zeichnet sich durch ein hohes Vorkommen an Kollagenfasern aus. Die Menge an Grundsubstanz ist aufgrund dessen vermindert. Eine weitere Klassifizierung kann aufgrund der Faserverlaufsrichtungen der kollagenen Strukturen vorgenommen werden. Man unterteilt in das *straffe, netzartige* und das *straffe, parallelfaserige* Bindegewebe. Straffes Bindegewebe bildet z. B. die Muskelfaszie oder auch jede Aponeurose.

Straffes, netzartiges Bindegewebe

Die Kollagenfasern überkreuzen sich vielfach, wodurch eine Zugfestigkeit in verschiedene Richtungen erreicht wird. Dieser Typ bildet dementsprechend z. B. Organkapseln, die Lederhaut des Auges, die Haut, sowie die harte Hirnhaut. Aber auch die flächigen Anteile, wie die Plantarfaszie (Faszie der Fußsohle), die Lumbodorsalfaszie (Lendenfaszie) oder die Muskelhüllen besitzen diese netzartige Struktur.

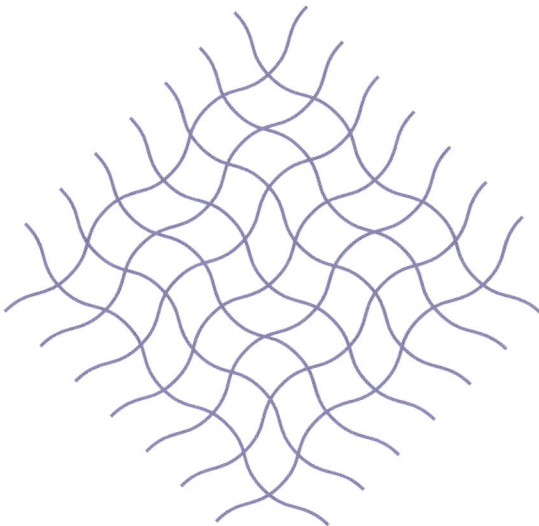

Abb. 10: Gitternetzartig verlaufende Kollagenfasern

Straffes, parallelfaseriges Bindegewebe

Es bildet die Sehnen und Bänder. Die Kollagenfasern sind parallel in Zugrichtung angeordnet.

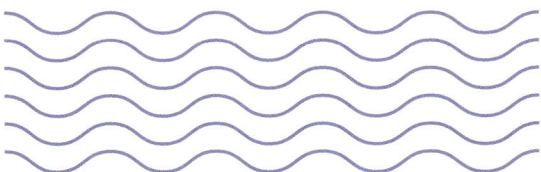

Abb. 11: Parallel verlaufende Kollagenfasern

III.b   Das Bindegewebe als Sinnesorgan

Intaktes Bindegewebe ist reich mit Rezeptoren versorgt und in der Lage, permanent Rückmeldung über alle Bewegungen, Haltungen und koordinativen Abläufe zu geben. Personen mit einer guten Körperwahrnehmung stehen aufrecht, verfallen nicht so schnell in Fehlhaltungen, z. B. einen runden Rücken, wie Menschen mit schlechten propriozeptiven Fähigkeiten.

III.b.i   Körperwahrnehmung

Die *Propriozeption* ist die Grundlage für die Wahrnehmung von Körperbewegungen, der Lage im Raum oder auch die Stellung einzelner Körperteile zueinander.

Viele nennen dies den *sechsten Sinn*, den oft vernachlässigten oder mangelhaft ausgeprägten *Körpersinn*.

Ein Zitat von Ken Wilber unterstreicht diese Aussage:
„Einige von uns haben den Verstand verloren, aber die meisten von uns haben den Körper verloren."

Ohne die Fähigkeit, unseren Körper wahrzunehmen, sensorische Informationen zu filtern und weiterzuleiten, werden wir zu bewegungsunfähigen Pflegefällen.

In der Bewegungslehre wird die Körperwahrnehmung mit dem Fachbegriff
EMBODIMENT
beschrieben. In der Übersetzung heißt es: verkörpern. Es beschreibt das „Sich-zu-Hause-Fühlen" im Körper.

Die Propriozeptoren befinden sich in großer Anzahl in den weichen Gewebestrukturen, Muskelhüllen, Sehnen, Bändern, Gelenkkapseln, dem Bindegewebe der Haut, … Die klassischen Gelenkrezeptoren, die *Golgi-Rezeptoren* (s. u.), die sich nahe der Gelenkkapsel befinden und Signale über die Stellung des Gelenks zum Gehirn übermitteln, sind wesentlich unwichtiger für den Körpersinn, als zunächst vermutet.

Über 80 % unserer freien Nervenendigungen finden wir in den oberflächlichen Schichten des Bindegewebes, in der Fascia superficialis. Es stellt ein eigenständiges Informations- und Kommunikationszentrum dar, welches das Nervensystem bei jeder Bewegung unterstützt. Diese Sensoren entscheiden neben anderen Faktoren maßgeblich darüber, ob jemand unbeholfen und plump wirkt, oder leichtfüßig und elegant. Sie sorgen für das innere Selbstbild, das eigene Körperschema.

Schon gewusst?

Bei Menschen mit Essstörungen ist das Selbstbild häufig gestört, was sich unter anderem auf eine Störung im sensorischen System der Faszien zurückführen lässt.

Kennen Sie die drei „Qs" – zum Erfolg?

IQ	– Intelligenzquotient
EQ	– emotionaler Quotient
KQ	– körperlicher oder kinästhetischer Quotient

Im Bereich körperlicher Intelligenz können wir durch gezielte Einflussnahme und Training viel bewirken. Es geht uns also nicht rein um die Bewegung, sondern um das Erleben der Bewegung, die Wahrnehmung.

Das Netzwerk der Faszien ist das größte und reichhaltigste Sinnesorgan unseres Körpers.

Propriozeptoren sind die entsprechenden Sensoren, die für
- Mechanorezeption oder auch
- Nozizeption zuständig sind.

Mechanorezeptoren übermitteln Informationen über die Lage im Raum oder eine Bewegung, während *Nozizeptoren* Schmerzsignale senden. Diese Arten von Zellen sind wandlungsfähig oder hemmen einander.

Ein einfaches Modell soll diesen Vorgang verdeutlichen:

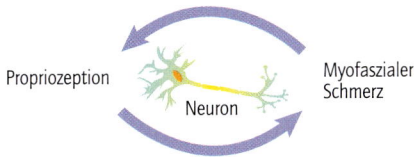

Abb. 12: WDR-(wide dynamic range) Neuron

Einige Nerven sind als „WDR"-Neurone (wide dynamic range) bekannt und arbeiten wie ein Schalter nach dem Entweder-oder-Prinzip. Es sind nicht spezialisierte Nervenzellen, die *entweder* Schmerz *oder* Bewegung rückmelden können.

Bewegung hat demnach die Fähigkeit, Schmerz zu verdrängen. Im Umkehrschluss können sie bei ausbleibendem Bewegungsimpuls und propriozeptivem Reiz aus einer „Mücke" (geringer Schmerz) einen „Elefanten" machen.

Schon gewusst?

Fibromyalgie, häufig auch als *Weichteilrheuma* bezeichnet, ist eine Erkrankung mit erniedrigter Schmerzschwelle der Nozizeptoren und zahlreichen schmerzhaften Druckpunkten (Tenderpoints). Bis zu 4 % der Deutschen sind davon betroffen, der überwiegende Teil davon (ca. 90 %) sind Frauen.

Zunächst sollen die Mechanorezeptoren genauer betrachtet werden. Mechanorezeptoren sprechen auf ganz unterschiedliche Arten von mechanischer Stimulation an.

Es können Zug-, Dehn-, Druck- oder Vibrationsreize ganz verschiedener Intensität sein, die einen Nerv zur Informationsweiterleitung animieren.

III.b.ii Rezeptorenarten

Vier unterschiedliche Typen von Mechanorezeptoren sind bekannt:

- Golgi-Rezeptoren,
- Pacini-Rezeptoren,
- Ruffini-Rezeptoren und
- freie Nervenendigungen.

a) Golgi-Rezeptoren

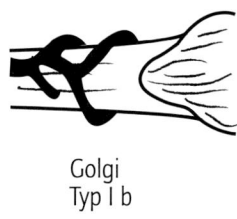

Golgi
Typ I b

Abb. 13: Golgi-Rezeptor
Abbildung, modifiziert nach Schleip (2004) Deutsche Zeitschrift für Osteopathie.

Sie liegen

- an den Muskel-Sehnen-Übergängen,
- teils im Epimysium (der Muskelhülle),
- in den Aponeurosen (Sehnenplatten),
- in den Ligamenten (Bändern) peripherer Gelenke
- und den Gelenkkapseln.

Die Golgi-Rezeptoren sprechen auf aktive Kontraktionen im endgradigen Bereich einer Gelenkbewegung an. Bei Dehnungen an der maximalen Dehnungsgrenze reagieren sie mit Aktivität. Bei unwillkürlichen Bewegungen, z. B. durch Fremdeinwirkung, schützen sie den Körper reflektorisch vor dem Sehnenausriss aus dem Knochen, indem sie den entsprechenden Muskel zur Kontraktion stimulieren und damit eine Entspannung der Sehne bewirken.

Die Aktivierung der Golgi-Sensoren ohne „Notsituation" veranlasst eine Tonussenkung in der entsprechenden Muskulatur. Diesen Mechanismus machen sich einige therapeutische Ansätze zunutze, indem sie Dehnspannung auf die Strukturen setzen, muskuläre Gegenspannung aufbauen lassen, um dann in die Entspannung hineinzuschmelzen.

Schon gewusst?

Bekannt ist dieser Weg auch aus der *AED-(Anspannen-Entspannen-Dehnen)Methode*. Eine maximale Dehnposition wird eingenommen, in der maximalen Bewegungsreichweite wird eine Gegenspannung erzeugt, um im Anschluss den Bewegungsradius zu erweitern (vgl. Kap.IV.d).

Beispiel eines Anspannungs-Entspannungs-Dehnens:

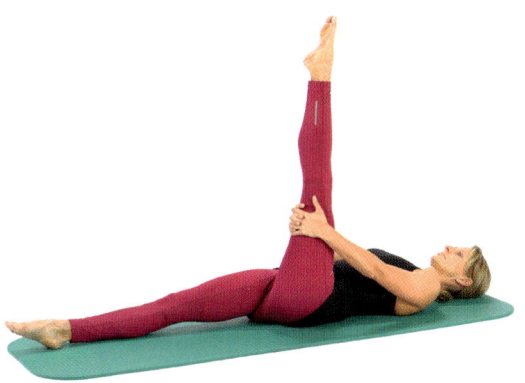

In Rückenlage wird ein Bein in die maximale Dehnposition geführt.

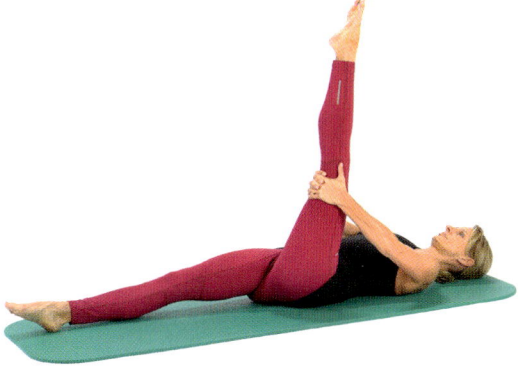

In der maximalen Dehnposition wird ein allmählich ansteigender Haltewiderstand, eine Gegenspannung der Muskulatur, gesetzt.

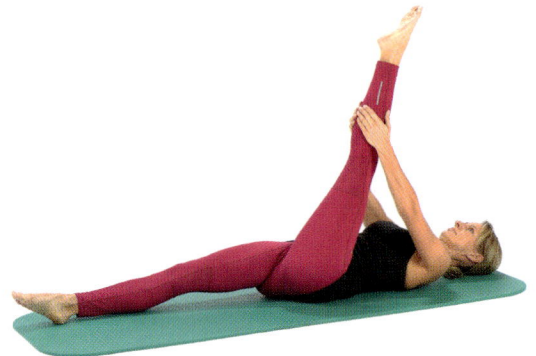

In der folgenden Entspannung wird eine Dehnung über das vorherige Maß hinaus möglich sein.

So wird's gemacht!

Zur Innervation der Golgi-Rezeptoren sind intensive Dehnspannungen wichtig. Diese werden mit ansteigender Kraftentwicklung in endgradiger Gelenkstellung (maximale Dehnamplitude) gesucht.

In Bezug auf die sensorischen Feedbacks, die wir aus dem Bindegewebe erhalten, gibt es jedoch weitaus spannendere Rezeptorenarten als die Golgi-Sehnenorgane.

b) Pacini-Rezeptoren

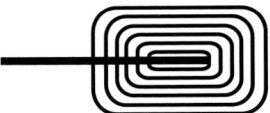

Pacini und Paciniform
Typ II FA

Abb. 14: Pacini-Rezeptor
Abbildung, modifiziert nach Schleip (2004) Deutsche Zeitschrift für Osteopathie.

Die Pacini-Rezeptoren beschreibt Robert Schleip anschaulich als den jugendlichen, wilden Typ in der Gruppe der Mechanorezeptoren. Ihr Charakteristikum ist, dass sie ständig neue Reize brauchen. Etwas Wiederkehrendes, Vorhersehbares „langweilt" sie. Schon nach kurzer Zeit der Stimulationsmonotonie ist keine Aktivität mehr messbar.

Sie liegen

- an myotendinösen Übergängen (Muskel-Sehnen-Übergängen),
- in den tiefen Schichten der Gelenkkapsel,
- in den spinalen Ligamenten (Bändern der Wirbelsäule),
- und in der Muskelfaszie.

Die Pacini-Rezeptoren reagieren auf schnelle Druckwechsel, auf Vibrationen, auf schaukelnde oder schnelle, ruckhafte Impulse. Sie brauchen ständig neue Reize und reagieren in den ersten 2 s der neuen Reizsituation. Im Anschluss daran sinkt ihr Aktionspotenzial wieder auf das Ausgangsniveau zurück.

Um diese Rezeptorengruppe „wach" zu halten, werden vielfältige Bewegungsmuster benötigt. Immer neue Bewegungen werden „frisch" im Arbeitsspeicher abgelegt und dadurch nutzbar gemacht.

So wird's gemacht!

Partnerarbeit:

Partner 1 liegt mit ausgestreckten Beinen entspannt auf dem Rücken.

Partner 2 umfasst mit beiden Händen locker den Knöchel und das Sprunggelenk des liegenden Partners.

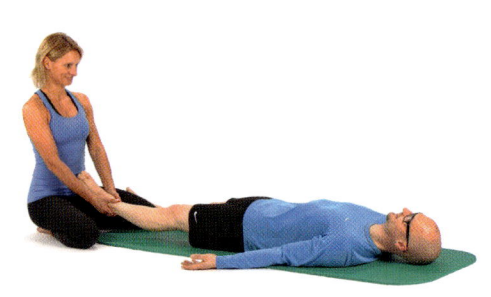

A Mit sanftem Zug zieht Partner 2 am Bein des Liegenden. Die Zugbewegung erfolgt synchron mit der Atembewegung der liegenden Person: Gemeinsam mit dem Ausatmen erfolgt der Zug, gemeinsam mit der Einatemphase das sanfte Nachgeben zurück.

- 5-10 Wiederholungen
- Nachspüren
- Zweites Bein

B   Partner 2 hebt ein Bein des liegenden Partners einige Zentimeter vom Boden ab. Mit leichten Schüttelbewegungen bringt Partner 2 das gehobene Bein zum Vibrieren. Eine gute Resonanz der Faszien, bei gleichzeitiger Muskelentspannung, zeigt sich, wenn die kleinen Vibrationen auch auf der Bauchdecke oder aber im Schultergürtel sichtbar und spürbar sind.

- Ca. 1 min
- Nachspüren
- Zweites Bein

Partner 2 umfasst mit beiden Händen locker ein Handgelenk des liegenden Partners.

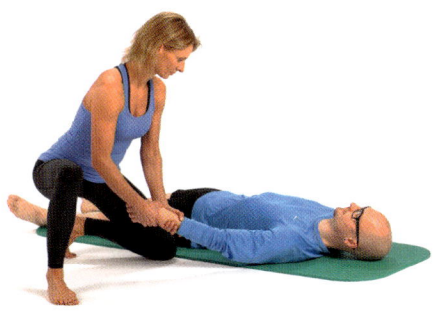

C   Übung A und Übung B werden nun mit dem jeweiligen Arm wiederholt.

Partner 1 liegt auf dem Bauch.

Partner 2 legt eine Hand flach auf den Übergang der Lendenwirbelsäule zum Becken (Kreuz-Darmbein-Gelenk).

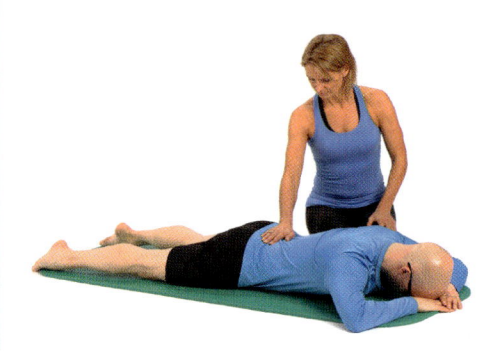

D   Die flach aufliegende Hand bringt den liegenden Partner sanft in Schwingungen. Die Handbewegung erfolgt seitlich, d. h., von der einen Körperseite zur anderen wird „geschaukelt".

- Ca. 1 min
- Nachspüren

Partner 1 (liegender Partner) nimmt bei diesen Übungen die passive Rolle ein. Erfolgreich ist die Übung, wenn Partner 2 die komplette Entspannung (keine Gegenbewegung oder Gegenspannung) von Partner 1 spürt.

c) Ruffini-Rezeptoren

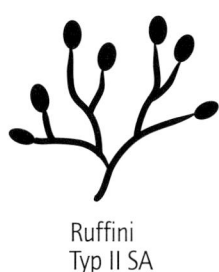

Ruffini
Typ II SA

Abb. 15: Ruffini-Rezeptor
Abbildung, modifiziert nach Schleip (2004) Deutsche Zeitschrift für Osteopathie.

Die Ruffini-Rezeptoren sind die „ruhigen" Vertreter der Mechanorezeptorengruppe. Sie reagieren auf langsame Stimuli, haben weitreichende Wirkungen.

Sie liegen

- in allen Arten von faszialem Gewebe,
- in den äußeren Kapselschichten,
- in den Aponeurosen,
- und in Ligamenten (Bändern).

Eine große Dichte von Ruffini-Rezeptoren fand man in der Lumbodorsalfaszie (Lendenfaszie), und in der Dura mater (Hirn- und Rückenmarkshaut).

Die Ruffini-Rezeptoren reagieren auf wechselnden und anhaltenden Druck, am liebsten in großer Fläche in Verbindung mit diagonalen Scherkräften. Diese tangential wirkenden Stimuli bewirken eine Senkung der Sympathikusaktivität, eine Entspannung.

In der therapeutischen Arbeit lässt sich der Vorgang der Entspannung und Tonussenkung hervorragend über die Atmung kontrollieren. Die Unterbauchatmung verlangsamt sich und es entsteht eine Atempause zwischen dem Ein- und Ausatmen.

So wird's gemacht!

Partnerarbeit:

Partner 1 liegt in Bauchlage.

Partner 2 wendet Druckmassagetechniken an.

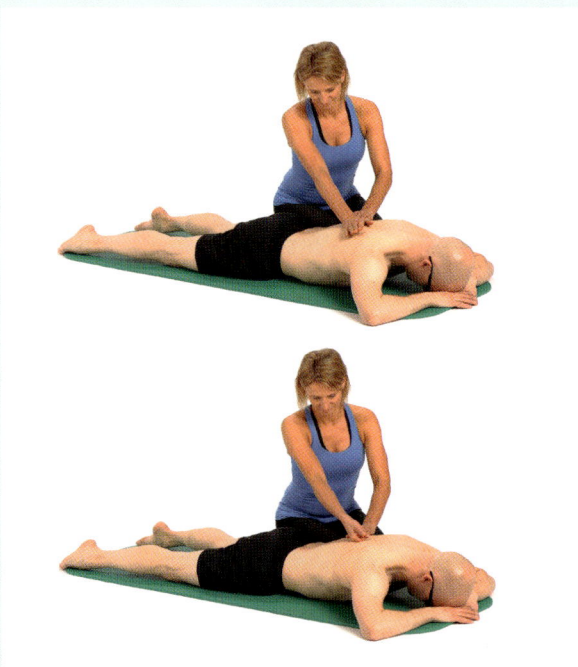

A Von der Wirbelsäule (Dornfortsätze) ausgehend, wird mit den Daumen, den Fingerknöcheln oder dem Handballen diagonal nach außen gestrichen.

- Entscheidend ist ein Druck, der ein „Wohlweh" verspricht.
- Das diagonale Arbeiten, welches mit Scherkräften auf die faszialen Strukturen wirkt.
- Und das langsame Arbeiten (1 cm pro Atemzug!).

Eigenmassage

B   Eine weitere Möglichkeit ist das Arbeiten mit der **Foamroll**. Dabei wird flächiger, langsamer Druck über die entsprechende Foamroll oder einen -ball aufgebaut.

Aufgepasst!

Um die Ruffini-Rezeptoren zu stimulieren, muss mit diagonal wirkenden Scherkräften gearbeitet werden. Dies stellt in der individuellen Umsetzung eine Herausforderung dar und macht das Arbeiten mit Gruppen nahezu unmöglich.

d) Interstitielle, freie Nervenendigungen

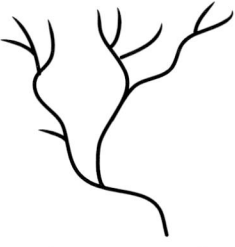

Freie Nervenenden
Typ III & IV

Abb. 16: Freie Nervenendigungen
Abbildung, modifiziert nach Schleip (2004) Deutsche Zeitschrift für Osteopathie.

Die interstitiellen, freien Nervenendigungen sind die größte, wandlungsfähigste, wohl am wenigsten bekannte Rezeptorengruppe.

Sie liegen

- fast überall (selbst im Knochen),
- haben eine hohe Nervendichte im Allgemeinen und besonders im Periost (Knochenhaut),
- sitzen vielfältig im Fettgewebe
- und in der Fascia superficialis.

Freie Nervenendigungen können Schmerz-, Chemo- oder Thermorezeptoren sein. Die meisten Nervenzellen dieser Art gehören der Gruppe der Mechanorezeptoren an, die mit unterschiedlicher Reizschwelle (50 % der Nerven haben einen hohen Schwellenwert und entsprechend 50 % sind empfänglich für subtile Reize, wie z. B. Pinselstreichungen) versehen sind.

Bei kräftiger Stimulation kommt es lokal zu verstärkter Durchblutung (Vasodilation), was einen Anstieg des Flüssigkeitsgehalts der Grundsubstanz zur Folge hat.

Die hohe Dichte der freien Nervenzellen in der Fascia superficialis sorgt dafür, dass selbst kleinste Gelenkwinkelveränderungen wahrgenommen werden können. Sie reagieren auf Lageveränderungen und stellen somit die wichtigste Rezeptorengruppe unter den Propriozeptoren dar.

Sie dienen dem Körper als *Ergozeptoren*, d. h., sie senden Signale, um eine Bewegung möglichst energiesparend, sprich ökonomisch, zu gestalten.

Neurotransmitter modulieren die Reizschwelle der Sensoren. Somit passen sich sowohl die Sensoren für die Bewegungswahrnehmung, aber auch die Sensoren der Schmerzübermittlung den aktuellen Gegebenheiten an. Niemals reagiert ein Nerv allein. Die freien Nervenendigungen arbeiten stets in Gruppen und senden über afferente Bahnen Informationen an das zentrale Nervensystem, welches wiederum das vegetative Nervensystem steuert. Die entsprechenden Nervenfasern, die vom zentralen Nervensystem die Informationen in die Peripherie leiten, heißen *efferente Bahnen*.

Dabei übernimmt die *Formatio reticularis* (Neuronennetzwerk des Hirnstamms) im Ablauf der Informationsweiterleitung eine Art Filterfunktion. Wiederkehrende, geläufige, bekannte Bewegungen werden gefiltert und Neues, Variantenreiches, Überraschendes wird entsprechend weitergeleitet.

> **So wird's gemacht!**
>
> Wichtig für die Bewegungspraxis ist die Bewegungs- und Erlebnisvielfalt!
>
> Das Wechseln von Geschwindigkeiten, die Variationen des Impacts, die Veränderung von Abfolgen, die Interaktion von neuen Bewegungsabläufen spielen eine große Rolle.

Die interstitiellen freien Nervenendigungen sind wahre Wandlungskünstler, die Artisten unter den Nervenzellen.

III.b.iii Schmerz

III.b.ii.1 Psychische und somatische Resilienz

Resilienz

- die Widerstandskraft des Körpers schulen,
- die Schmerztoleranz verändern,
- beschwerdefrei und energievoll den Belastungen des Alltags trotzen,

das sind Wünsche, die sich durch die Schnelligkeit des heutigen Alltags und des Berufslebens entwickeln. Die Aufgabenvielfalt, die steigenden Multitaskinganforderungen bringen die Gefahr des persönlichen „Ausbrennens" (Burn-outs) mit sich. Methoden zur Steigerung der persönlichen Widerstandskraft werden entwickelt.

Der Begriff der *Resilienz*, der Widerstandskraft unseres Körpers, setzt sich aus zwei einander bedingenden Aspekten zusammen:

- aus der psychischen Resilienz (der Widerstandskraft der Seele) und
- aus der somatischen Resilienz (der Widerstandskraft des Körpers).

Geht es mir, meiner Seele, gut, wird mein Körper davon profitieren, genauso wie im Umkehrschluss Seelenleiden Krankheiten hervorrufen können. Psychische Prozesse wirken sich über das vegetative Nervensystem in Organen und Geweben aus. Körperliche Widerstandkraft hält Krankheiten fern und macht den Körper fit und belastbar. Die direkte Wirkung auf das Wohlbefinden ist leicht nachvollziehbar.

Botenstoffe haben Einfluss auf das subjektive Befinden und die damit in Verbindung stehenden physischen Veränderungen. So ist eine Veränderung der Rezeptorentoleranz möglich. Bei Bewegungen, bei denen bisher Schmerz signalisiert wurde, kann durch eine Neueinstellung des Schwellenwerts der Sensoren, durch verstärkte Hemmung der Signale oder Wandlung der Rezeptorenaufgabe (von Mechano- auf Nozizeption/WDR-Neurone) eine Neubewertung des Schmerzes stattfinden. Schmerzmuster können aufgelöst werden. In Korrelation mit der Steigerung der Kraft des Immunsystems (vgl. Kap. IV.b) steigt so die Widerstandskraft des Körpers erheblich.

In der Körpertherapie ist der direkte Zusammenhang von somatischer Reaktion im Gewebe und psychischer Ursache bekannt. Das ist erklärbar durch die hohe Nervendichte im Bindegewebe, die die Fähigkeit besitzen, wie eine Art Erinnerungsspeicher zu fungieren. Erlebnisse, die sich in der eigenen Biografie wiederfinden lassen, haben oft ihre Spuren in den Nervenzellen des Bindegewebes und Gehirns hinterlassen und sind so z. B. in der Lage, auf alte „Schmerz"-Muster zurückzugreifen. Unsere Aufgabe kann es sein, Muster zu durchbrechen und neue Wege der Informationsweiterleitung anzulegen.

> Gut zu wissen!
>
> Die Mehrzahl aller Nerven liegt in bindegewebigen Strukturen. 80 % aller Sensoren liegen als freie Nervenendigungen vor. Sie sind in der Lage, multimodal in Interaktion zu treten und können sowohl Bewegung wie auch Schmerz an das Gehirn rückkoppeln.

Mehr als jeder Zweite klagt in Deutschland über sporadische Rückenschmerzen. Hält dieser Schmerz länger als 12 Wochen an, wird er als *chronisch* bezeichnet. Oftmals sind es unspezifische Rückenschmerzen, deren Ursache trotz einer Ärzte- und Therapeuten-Odyssee im Verborgenen bleibt. Kennzeichnend sind verspannte Muskeln (Gewebe!), versteifte Körperregionen, ein Belastungs- oder auch Ruheschmerz. Zu beobachten ist, dass schon bei leichter körperlicher Betätigung der Schmerz abnimmt oder sogar verschwindet. Manchmal ist die schwierigste Hürde des Tages, die erste Stunde nach dem Aufstehen zu „überstehen". Die Schmerzen verlieren sich im Tagesablauf und kommen erst am Abend, gemeinsam mit der Ruhe, zurück.

Dafür gibt es einen Grund und diesen lohnt es sich, genauer zu betrachten. Gibt es vonseiten der Mechanorezeptoren ausreichend Bewegung wahrzunehmen und zu übermitteln, treten die Signale der Schmerzsensoren eher in den Hintergrund. Die Weiterleitungspriorität der Mechanorezeptoren steigt. Erst wenn am Abend die Bewegung weniger wird und der Körper zur Ruhe kommt, kommt häufig auch der Schmerz zurück.

III.b.ii.2 Reaktion der Faszien auf Schmerz

Siegfried Mense (2012) konnte nachweisen, dass z. B. die Lumbodorsalfaszie sehr dicht mit Schmerzrezeptoren besiedelt ist, die eine sehr geringe Reizschwelle zeigten. Demzufolge ist die Sensibilität hier deutlich erhöht. Die Lumbodorsalfaszie gilt oft als potenzieller Auslöser tiefer Rückenschmerzen.

Helene Langevin et al. (2011) konnten Verklebungen der Faszien bei chronischen Schmerzpatienten feststellen. Während Schleip (2007-2010) das Vorkommen von Myofibroblasten in den Faszien untersuchte.

Gut zu wissen!

Bei lang anhaltender Schmerzsituation lassen einige Studien eine Steigerung der Myofibroblastenzahl vermuten. Oftmals ist eine Spannungszunahme messbar.

Als gesichert gilt eine verringerte „shearmotion" (Verschiebbarkeit), d. h. eine größere „Verbackenheit" des Gewebes.

Im gesunden, entzündungsfreien und schmerzfreien Zustand sind die Faszien aktiv und können die Kraftentwicklung des Muskels durch freies Gleiten der Strukturen gegeneinander, guten Nährstofftransport und zusätzliche Spannkraft erheblich unterstützen und damit die Bewegung ökonomisieren.

Sind die Schmerzrezeptoren aktiv und senden Schmerz, verringert sich die Mithilfe der Faszien.

Vielen wird dieses Phänomen aus eigener Erfahrung bekannt sein. Ist der untere Rücken aktuell schmerzbesetzt, werden die Muskeln fest. Jedes Bücken oder dynamisches Bewegen wird vermieden oder aber mit geradem Rücken durchgeführt. Bei jeder Bewegung wird ein Mitwirken der Faszien vermieden, da diese erneut Schmerzsignale senden würden.

So wird's gemacht!

Selbsttest

Aktivität des M. erector spinae bei Rumpfflexion

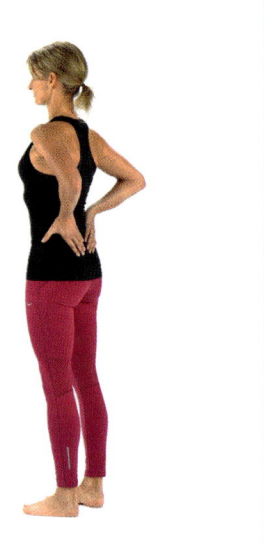

A   Aufrechter Stand
    Die Hände flach im Lendenbereich rechts und links neben die Wirbelsäule legen.

→   Ein lockerer Grundtonus der Muskulatur der Lende ist wahrnehmbar.

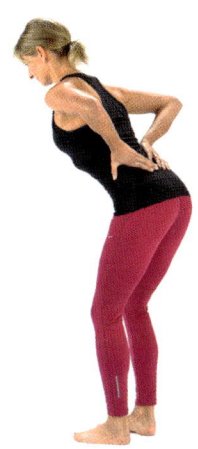

B Rumpfflexion mit geradem Rücken
→ Der Muskeltonus der Lende nimmt deutlich zu.

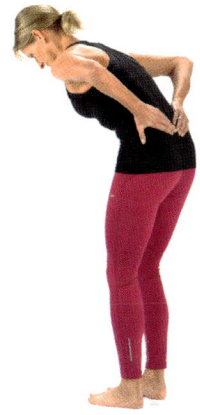

C Rumpfflexion mit gerundetem Rücken
→ Die Muskulatur der Lende verliert die Spannung nahezu vollständig und legt sich flächig an. Die Spannung und das Mitwirken der faszialen Anteile nimmt zu.

III.b.iii.3 Muskelkater oder Faszienkater?

Die *Fascia thoracolumbalis* (Lumbodorsalfaszie) stellt die größte Aponeurose des menschlichen Körpers dar. „Und obwohl diese Struktur zahlreiche biomechanische und neurophysiologische Funktionen besitzt, existieren bisher nur wenige systematische Untersuchungen, die sich mit der Bedeutung dieser Struktur bei der Entstehung und Aufrechterhaltung von chronischen Rückenschmerzen auseinandersetzen" (Tesarz, 2010).

Schleip konnte nachweisen, dass „… nur bei 25 % der Patienten die Bandscheiben für Rückenschmerzen verantwortlich sind. Kleine Risse und Entzündungen im Bindegewebe des Rückens sind nach neuester Erkenntnis mindestens genauso oft der Grund." Diese Aussage führt er auf Panjabi, einen der führenden amerikanischen Wissenschaftler auf dem Gebiet chronischer Rückenschmerzen, zurück. Panjabi (2006) entwickelte ein Rückenschmerzmodell, das insbesondere auf der Annahme beruht, dass sich Schmerz und neurogene Entzündungsprozesse durch Mikrotraumatisierungen im Bereich von Bändern und (Facetten-) Gelenken erklären lassen. Diese Mikroläsionen sollen zu einer gestörten Propriozeption und dadurch wiederum zu einer gestörten motorischen Koordination führen, was erneute Mikrotraumatisierungen und Fehlbelastungen zur Folge haben kann.

Die genannten Mikroläsionen können infolge einer sportlichen Belastung oder aber auch infolge einer ungewohnten oder ungewohnt intensiven Alltagsbelastung entstanden sein. Kleine Risse im Gewebe sind die Folge.

Diese kleinsten Risse veranlassen den Körper, einen Heilungsprozess zu aktivieren.

Ein Gewebe, ob Muskelfaser (kontraktiles Element) oder, wahrscheinlicher unter den genannten Gesichtspunkten, das umliegende Gewebe, die Faszien, hat der aktuellen Beanspruchung nicht standgehalten. Vorstellbar, wie bei einer Feinstrumpfhose, an der man zieht und die diesem Zug nicht standhält, reißen kleinste Maschen, die zu Laufmaschen werden.

Zug auf das Bindegewebe entsteht durch Volumenzunahme des Muskels wie beim Krafttraining oder bei Längenreizen, wie beim Dehnungstraining.

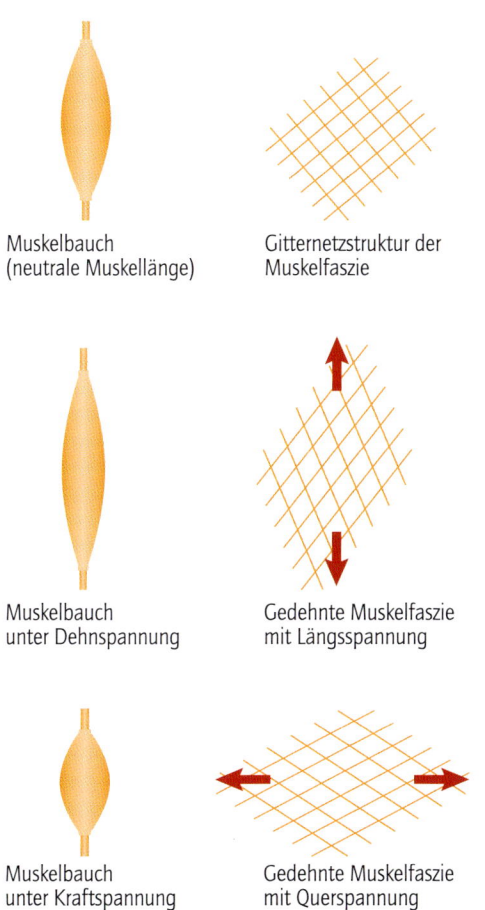

Abb. 17: Dehnspannung mit Wirkung auf die faszialen Strukturen

Ein adäquater Trainingsreiz, der eine Anpassung nach sich zieht, geht an die Grenze der Belastbarkeit der Gewebe. Diesem Trainingsreiz folgt eine Zellabbauphase. Dem Zellabbau folgt der Zellaufbau über das vorherige Maß hinaus. Im optimalen Fall erfolgt am höchsten Punkt der Synthesekurve der neue Trainingsreiz, so werden sich die jungen Bindegewebszellen entsprechend des Gebrauchs neu ausdifferenzieren und z. B. die absolute Myofibroblastenanzahl oder der Kollagenanteil steigt.

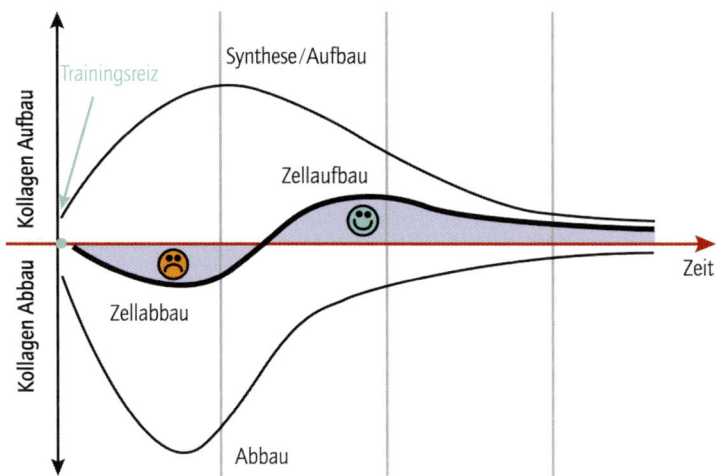

Abb. 18: Turnover des Kollagens

Entscheidend ist neben dem spezifischen Trainingsreiz die Pausendauer.

Diese Parameter sind uns lange aus dem Krafttraining bekannt. Neu ist allerdings das Wissen darüber, welches Gewebe trainingsbedingt schadhaft wurde und sich dementsprechend anpassen wird.

Subjektiv nachvollziehbar wird es für all diejenigen sein, die das flächige Gefühl eines Muskel-„Faszienkaters" kennen, teils an Stellen, wo gar kein Muskel verläuft.

Auch die Tatsache, dass vermehrt nach exzentrischen Belastungen Muskelkater wahrgenommen wird, spricht dafür, dass die Schmerzrückmeldung aus den faszialen Strukturen kommt.

Während der bei bremsender Arbeit wirkenden Zugspannungen auf das fasziale Netzwerk kommt es zu Gewebsrissen. Zugspannungen dieser Art wirken bei konzentrischer Anspannungsphase nicht.

So sollten wir heute in vielen Fällen von „Faszienkater" sprechen!?

III.b.iii.4 Ursachen von Schmerz

Da der Rückenschmerz die Volkskrankheit Nr. eins ist und die höchste Rate an Krankheitstagen produziert, wird ständig nach den Ursachen gesucht. Lediglich bei 15 % der von Rückenschmerz geplagten Personen wird eine Ursache durch einen geschädigten Nerv o. Ä. gefunden, bei 85 % blieb die Ursache für die Beschwerden im Verborgenen. Die Annahme, die Ursache der Probleme in Faszien zu suchen, fiel damit auf nahrhaften Boden.

Die Lehre vieler traditioneller Rückenschulmodelle beruht darauf, die Faszien im Alltag zu schonen. Die Wirbelsäule wird in eine Aufrichtung geführt, orientiert an der Schwerelotlinie, und dort statisch, muskulär verschnürt, gehalten.

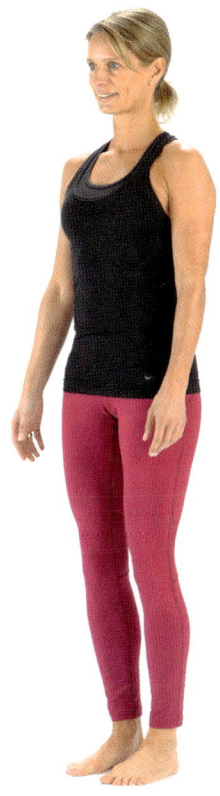

Der aufrechte Stand

Schon gewusst?

Der aufrechte Stand ist durch folgende Parameter gekennzeichnet:

Der Kopf behält den Überblick.
Eine kleine Einrollbewegung mit Heben der Schädelbasis verlängert den Nacken. Der höchste Punkt des Scheitels strebt in Richtung Himmel.

Der Schultergürtel legt sich ab.
Die Schultern ruhen entspannt und schwer auf dem Brustkorb. Der Brustkorb ist geöffnet und bietet viel Atemfreiraum. Die Schulterblätter schmiegen sich an den Brustkorb und fließen nach unten in Richtung des Beckens.
Die Außenrotation im Schultergelenk unterstützt die Aufrichtung und ermöglicht die physiologisch optimale Ausrichtung des Schultergelenks.

Über die Längsspannung der Wirbelsäule die natürliche S-Form der Wirbelsäule finden.
Entwicklung der gegenpoligen Arbeitsweise von Steißbein und dem höchsten Punkt des Scheitels. (Kreuzbein zieht nach unten/der Kopf streckt sich nach oben!)
Einfinden im Körperlot/Schwerelot.

Das Becken ist die Basis des Oberkörpers.
Es ruht auf den Hüftgelenken und ist „natürlich" nach vorn gekippt.

Im Wunderwerk Fuß lastet das Körpergewicht auf drei Punkten:
Großzehenballen – Kleinzehenballen – Ferse.
Der Fußinnenrist ist aktiv angespannt. Die Zehen sind entspannt.

Um die Stabilität des Rumpfs zu trainieren, sind Raumlageveränderungen sinnvoll.

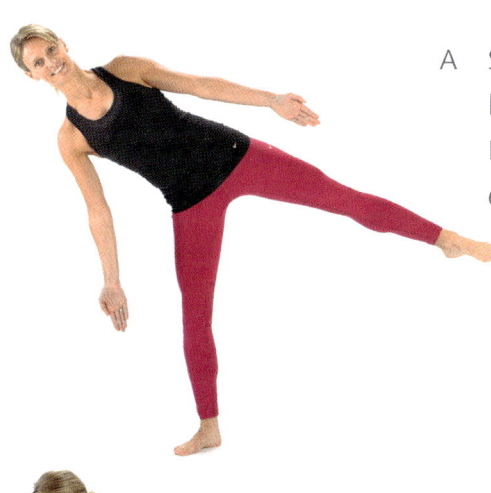

A Stabilisation des Rumpfs bei Raumlageveränderung beim Kippen im Einbeinstand entlang der Frontalebene.

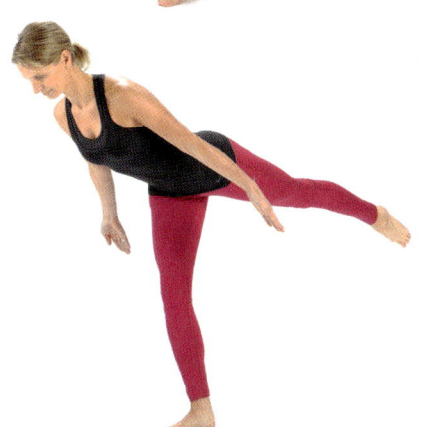

B Stabilisation des Rumpfs bei Raumlageveränderung beim Kippen im Einbeinstand entlang der Sagittalebene.

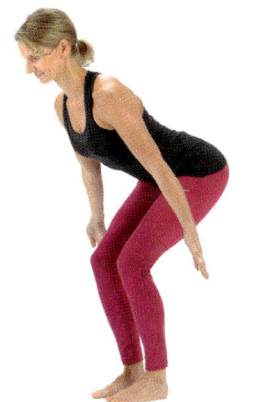

C Aufrechte Wirbelsäulenposition beim Squat (im Training) oder bei der Rumpfneige (im Alltag).

Positionen mit geradem Rücken gelten als besonders rückenschonend. Lokale und globale Stabilisatoren (nach Hodges und Richardson) werden angesteuert und erhalten ihren nervalen Trainingsreiz, globale Mobilisatoren lernen, als äußeres Muskelkorsett die Stabilität zu unterstützen.

Ein System der inneren und äußeren Stärke entsteht (vgl. Kap. IV.e) und auf die kleinen Gelenke der Wirbelsäule (Facettengelenke) wirken möglichst geringe Scherkräfte, die ein vorzeitiges Abnutzen der schützenden Knorpelstrukturen bewirken könnten.

Die Quittung kommt möglicherweise dann, wenn Alltagssituationen entstehen, bei denen das „korrekte", gerade Bewegen des Rückens nicht möglich ist. Vielleicht beim Heben der Wasserkiste aus dem Kofferraum, beim Manövrieren des Koffers in engen Zügen etc. Ist die Faszie darauf nicht vorbereitet, kann sie Schaden nehmen.

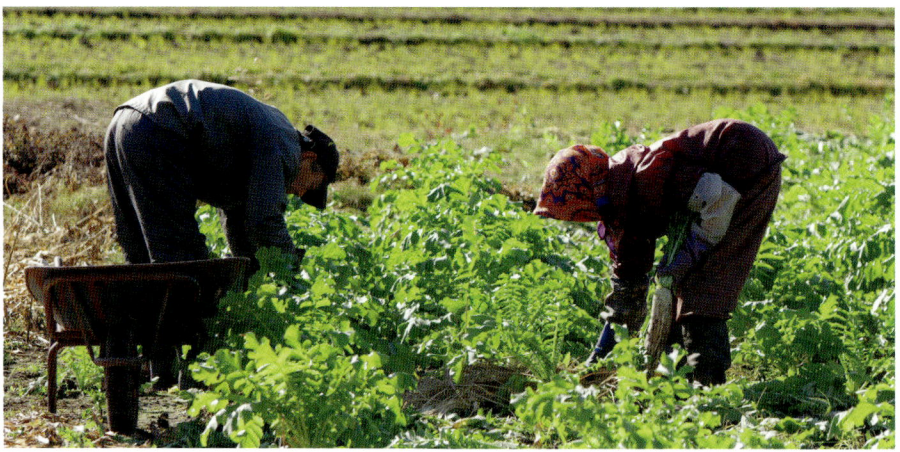

Dieses Bild zeigt zwei unterschiedliche Wirbelsäulenpositionen in Alltagssituationen.

Während bei der Dame rechts der muskuläre Arbeitsanteil groß ist, lässt sich der männliche Feldarbeiter links in sein fasziales Netzwerk fallen und wird von der faszialen Rückenlinie gehalten. Beides sind gute Möglichkeiten, eine Rumpfbeuge auszuführen. Beides führt bei einseitiger Dauerbelastung zu Überlastungsschmerzen oder -schäden. Die Variation, das Wechseln der Stellungen, ist die angestrebte Lösung.

So wird's gemacht!

Ein Integrieren von dynamischen Übungen, die die Beweglichkeit der Wirbelsäule zugrunde legen und das fasziale System berücksichtigen, ist durchaus sinnvoll.

Eine Umsetzung dieser genannten Grundlagen finden Sie im Bewegungskonzept „Bewegter Rücken" (www.gunda-slomka.de).

Schon gewusst?

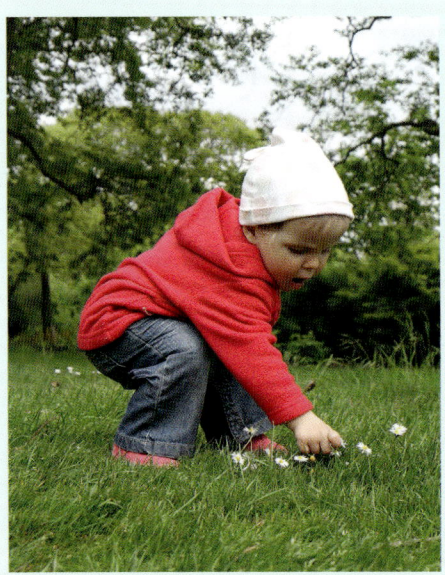

In vielen Rückenschullehren werden kleine Kinder als positives Beispiel für „gesundes" Bückverhalten herangezogen. Ein gerader Rücken steht für haltungskonformes, belastungsminimierendes Bücken.

Kleine Kinder allerdings haben noch keine ausgeprägte doppel-S-förmige Wirbelsäule. Diese bildet sich erst im Laufe der Kindheit aus. Die zunächst noch recht steil gestellte Wirbelsäule zieht es nach sich, dass auch die Lumbodorsalfaszie (Lendenfaszie) noch nicht vollständig entwickelt ist. Die Schlussfolgerung ist, dass Kleinkinder ausschließlich in der Lage sind, die Wirbelsäule in aufrechter Position zu bewegen. Der Variantenreichtum der Wirbelsäulenbeweglichkeit muss sich zunächst entwickeln.

Faszien – was steckt in ihnen?

3

KAPITEL IV

I	Einleitung
II	Faszien – woher kommen sie und wozu brauchen wir sie?
III	Faszien – was steckt in ihnen?
IV	**Faszien in Bewegung**
V	Resümee

Kapitel IV

FASZIEN IN BEWEGUNG

IV.a Haltung in Bewegung

Die Wirbelsäule ist ein System, das aus 24 zueinander beweglichen Wirbelkörpern besteht. In ihren drei Abschnitten, Hals-, Brust- und Lendenwirbelsäule, sind sie zu unterschiedlichen Anteilen beweglich.

Die Wirbelsäule kann sich beugen (Flexion), sich strecken und „über"-strecken (Extension), sie kann rotieren (vom Kopf zum Steiß in abnehmendem Ausmaß) und sie kann sich zur Seite neigen (Lateralflexion).

In der Gesamtheit aller Einzelsegmente bildet die Wirbelsäule den beweglichsten Teil unseres Körpers. An dieser Stelle sei vielleicht sogar der Begriff Wirbel-„Säule" infrage zu stellen. Unser axiales knöchernes Gerüst ist alles andere als eine starre Säule. Vielmehr ein mobiles Spannungsnetzwerk oder wie Divo Müller den Begriff prägt: eine *Wirbelkette*.

Immer wieder begibt man sich auf die Suche nach der „optimalen Form" der Wirbel-„Kette". Bekannt ist die doppelläufige S-Form, die sich aus mehr oder minder großen Kyphosen und Lordosen zusammensetzt. Ebenso ist bekannt, je näher der Körper an der idealen Senkrechten gehalten und bewegt wird, desto weniger Scherkräfte wirken auf die Gelenke.

Aufgrund der Zunahme der Belastungskompensation der die Wirbelsäule umgebenden Strukturen durch vielfältige Bewegungen, wie Rotationen, Flexionen, Extensionen und Lateralflexionen, wissen wir, dass eine aufrechte Haltung mit neutraler Ausrichtung von Brustkorb, Lende und Becken mit weniger Rückenschmerzen korreliert.

Es gilt, das „goldene" Mittelmaß zu finden.

Um die Gelenkbelastung, über den Tagesverlauf hinweg betrachtet, möglichst gering zu halten, ist ein Schonen der Muskelkraft, eine aufrechte Haltung und ein Mitwirken der Faszien sinnvoll.

Statische Haltung wirkt sich jedoch negativ auf die Stoffwechselsituation aus. Sowohl die Durchblutungssituation wie auch der gesamte Flüssigkeitsaustausch im Körper reduziert sich.

Gerade für Personen mit sporadischen oder chronifizierten Rückenproblemen kann sich dieser verringerte Metabolismus problematisch auswirken. Versorgung, Austausch, An- und Abtransport von Nähr- und Schadstoffen ist die Basis eines gesunden, schmerzfreien Körpers.

Ida Rolf beschrieb es so:
„It's about movement, not about posture."
(Es geht um Bewegung, nicht um Haltung.)

IV.a.i Tensegrity

Faszien bilden im Verbund mit den Muskeln, den Knochen und den Gelenken ein flexibles, bewegliches Team.

Buckminster-Fuller baute nach dem Prinzip des Künstlers Kenneth Snelson Mitte des 20. Jahrhunderts große Kuppeln aus Glas und Stahl und gab diesem „Spannungsmodell" den Namen: TENSEGRITY.

Diese Begrifflichkeit, zusammengesetzt aus den beiden Wörtern „tension" (Spannung) und „integrity" (Einheit), gibt auch heute dem „Spannungssystem Körper" seinen Namen.

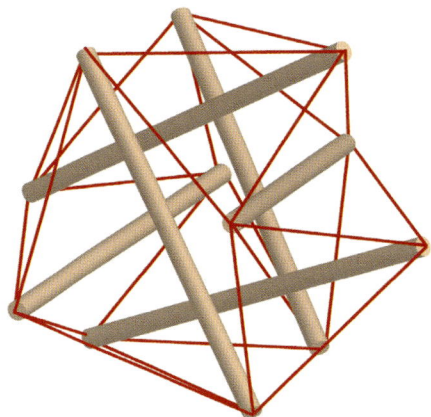

Abb. 19: Tensegritymodell

Feste Strukturen im Körper, sprich unsere Knochen, berühren sich nirgendwo. Sie sind u. a. über das Spannungssystem der Faszien verbunden und auf Abstand gehalten. Jeder noch so kleine Teil des Körpers übernimmt eine Aufgabe in diesem Spannungsfeld. Verändert sich an einer Stelle etwas, wird ein Gelenk bewegt, wirkt sich diese kleine Bewegung auf den gesamten Körper und auf das gesamte Spannungsnetz aus.

Mit diesem Verständnis können wir uns von der Idee lösen, dass die Wirbelsäule ein auf Druck ausgelegtes „Klötzchenbauwerk" ist, wo ein Stein auf dem anderen ruht und entsprechend in den unteren Segmenten, der Lendenwirbelsäule, die größte Belastung entsteht.

Aus den vorherigen Abschnitten wissen wir, dass über den hohen Flüssigkeitsanteil im Gewebe eine Art hydraulische Wirkung auf die Gelenke ausgeübt werden kann.

Je „gesünder" unsere Faszienstruktur ist, je mehr Wasser gebunden werden kann, je weniger Verklebungen in den Bindegewebsstrukturen sind und die Flüssigkeit frei fließen kann, desto weniger Druckbelastungen finden wir zwischen den einzelnen Wirbelkörpersegmenten.

Die Spannungseinheiten im Tensegritymodell, die Faszien, sollten unter einer „Wohlspannung" stehen. Eine Spannungszunahme, durch starke oder einseitige Belastung an einer Stelle im Körper, zieht immer Spannungsveränderungen an anderer Stelle nach sich. Nimmt z. B. die Spannung im unteren Rücken zu, hat das eine Auswirkung auf die darüber liegenden Wirbelsegmente. Umgekehrt wirken sich spannungslose Bereiche im Körper auf dieselbe Art und Weise auf das gesamte Spannungssystem aus und sorgen für ein Ungleichgewicht im Netzwerk des Körpers.

Schon gewusst?

Die Schwerkraft sorgt für Ordnung und Struktur im Körper. Wie wir aus der Weltraumforschung wissen, bewirkt Schwerelosigkeit genau das Gegenteil. Organe und Knochen beginnen, ihre Lage im Körper und ihre Zusammensetzung zu verändern.

Ebenso bewirkt fehlender Druck und fehlende Zugspannung Knochen- und Muskelmassenabbau.

Gut zu wissen!

Unser Ziel wird es sein, ein Gefüge der ausgeglichenen „Wohlspannung" aufzubauen.

IV.a.ii Über Dynamik ins Körperlot

Unter bewusster Anleitung findet der Körper unbewusst in der Dynamik seine Mitte.

Ein kleines Schaubild verdeutlicht den permanenten dynamischen Prozess unseres Körpers, selbst beim Stehen.

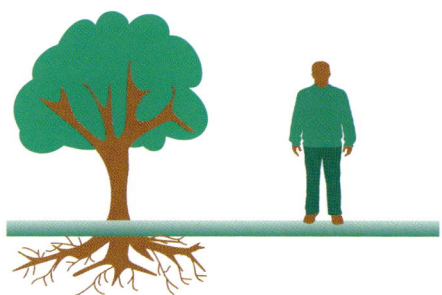

Abb. 20: Stabilität ist keine Frage der Basis.

Ein Baum basiert auf einem großen Wurzelwerk. Je größer der Baum, desto größer seine Wurzeln.

Der Mensch steht auf kleinen Füßen. Ein Wunderwerk der Stabilisation, ein immerwährender dynamischer Balanceakt.

Der innere Tanz unseres Rückens, die Vielfältigkeit der Bewegung aus der Körpermitte heraus, muss im Trainingsprozess eine große Aufmerksamkeit bekommen.

So wird's gemacht!

Finden Sie Ihr Körperlot! Halten Sie sich aufrecht!
Bewegen Sie sich über alle Bewegungsebenen und mit allen Bewegungsrichtungen, die Ihre Wirbelsäule zur Verfügung hat. Finden Sie über die Bewegung (unbewusst) wieder zur Körpermitte.

Über das Neuschaffen einer Belastbarkeit in den faszialen Strukturen des Rückens, über die Vielfältigkeit der sensorischen Impulse wird der Weg zur Beschwerdefreiheit bis hin zur Belastungskompensation und Widerstandskraft beschritten.

IV.b Versorgen ist alles – von Gel zu Sol

WER SICH NICHT BEWEGT – VERKLEBT! (Schleip, 2013)

Schöner kann man es nicht ausdrücken. Faszien leben von der Bewegung und stellen in gleichem Zuge dem Organismus diese Bewegungsfreude zur Verfügung.

Eine gesunde Faszie ist feucht, schlüpfrig, weich, flexibel, dynamisch und reagiert auf jeden Bewegungsimpuls uneingeschränkt elastisch. Alle faszialen Hüllen und Platten gleiten fast widerstandslos gegeneinander. Eine Idealvorstellung.

IV.b.i Crosslinks

Häufig ist der Bewegungsalltag jedoch von Bewegungsarmut geprägt. Auch Zeiten der Immobilisation (Ruhigstellung) infolge von Krankheit oder Verletzung verändern das Gleitverhalten der Strukturen gegeneinander.

Immer dem Grundprinzip folgend – der Gebrauch formt die Struktur – kann, bei wiederkehrender Immobilisation und entsprechender Bewegungsarmut, dieses fast reibungslose Gleitverhalten der faszialen Strukturen gegeneinander und die damit einhergehende Bewegungsfreudigkeit sogar störend wirken.

Bewegungsarmut lehrt den Körper, dass die Fähigkeit der Bewegung und das Gleiten der bindegewebigen Einheiten gegeneinander nicht erwünscht ist. Diese Person braucht, ihrer täglichen Anforderung entsprechend, unbewegliche Bindegewebsstrukturen, die sie in ihrer „Bewegungsstarre" unterstützen. Entsprechend der geringen Bewegungsanforderung reagiert das Bindegewebe mit Querbrückenbildung (*Crosslinks*). Das Gewebe vernetzt sich, verfilzt, wird unbeweglich und entlastet damit die Muskulatur, die andernfalls ein frei bewegliches Bindegewebe immer wieder in die Statik, in die Ruhe, führen müsste.

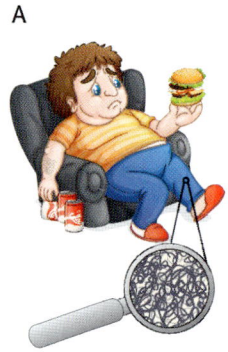

A

Ein funktionierendes System, das erst dann ins Wanken gerät, wenn Bewegung gefordert wird. Diese Fähigkeit hat der Organismus verloren. Das Gewebe dieser Person hat sich auf fest und statisch eingestellt. Attribute, die wahrscheinlich die wenigsten gerne für sich in Anspruch nehmen möchten.

Abb. 21: Bewegungsarmut

Crosslinks, meist in Form von Fibronektin, wirken wie Klebstoff. Sie „verkleben" Kollagen- oder Elastinfilamente miteinander, machen sie damit unbeweglicher oder heften die Kollagenfasern an die Zellwand. Es müssen *physiologische* von *unphysiologischen Crosslinks* unterschieden werden.

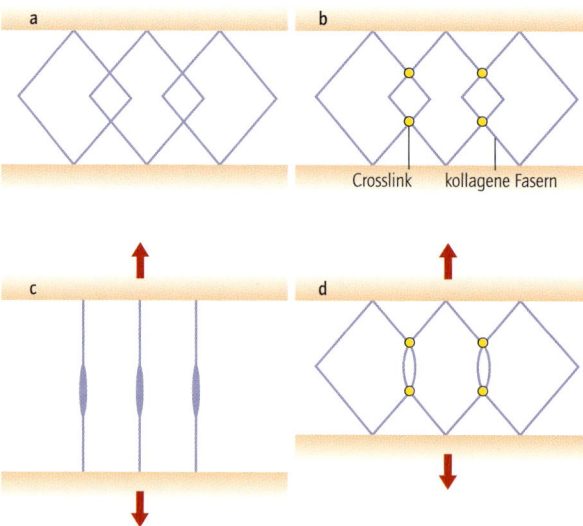

Abb. 22: Crosslinks am Kollagenfilament.
Abbildung, modifiziert nach van den Berg (2011).

> Schon gewusst?
>
> Mit zunehmendem Alter steigt die Fibronektinproduktion und damit die Querbrückenbildung zwischen den Kollagen- und Elastinfilamenten.

Crosslinks mindern die Elastizität und Bewegungsweite, wie auch die bindegewebige Verschiebbarkeit, dies zum Teil erwünscht, zum Teil unerwünscht.

Die Verklebungen haben Einfluss auf das Fließen der Grundmatrix. Stark verklebtes Gewebe lässt die Versorgung mittels der Grundmatrix ins Stocken geraten, was in direkter Folge eine Mangelversorgung und eine Minderung des Stoffaustauschs bedeutet.

Vergleichbar mit einem Wollpullover, der sein lockeres Maschenwerk verliert, wenn man ihn zu heiß wäscht, „verfilzen" die Faszien, wenn sie nicht bewegt werden.

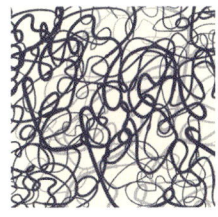

Abb. 23: Mit Crosslinks durchsetztes Kollagennetz.
Mehrfach unphysiologisch verklebtes Kollagengeflecht als Folge von Bewegungsarmut oder Immobilisation

Krankheiten können sich entwickeln, Regenerations-, Versorgungsprozesse verlangsamen sich. Die Bewegungen wirken gehemmt und ungelenk.

Physiologische Crosslinks unterstützen den Körper hingegen positiv, durch Einschränkung des Gleitverhaltens, wie es die Struktur der Handinnenfläche zeigt.

Schon gewusst?

Die faszialen Strukturen auf der Handinnenseite besitzen einen sehr hohen Anteil von Crosslinks, um das Gleitverhalten der Faszien der Handfläche einzuschränken. Diese strukturell sinnvollen Crosslinks ermöglichen uns das Greifen und Halten von Gegenständen.

Gut zu wissen!

Es müssen also physiologische von unphysiologischen Crosslinks unterschieden werden.

Physiologische Crosslinks sind Crosslinks, die funktionell sind und den Körper bei den auf ihn einwirkenden Zugspannungen unterstützen, sie auffangen oder dem Körper die Elastizität und Mobilität verleihen.

Unphysiologische Crosslinks unterstützen den Körper nicht bei der Erfüllung seiner Aufgaben, sondern schränken den Körper und seine Beweglichkeit eher ein.

Das Bilden von „unphysiologischen", auf Bewegungsmangel zurückzuführenden Crosslinks führt zu einer schlechteren Versorgung und Bewegungseinschränkung.

So wird's gemacht!

Bleiben Sie in Bewegung! Vermeiden Sie die Entstehung von Crosslinks als Folge von Bewegungsarmut.

IV.b.ii Alles im Fluss – Grundmatrix

Fließt die Grundmatrix ungehemmt, wirkt sich dies auf die Bewegung in jedem Segment des Körpers aus. Es macht die Beugung und Streckung eines Muskels und die Bewegung eines Gelenks im vollen Bewegungsumfang erst möglich. Es entscheidet z. B. darüber, ob ein Schulterblatt frei gleitet oder fest steht. Es erlaubt den Organen, dem Grundrhythmus des Atems durch rhythmische Bewegungen zu folgen.

Ohne die sich frei bewegende Flüssigkeit der Matrix, die für die „innere Bewegung" des Körpers zuständig ist, würde es keine Fortbewegung geben.

Der „innere Ozean" ist immer im Fluss, das ist die Voraussetzung für ein gesundes, energiegeladenes Leben.

Die Bindegewebsmatrix ist u. a. wichtiger Bestandteil des Immunsystems, da sie Aufenthaltsort von Makrophagen, Mastzellen, Phagozyten u. Ä. ist. Diese Zellen sorgen dafür, dass Krankheitserreger, die über das arterielle System in die extrazelluläre Matrix gelangen, über das lymphatische Gefäßsystem oder das venöse Gefäßsystem wieder ausgeschleust werden.

[4]

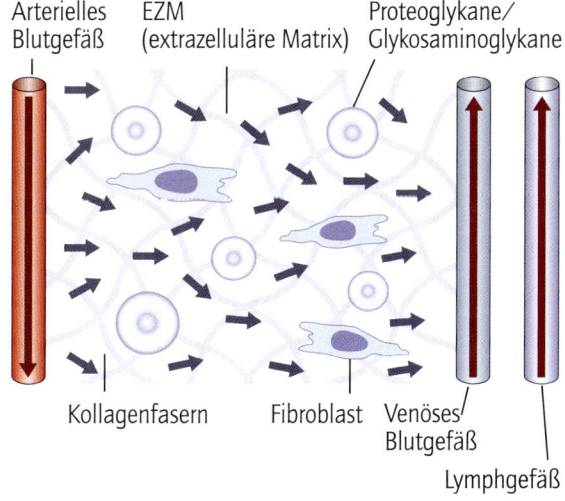

Abb. 24: Flüssigkeitssysteme im Körper

Schon gewusst?

Es gibt drei große Flüssigkeitssysteme im Körper:

A Geschlossenes Blutkreislaufsystem aus arteriellen und venösen Anteilen.
B Geschlossenes lymphatisches System.
C Freie intrazelluläre Grundsubstanz/Matrix.

Lediglich 10 % der Flüssigkeiten, so auch der Krankheitserreger, Entzündungsstoffe und Stoffwechselendprodukte, werden über die Lymphe abtransportiert. 90 % finden den Weg über das venöse System. Die Grundmatrix übernimmt dabei die Funktion der Zuleitung in Richtung Vene oder Lymphgefäßsystem.

Die Fließrichtung der extrazellulären Matrix, der Grundmatrix, ist vorgegeben. Arterielles Blut fließt vom Herzen in die Peripherie. Über die Grundmatrix findet der Austausch in Richtung venöses und lymphatisches System statt und von dort werden die Stoffwechselendprodukte abtransportiert.

Der Austausch zwischen der Blutbahn, dem lymphatischen System und der Grundmatrix findet über *Osmose* und *Diffusion* (vom höheren zum niedrigeren chemischen Potenzial) oder mittels mechanischem Einwirken statt. Die Gefäßwände sind *semipermeabel* (halb durchlässig) und ermöglichen so den Austausch zwischen Interstitium (Zwischenzellraum) und Gefäßen.

Bei Entzündungen z. B. kann es zu Veränderungen an den Gefäßwänden kommen, sodass das Wasser nicht aus dem Zwischenzellraum in die Venen oder die Lymphe transportiert werden kann. Es kommt zum Rückstau. Es bilden sich die sogenannten *Ödeme*.

Bei Entzündungen wandern dann vor allem Granulozyten als Bestandteile des Blutes in das Bindegewebe, um dort für Heilung zu sorgen.

Ist der Fluss der Grundmatrix behindert, krankheitsbedingt oder aus Gründen einer zu geringen körperlichen Bewegung, führt dies zu einer Verringerung des Flüssigkeitsvolumens. Die Matrix „dickt ein". Dies hat eine Anhäufung von körperfremden Stoffen oder Giften zur Folge.

Im gesunden Gewebe unterliegt die Matrix ständiger Veränderung und variiert je nach Aufgabe und Anforderung ihre Zusammensetzung, ihre chemischen Bausteine. Sie reagiert auf Stress oder Erschöpfung oder verändert ihre Zusammensetzung bei Entzündungen, Fehlernährung oder Verletzung.

Die Grundmatrix ist im ständigen Austausch mit ihren Nachbarzellen, sorgt für den Antransport von Nährstoffen und beschleunigt den Abtransport von Abfallprodukten und Krankheitserregern.

Gut zu wissen!

Ein gesundes Bindegewebe steht für ein gesundes Immunsystem!

Das Ziel ist es, den Fluss der interstitiellen Flüssigkeit aufrechtzuerhalten und damit den Austausch von Zelle zu Zelle zu unterstützen.

Variantenreiche, vielfältige, über alle Bewegungsebenen und alle Freiheitsgrade der Gelenke ausgeführte Bewegungen unterstützen das Fließen der interstitiellen Flüssigkeit.

> **So wird's gemacht!**
>
> Bewegungen ohne Anfang und Ende, im Bewegungsfluss, nach dem Prinzip Continuous Movement, unterstützen das Bewegen der Flüssigkeiten und sorgen für Stoffaustausch.

Die Grundmatrix hat eine zähflüssige Konsistenz. Vergleichbar mit rohem Eiweiß. Erwärmt man diese Masse, verflüssigt sie sich, ähnlich einem Pfund Butter, das in die Sonne gestellt wurde.

In Bezug auf die Grundmatrix, die Flüssigkeit im interstitiellen Raum, spricht man von dem Wechsel von **Gel zu Sol!**

Mit dem Verflüssigen der Grundmatrix geht eine Zunahme der Fließgeschwindigkeit einher und damit in Relation eine Steigerung des Austauschs an Nährstoffen.

> **Gut zu wissen!**
>
> Das „Verflüssigen" der Grundmatrix wirkt auf folgende Prozesse positiv ein:
>
> - Erhöhung der Stoffwechselaktivität
> - Steigerung der Leistung des Immunsystems
> - verbesserte bindegewebige Verschiebbarkeit der faszialen Strukturen gegeneinander
> - mögliches Lösen von Crosslinks in jungen Stadien durch die variantenreiche Bewegung

IV.b.iii Verschieben von Flüssigkeiten

Die Versorgung des Körpers, die Versorgung jeder einzelnen Zelle des Körpers, ist die Basis eines gesunden Lebens.

Die Grundmatrix, die Flüssigkeit aus dem interstitiellen Raum, spielt dabei eine entscheidende Rolle.

In dem Moment, wo sich die Flüssigkeit bewegt und ein An- und Abtransport stattfindet, steigt der Nährstoffgehalt der Grundmatrix.

Neben dem Einfluss von Körperwärme auf die Fließgeschwindigkeit der Matrix, und damit auf die Geschwindigkeit des Austauschs ihrer Bestandteile, fördert ein geplanter Wechsel von Be- und Entlastung den Austausch.

Wie ein Schwamm, aus dem man kraftvoll, mit Druck, die Flüssigkeit presst, saugt er sich in der darauf folgenden Entlastungsphase wieder voll.

„Eine interessante Beobachtung dabei ist, dass die Faszie nach dem ‚refill' gleitfähiger, aber auch etwas fester ist als zuvor und dadurch belastbarer wird" (Schleip, 2012).

Ziel des Bewegungskonzepts *Faszien in Bewegung* ist es, diesen Prozess zu unterstützen und ihn herauszufordern.

Zwei grundsätzlich unterschiedliche Möglichkeiten bieten sich dafür an:

- aktiv: über eine selbst initiierte Bewegung und
- passiv: über von außen wirkenden Druck.

a) Aktiver Austausch

Ein Austausch über eine eigens initiierte Bewegung entsteht z. B., wenn das eigene Körpergewicht oder ein Zusatzgewicht auf die Gewebestrukturen wirkt.

Das kann das Abfedern eines Sprungs sein, wo bis zum Siebenfachen des eigenen Körpergewichts auf die Knie- oder Hüftgelenke wirkt.

Oder aber der Stütz in der Brettposition, wo eine hohe Last auf die Gewebe der Hände und Arme wirkt.

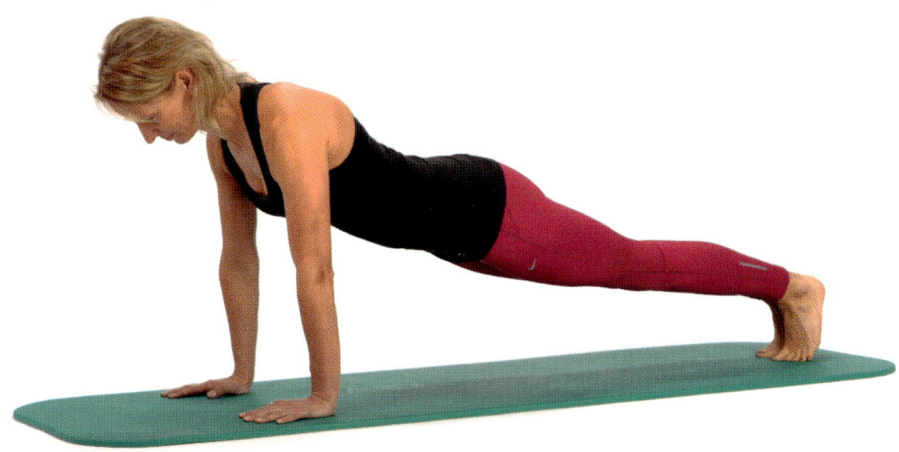

Ganzkörperstabilisation in der Position der Planke mit Druckbelastung auf den Handgelenken

Im Anschluss an die „Be-"Lastung, ist die „Ent-"Lastung, der sogenannte *Refill*, von entscheidender Bedeutung.

Zyklische, monoton wiederkehrende Belastungen, wie z. B. beim Laufen (ungeübter, sporadisch trainierender Läufer), pressen immer wieder aus denselben Gewebestrukturen die Flüssigkeit. Das Gewebe kann zunehmend schlechter die Aufprallbewegungen „abpuffern" und die Bewegung nimmt an Elastizität ab. Für diese und auch vergleichbare, monoton ausgeführte Bewegungsformen werden Belastungspausen empfohlen, die eine Rehydration (Wiedereinfluss von Flüssigkeit) ermöglichen.

Beim Laufen oder Joggen wären kurze Gehpausen für diesen Zweck einzuplanen. Galloway (Laufen nach der Galloway-Methode, 2002) empfiehlt dabei, für Anfänger alle 10 min eine Pause zu machen, während für etwas geübtere Personen die Gehpause nach ca. 30-40 min sinnvoll ist. Individueller Indikator ist das subjektive Empfinden dafür, dass das Laufen nicht mehr elastisch und federnd wahrgenommen wird.

Bei geübten Läufern passt sich das Gewebe an die Belastung an. Beobachtungen zeigen, dass bei trainierten Personen die Verformung des Knorpels rein elastischer Art ist. Der Druck verformt die Gelenkoberfläche/Knorpeloberfläche, bis das Kollagen gestrafft ist und federt in der Entlastungsphase zurück. Man geht davon aus, dass es zu keiner nennenswerten Wasserverlagerung kommt.

Dies steht in direktem Zusammenhang mit der Bodenkontaktzeit. Je länger die Aufprallphase und die damit eingehende Belastungsphase im Gewebe, desto größer ist die Wahrscheinlichkeit der Wasserverlagerung.

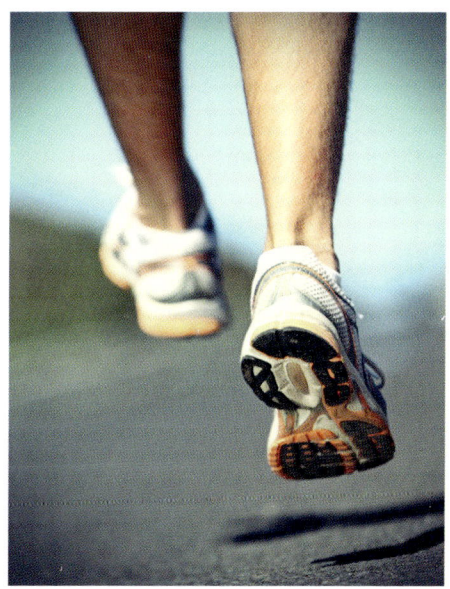

Bewegungsformen, die zwar zyklisch, aber nicht monoton sind, die von Variantenreichtum und Belastungswechseln leben, fördern das „Durchsaften" des Gewebes in hervorragender Art und Weise und führen nicht zum Flüssigkeitsverlust eines überstrapazierten Bereichs.

Eine Vielfalt davon finden wir in allen Ausprägungsformen der Gymnastik und des funktionalen Trainings.

b) Passiver Austausch

Einige therapeutische Wege sind bekannt, die nach dem Prinzip Druck und Entlastung arbeiten. Über den Druck, das langsame „Hineinschmelzen" oder Verschieben des Druckpunkts, wird Flüssigkeit in Bewegung versetzt, aus dem Gewebe gepresst, in der folgenden Entlastungsphase erfolgt der *Refill*.

Speziell für diese Form der Bindegewebsmassage werden Geräte entwickelt, die das druckvolle Dahingleiten auf den Faszien erleichtern.

Auch für den präventiven oder sekundär therapeutischen Bereich sind einige Möglichkeiten der Eigenmassage bekannt.

Hilfsmittel können

- Tennisbälle,
- Foamrolls/Blackrolls,
- Softballs,
- Triggerpointbälle,
- Stonies®,
- Bodybones® u. Ä.

sein.

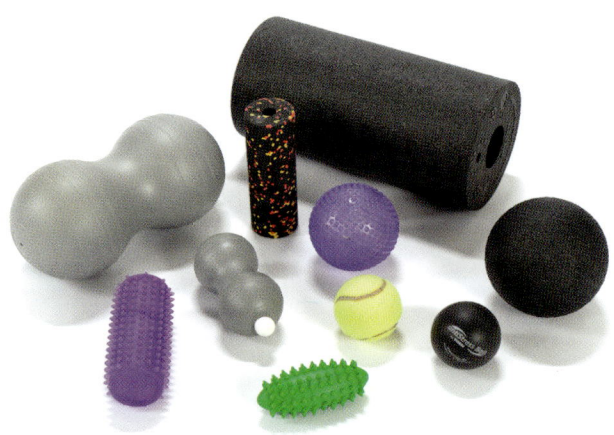

Trainingsgeräte der Firma TOGU® (www.togu.de)

IV.b.iv Regeln für die Praxis

Sinnvoll und empfehlenswert ist also ein Wechselspiel zwischen Be- und Entlastung, um das stetige Austauschen der Flüssigkeiten zu gewährleisten, zu unterstützen und für das Fließen, den „inneren Flow", zu sorgen.

So wird's gemacht!

Ein kleines Regelwerk kann bei der Auswahl der Übungen unterstützen:

- Erwärmen Sie Ihren Körper und halten Sie die Körperwärme während der Übungsausführung.
- Üben Sie variantenreich.
- Suchen Sie immer wieder nach neuen Belastungsanforderungen und entlasten Sie dabei die zuvor belasteten Bereiche.
- Arbeiten Sie mit großen Bewegungsamplituden, entsprechend des Beweglichkeitsausmaßes Ihres Gelenks.
- Trainieren Sie über alle Bewegungsebenen im Raum.

Tom Myers (Slomka, G.: DVD – Faszien in Bewegung, 2013) sagt: „Ich bin ein Fan vom Bewegen. Uns bewegen können wir überall, dazu müssen wir nicht dringend Fitnessstudios oder Sporthallen besuchen. Doch, wenn der intrinsische Ansatz, die Eigenmotivation, sonst fehlt, ist es ein guter Weg, zum Bewegen an einen Ort zu gehen, wo man sich unter Anleitung bewegt."

IV.b.v Praxis

IV.b.v.1 Arbeiten in Bewegungsverbindungen (Flows) für aktiven Austausch

Das Arbeiten in Flows (Bewegungsverbindungen) kommt den Grundprinzipien des Trainings für die Faszien mit dem Augenmerk auf das Verflüssigen der Matrix und dem Stoffaustausch in den Geweben sehr entgegen.

Be- und Entlastung stehen im dynamischen Wechselspiel zueinander. Vielfältige Bewegungsmuster ergeben eine kleine Bewegungsfolge. Zunächst belastete Gewebe können sich in der Folgebewegung erholen und wieder „durchsaften".

Flow 1

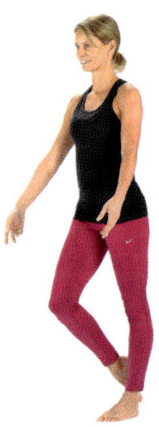 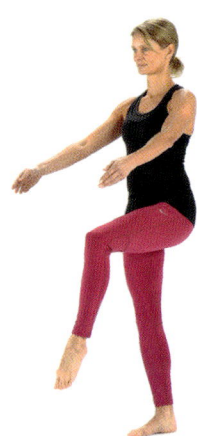

- Machen Sie einen Schritt nach vorn und heben Sie das andere Bein, bis das Knie auf Hüfthöhe ist.
- Dann setzen Sie das gehobene Bein wieder zurück und lassen das zweite Bein folgen.
- Bei der nächsten Bewegung beginnt das Bein mit dem Schritt, welches zuvor gehoben wurde.
    - Schritt – Knie heben – im Wechsel.
    - Terminologie GroupFitness: alternating step knee lift und march.

- Einbeinstand mit gehobenem oder auf dem Ballen abgestellten zweiten Bein.
  - Rotation der Wirbelsäule durch Vor- und Rückführen eines Arms.

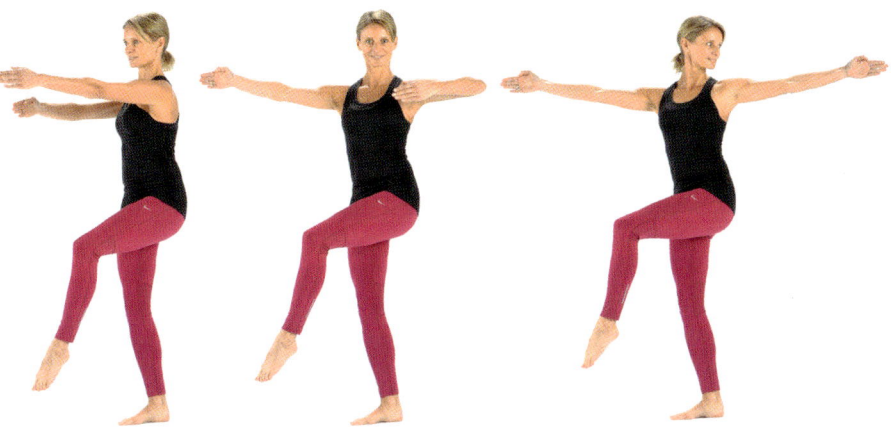

- Bleiben Sie im Einbeinstand mit gehobener (alternativ: abgestellter) Fußspitze stehen.
- Die Arme tragen Sie auf Brusthöhe vor dem Körper.
- Der gleichseitige Arm des angehobenen Beins beginnt damit, hinter den Körper zu ziehen. Dabei rotiert die Wirbelsäule.
- Der rückgeführte Arm zieht erneut nach vorn und wiederholt die Bewegung mehrfach.
  - Oberkörperrotation mit Armunterstützung.
  - Terminologie GroupFitness: spine rotation.

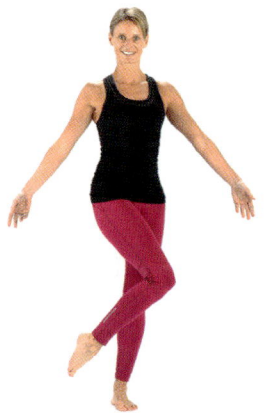 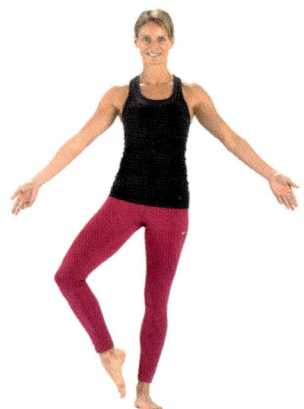

- Im Einbeinstand beginnen Sie, mit dem freien Bein Achterkreise zu ziehen. Dabei zieht das freie Knie imaginäre Achterschleifen am Boden.
- Bei einer letzten großen „Acht" ziehen Sie einen großen Kreis mit dem freien Bein, um das Bein gekreuzt hinter dem Standbein zu platzieren.

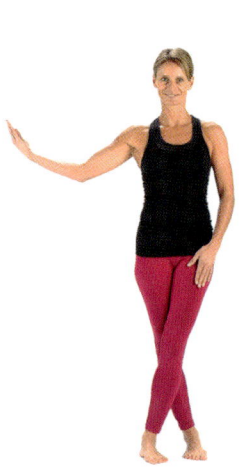 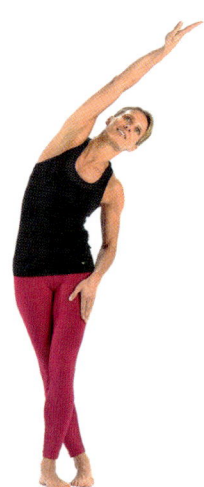

- Heben Sie den gleichseitigen Arm des rückgekreuzten Beins zum Himmel und führen ihn wieder hinab.
  - Mehrere Wiederholungen.

- Nun halten Sie den Arm lang über dem Kopf ausgestreckt und verstärken Sie die Dehnspannung für einen Moment.

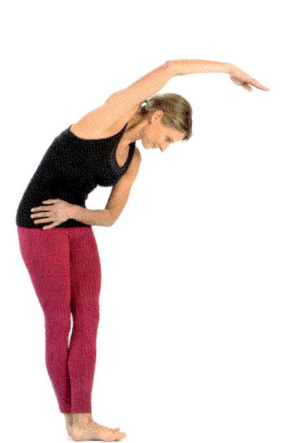 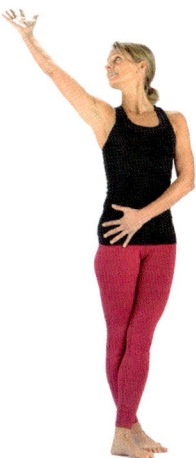

- Ziehen Sie den gehobenen Arm diagonal nach vorne, als würden Sie sich mit Ihrem Körper und dem Arm über einen körpergroßen Ball legen.
- Von dort ziehen Sie den Arm aufwärts zum Himmel und weiter diagonal nach hinten, sodass sich der Brustkorb öffnet.
  - Bei jeder Übungswiederholung wird der Bewegungsweg ein wenig verändert, sodass ein großer Variantenreichtum der Bewegungsausführung entsteht.
  - Arbeiten Sie experimentierfreudig.
- Führen Sie den Arm wieder hinab.
- Stellen Sie Ihre Beine wieder parallel.
- Beginnen Sie mit dem Flow von vorne. Dieses Mal startet das andere Bein mit dem Schritt nach vorne.

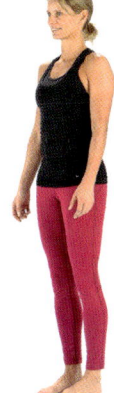

Flow 2

- Machen Sie einen Schritt nach vorn und heben Sie das andere Bein, bis das Knie auf Hüfthöhe ist.
- Dann setzen Sie das gehobene Bein wieder zurück und lassen das zweite Bein folgen.
- Bei der nächsten Bewegung beginnt das Bein mit dem Schritt, welches zuvor gehoben wurde.
    - Schritt – Knie heben – im Wechsel.
    - Terminologie GroupFitness: alternating step knee lift (vgl. Flow 1).
- Bleiben Sie im Einbeinstand mit gehobenem Knie stehen und richten Sie Ihre Wirbelsäule aufrecht aus (Merkmale des Haltungstrainings, vgl. Kap. III.b).

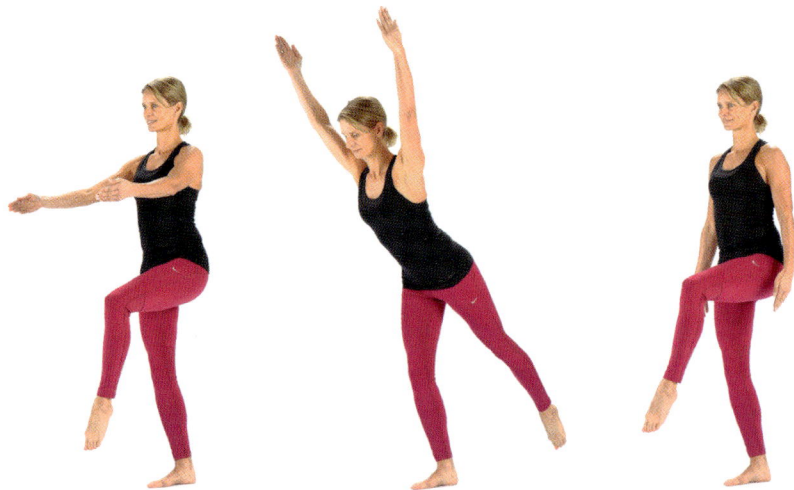

- Schwingen Sie Ihr freies Bein gestreckt hinter die Körperachse und heben Sie Ihre Arme nach vorn oben an.
- Im Anschluss holen Sie das schwingende Bein zurück in die Ausgangsposition und senken dabei die Arme.
    - Durchschwingen eines Beins.
    - Terminologie GroupFitness: alternating leg swing.

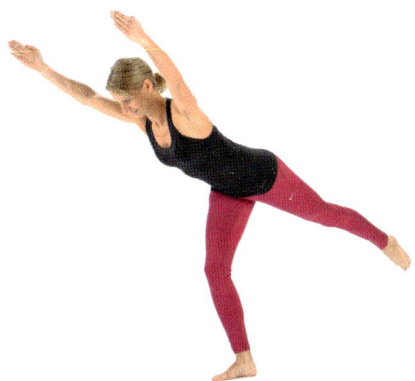

- Üben Sie zunächst mit aufrechtem Oberkörper.
- Verlagern Sie nach einiger Zeit den Oberkörper nach vorne, während das Bein zurückschwingt.

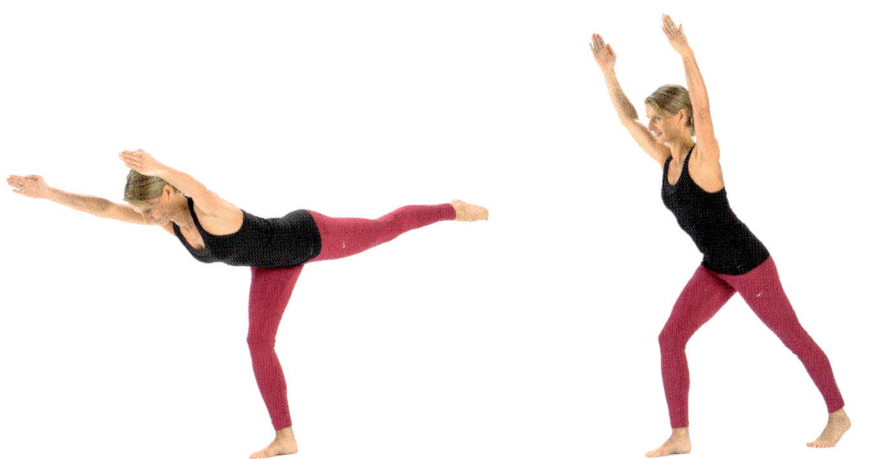

- Halten Sie Ihren Körper in diagonaler Ausrichtung an.
    - Diagonal oder horizontal ausgerichtete Standwaage.
- Führen Sie Ihren hinteren Fuß zum Boden und halten Sie dabei die aufrechte Linie des Beins in Verlängerung zum Oberkörper.
    - Hoher Ausfallschritt.

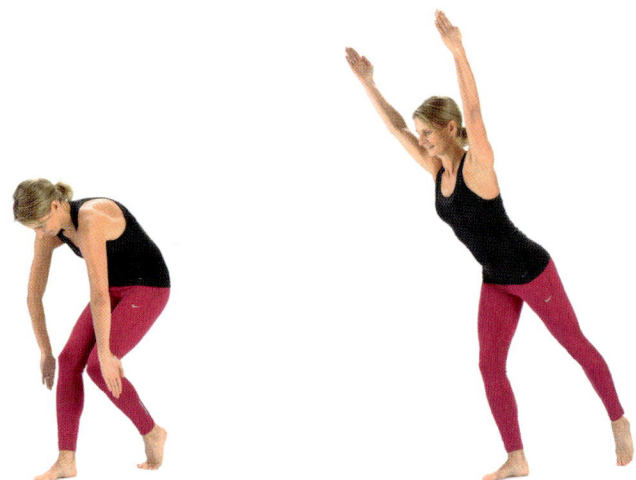

- Lassen Sie Ihre Arme parallel nach unten hinten durchschwingen.
- Dabei verlagern Sie Ihr Körpergewicht vermehrt auf das hintere, jetzt gebeugte Bein und runden Ihre Wirbelsäule bei dieser Rückverlagerung.
- Den Vorschwung nutzen Sie zur Aufrichtung und Gewichtsverlagerung auf das vordere Bein.
  - Im Wechsel.

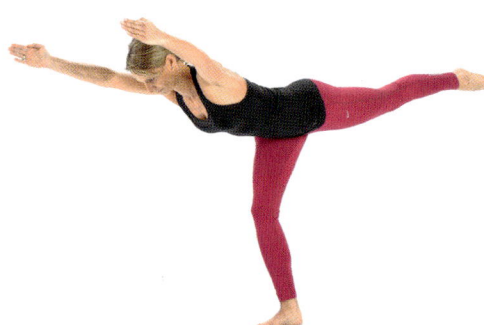

- Die Bewegung in der Schwungphase nach vorn anhalten.
  - Standwaage.

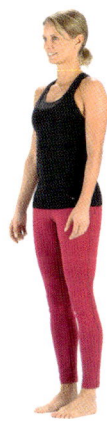

- Holen Sie das hintere Bein nach vorne und beginnen Sie mit der kompletten Abfolge von vorn.

Flow 3

- Stehen Sie mehr als schulterbreit und lassen Ihre Fußspitzen dabei diagonal nach außen gerichtet.
  - Dabei bildet der zweite große Zeh, die Mitte der Kniescheibe und der vordere obere knöcherne Vorsprung des Beckenkamms eine Linie.

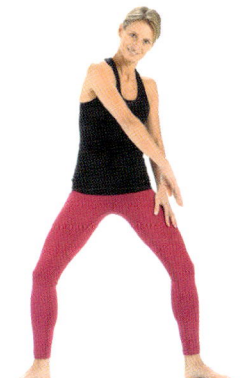 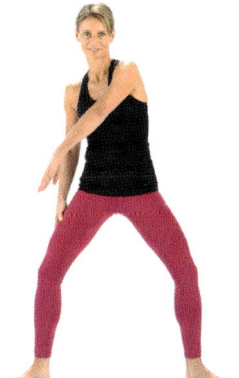

- Lassen Sie Ihre Arme wechselseitig vor den Körper nach innen und seitlich neben den Körper nach außen schwingen.

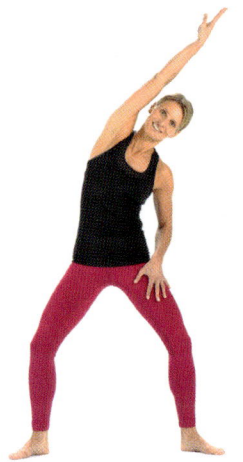 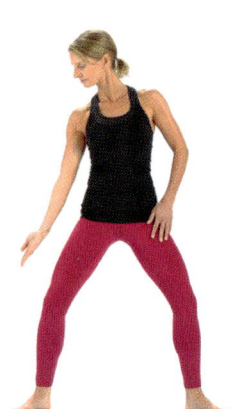

- Lassen Sie Ihre Arme wechselseitig nach oben und seitlich neben den Körper wieder nach unten zum Oberschenkel schwingen.

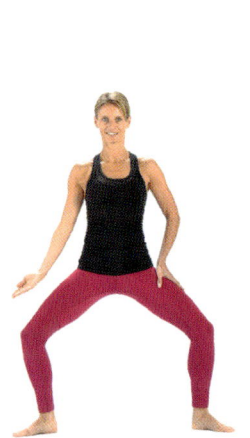 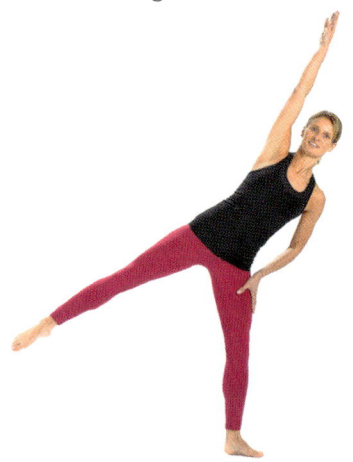

- Dem Armschwung folgend, drücken Sie sich, gemeinsam mit der Armbewegung nach oben, von dem gleichseitigen Fuß zum Einbeinstand ab.
  - Oberkörperkippung in der Frontalebene.
- Gemeinsam mit der Armbewegung nach unten bringen Sie Ihr Körpergewicht zurück in die Ausgangsposition.
  - Im Wechselspiel.
- Im Einbeinstand (Frontalebene) halten Sie an und halten für einen Moment das Gleichgewicht.

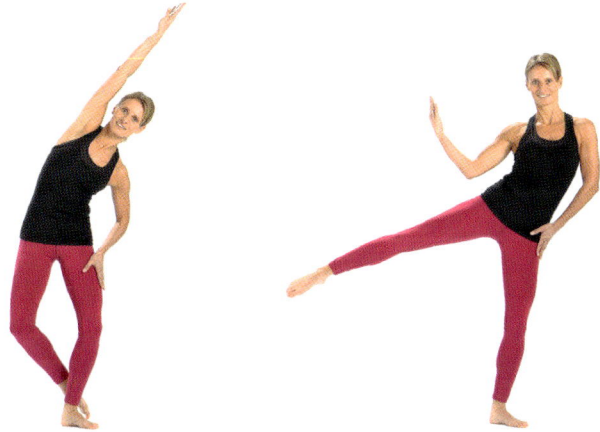

- Senken Sie das gehobene Bein (Rippen-Becken-Abstand vergrößern).
- Heben Sie das gesenkte Bein und den gehobenen Arm an (Rippen-Becken-Abstand verkleinern).

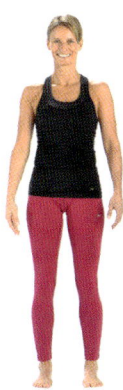

- Richten Sie sich zum geschlossenen Stand wieder auf.

Flow 4

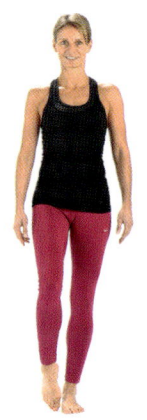 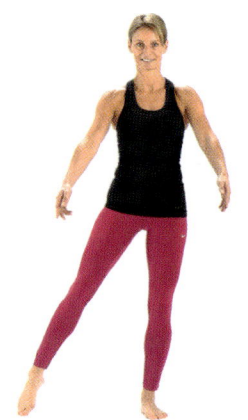 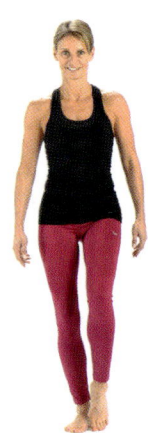

- Setzen Sie ein Bein einen Schritt zur Seite, lassen das zweite Bein folgen, tippen den Fußballen neben den ersten Fuß und machen im Anschluss einen Schritt in die Gegenrichtung.
    - Schritt – Tap/Schritt – Tap.
    - Terminologie GroupFitness: step touch.

Faszien in Bewegung

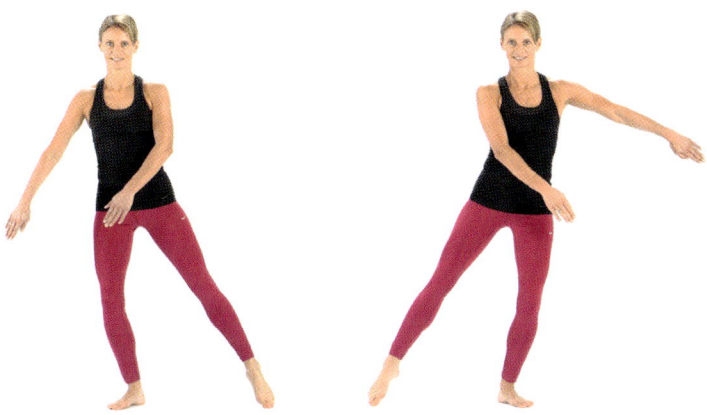

- Setzen Sie zwei Schritte zur Seite und wieder zurück.
  - Terminologie GroupFitness: double step touch.
- Lassen Sie die Arme im Kreis mitschwingen.

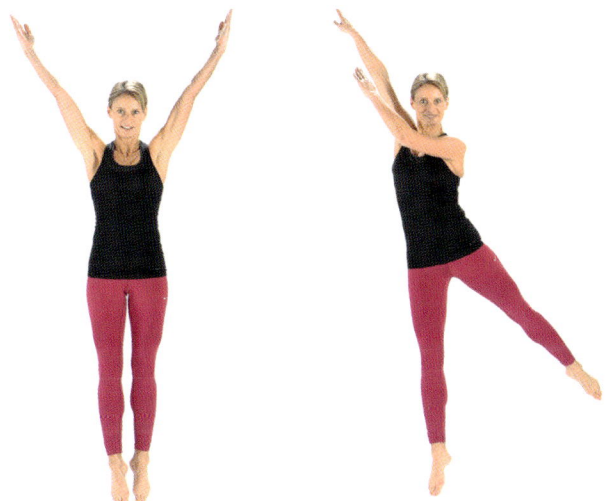

- Variante: Mit kleiner Flugphase in der Mitte zwischen den beiden Schritten.
- Terminologie GroupFitness: chassée.

IV.b.v.2 Einzelne Übungsbeispiele für aktiven Austausch

Übung 1: Tanz der Wirbelsäule – stehend

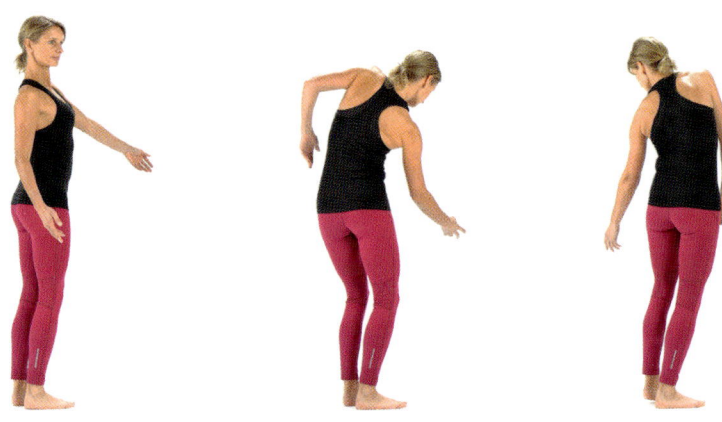

- Stehen Sie aufrecht in der geschlossenen Grundposition.
- Beginnen Sie mit ganz kleinen „Mikro"-Bewegungen des Beckens.
- Integrieren Sie die Lendenwirbelsäule in die Bewegung.
- Laden Sie die Brustwirbelsäule ein, an dem kleinen inneren Tanz der Wirbelsäule teilzunehmen.
- Auch die Halswirbelsäule und der Kopf werden ein Teil der Bewegung.
- Vergrößern Sie ganz allmählich den Bewegungsradius der Einzelbewegungen, sodass ein harmonischer, variantenreicher „Tanz der Wirbelsäule" entsteht.

Übung 2: Körperwelle

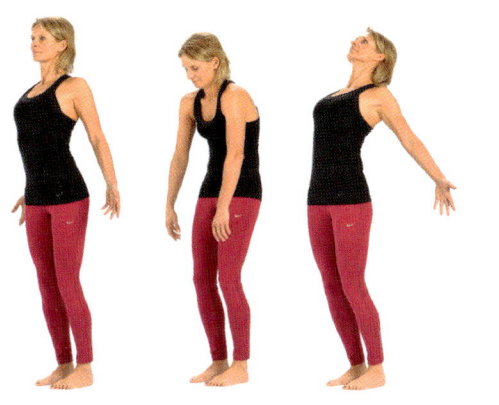

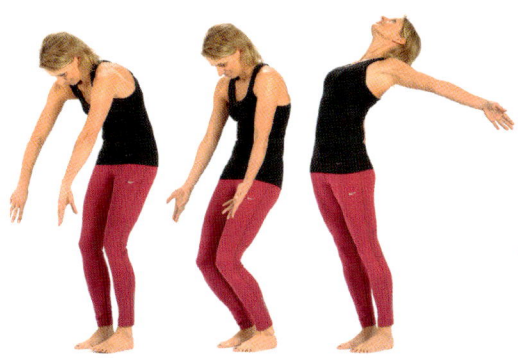

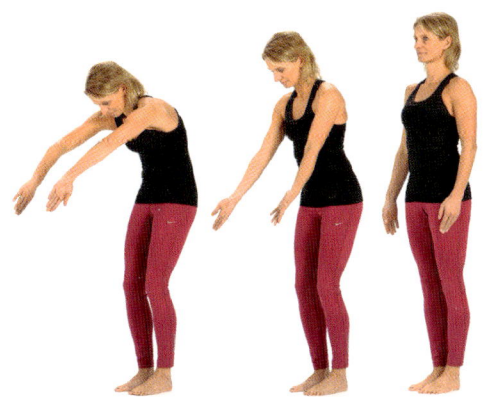

- Stehen Sie aufrecht in der geschlossenen Grundposition.
- Beginnen Sie mit einer Vorschubbewegung des Brustbeins, welches als Folgebewegung in den Oberkörper eintaucht, als wolle es sich zwischen die Schulterblätter schieben.
- Lassen Sie aus diesen beiden Bewegungen eine Wellenform entstehen.
- Diese Welle des Brustbeins darf sich auf den gesamten Brustkorb ausdehnen.
- Laden Sie die Lendenwirbelsäule ein, Teil dieser Bewegung zu werden.
- Integrieren Sie die Beckenbewegung.
- Schlussendlich beginnt die Körperwelle in den Knien und zieht sich hoch zum Scheitel.

Übung 3: Die „Acht" des Brustkorbs

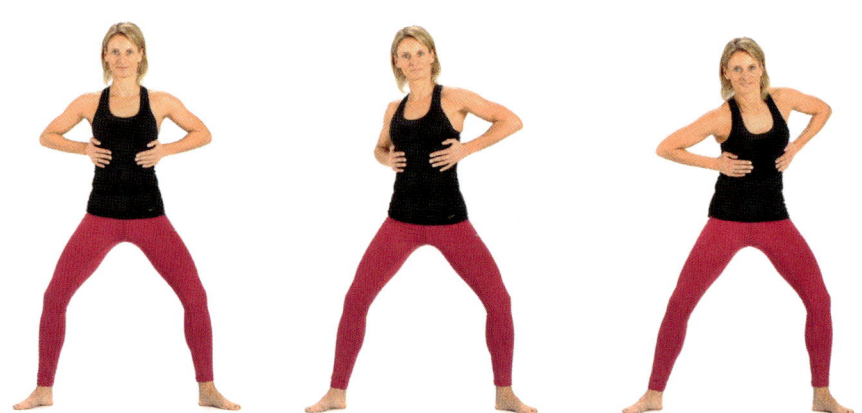

- Stehen Sie in der offenen Grundposition mit nach außen gedrehten Füßen und leicht gebeugten Knien.
- Legen Sie Ihre Hände rechts und links seitlich auf Ihren Brustkorb.
- Beginnen Sie, Ihren Brustkorb mal rechts, mal links in die Handinnenfläche zu schieben.
- Lassen Sie diese beiden Einzelbewegungen zu einer Bewegungsverbindung werden.
- Beginnen Sie nun, die unteren Rippenbögen zunächst diagonal nach vorne zu schieben und halbkreisförmig nach hinten wandern zu lassen. Es entsteht eine Achterschleife Ihres Brustkorbs.

Übung 4: Tanz der Wirbelsäule – im Vierfüßlerstand

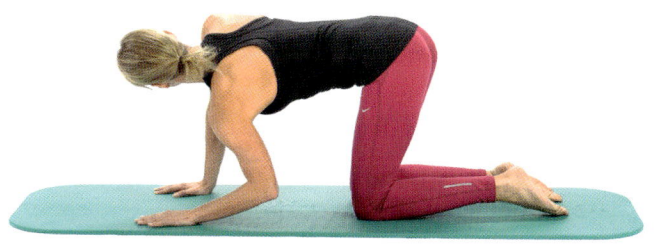

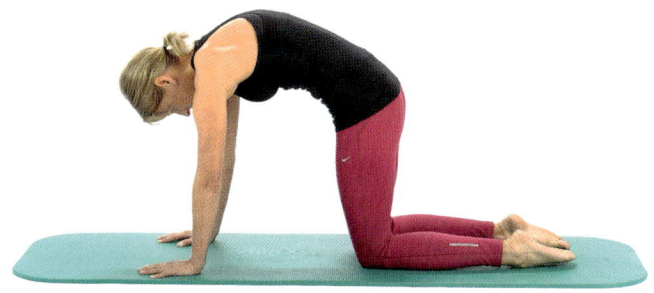

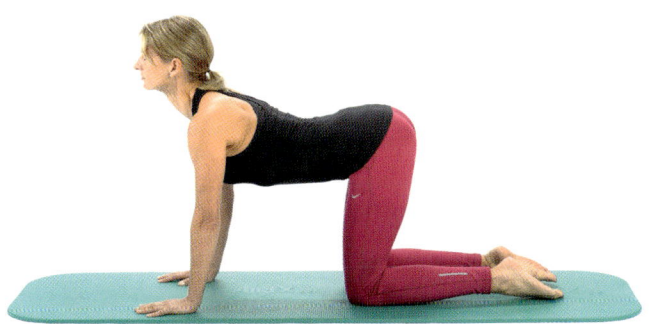

- Gehen Sie in den Vierfüßlerstand – in die Position der „Katze".
  - Üben Sie den „Tanz der Wirbelsäule" in seiner kompletten Abfolge in der neuen Ausgangsposition.

Übung 5: Tanz der Wirbelsäule – im Up-Stretch

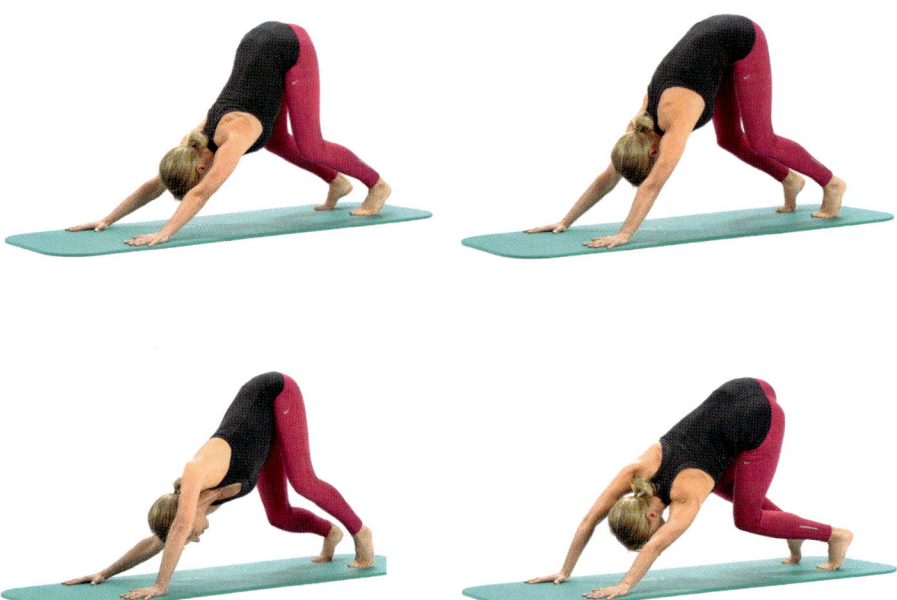

- Gehen Sie in die Position „Up-Stretch" – „herabschauender Hund".
  - Üben Sie den „Tanz der Wirbelsäule" in seiner kompletten Abfolge in der neuen Ausgangsposition.
  - Beugen Sie dabei die Knie.

IV.b.v.3 Passiver Austausch (Foamroll oder Ball)

Übung 1: Plantarfaszie

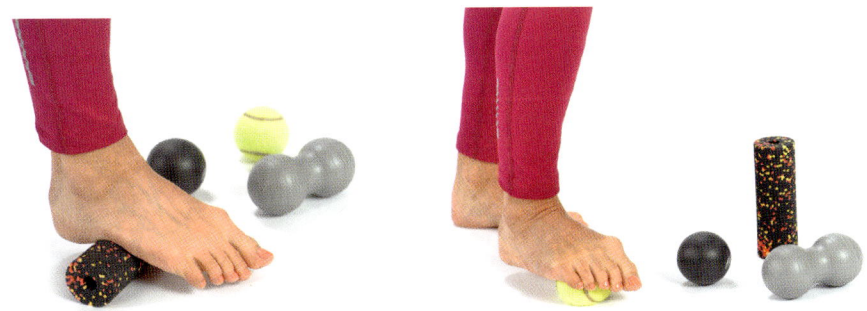

- Legen Sie einen Soft Golfball, Tennisball, Blackball oder eine Blackroll Mini unter Ihre Fußsohle.
    - Beginnen Sie an der Ferse oder unter Ihrem Ballen.
    - Üben Sie so viel Druck auf das Gerät aus, dass sie eine Art „Wohlweh" verspüren.
    - Schmelzen Sie in das Übungsgerät hinein und bewegen Sie langsam Ihren Fuß über die Rolle oder den Ball.
    - An Punkten der erhöhten Druckresonanz („Druck- und Spannungsgefühl") dürfen Sie einen Augenblick länger verweilen.

Übung 2: Brustwirbelsäule (thorakolumbaler Übergang)

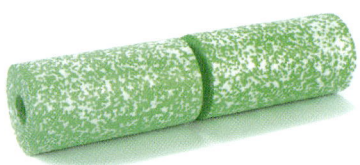 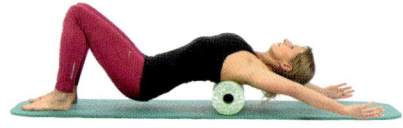

- Legen Sie sich mit der Brustwirbelsäule auf eine Foamroll. Besser noch auf ein Foamroll-Stecksystem, damit sich die Dornfortsätze in dem freibleibenden Spalt ohne Druck bewegen können.
  - Rollen Sie, vom unteren Rippenbogen ausgehend, die Brustwirbelsäule aufwärts.
  - Üben Sie erneut so viel Druck aus, dass es für Sie eine Art „Wohlweh" bedeutet.
  - Üben Sie langsam.

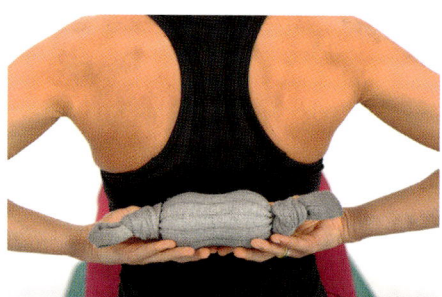 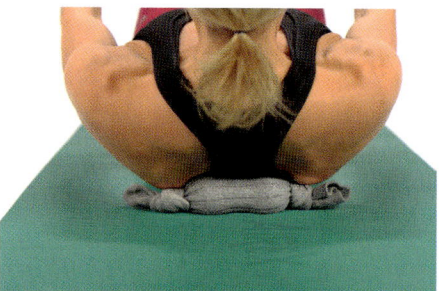

- Legen Sie zwei Tennisbälle in einen Strumpf und verknoten diesen.

Übung 3: Tractus iliotibialis (TIT-Band oder Fascia lata)

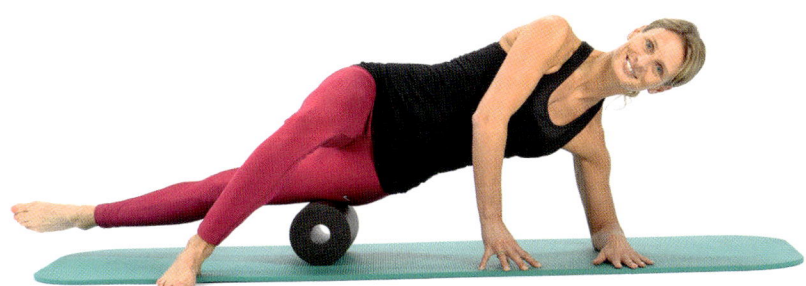

- Legen Sie die Foamroll hüft- oder knienah unter Ihr Bein.
- Ihr Körper stützt sich dabei in Seitlage ab.
  - Der obere Arm und das obere Bein stützen vor dem Körper und sorgen für mehr Stabilität.
  - Rollen Sie langsam vom Knie bis zur Hüfte oder von der Hüfte bis zum Knie.
  - „Schmelzen" Sie an den Punkten mit starker nervaler Rückkopplung („Schmerzpunkte") etwas länger in die Rolle hinein.

Übung 4: Lende (Lumbodorsalbereich)

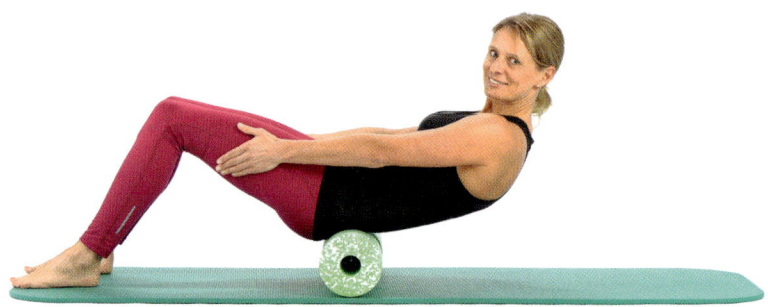

- Legen Sie sich mit Ihrem Kreuzbein auf die Foamroll.
  - Die Füße sind aufgestellt.
  - Der Oberkörper ist angehoben.
  - Die Hände liegen am Oberschenkel und können dort gegebenenfalls den Oberkörper unterstützen.

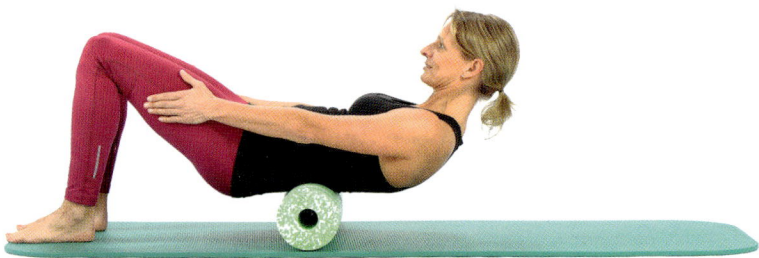

- Rollen Sie mit Ihrem Körper bis zum Brustkorb aufwärts über die Rolle.
  - Wenn möglich, nutzen Sie das Foamroll-Stecksystem, damit die Dornfortsätze der Wirbelsäule ohne Druckbelastung frei rollen können.

Es seien hier nur einige Beispiele von ernährungsarmen Bereichen genannt, auf die mit Bewegung nicht günstig eingewirkt werden kann. Ein ergänzendes Arbeiten durch Druckpunkte (Druck- und anschließende *Refill*-Phase) wirkt sich günstig aus.

IV.c   Die Renaissance des Federns und Schwingens

Auffallend bei der Beobachtung der Bewegungsformen und Bewegungsideen der letzten Jahre, die Einfluss auf die faszialen Strukturen nehmen sollen, ist, dass diese Bewegungen oft schwingend, federnd oder auch hüpfend sind. Geht der Blick zurück an den Anfang der gymnastischen Übungsformen in den frühen 1950er- bis 1970er-Jahren, so findet man vergleichbare Bewegungsformen.

Das „gymnastische Gehen", oft mit einem Taktgeber, dem Tamburin, unterrichtet, war z. B. ein rhythmisches, federndes, von Leichtigkeit geprägtes Gehen.

Diese Form der Gymnastik war in den meisten Fällen auf die Lehrarbeit von Senta und Hinrich Medau zurückzuführen, die 1929 die Medau-Schule gründeten und Gymnastiklehrer und -lehrerinnen ausbildeten. Ihre Lehre hatte einige Jahrzehnte eine zentrale Bedeutung.

Keulen wurden als Hilfsmittel genutzt, die das Schwingen der Arme oder des Körpers unterstützen sollten.

Viele gymnastische Formen bis hin in die frühen 1980er-Jahre beruhten auf den Eigenschaften:

- schwungvoll
- leicht
- harmonisch
- rhythmisch
- ästhetisch
- ...

Überwiegend weibliche Attribute, worin vielleicht die Begründung zu suchen ist, warum Gymnastik überwiegend Frauen in den Bann zog und noch heute zieht.

Mit dem Voranschreiten der Sportwissenschaft, mit dem Mehr an Wissen über den Aufbau und die Funktion der Gelenke und der Muskeln (ausgenommen die bindegewebigen Hüllen), wurden die weichen, gymnastischen Übungsformen von der modernen „funktionellen Gymnastik" abgelöst.

Freie, variantenreiche Bewegungen mit großen Bewegungsamplituden wichen den geführten, in den Bewegungsachsen klar vorgegebenen, „sicheren" Bewegungen in kleinen, kontrollierten Bewegungsamplituden. Plötzlich wusste man, wie sich „gesund" bewegt wird. Krankenkassen entwickelten die 10 goldenen Regeln zum Pro und Kontra der funktionellen Gymnastik.

Alles, was „schwingt", wurde mit einem Kontra belegt. Zu viele, unkontrollierte Bewegungen produzieren belastende Scherkräfte, die wiederum bei häufiger Wiederholung das Gelenk schädigen und dadurch mit frühzeitigen Abnutzungserscheinungen im Gelenk zu rechnen ist –, so wurde es gelehrt.

Beobachtungen der aktuellen Entwicklung zeigen Übungsformen mit auffallenden Parallelen zu den einst „verteufelten" Übungen.

Als Beispiel sei hier die „Holzfällerübung" genannt: Mit einem imaginären Beil wurde mit erhobenen Armen über dem Kopf ausgeholt und nach unten durch die Beine geschwungen. Diese Übung verschwand für Jahrzehnte vom Fitnesshimmel und wurde im Gesundheitssport, mit der Begründung der zu hohen, unkontrollierten Belastungsmomente für die Lendenwirbelsäule, nicht mehr durchgeführt.

Dem Faszienfitnessmodell von Divo Müller folgend, finden wir heute wieder Übungen derselben Art.*

Flying Sword (Das fliegende Schwert)

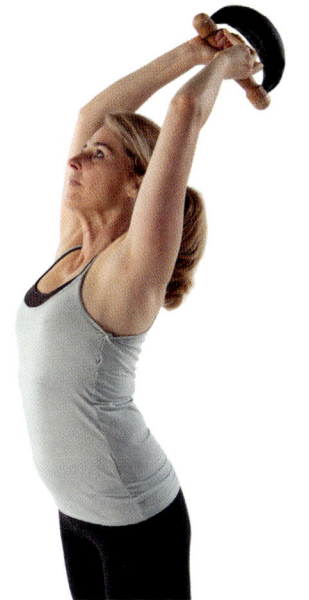
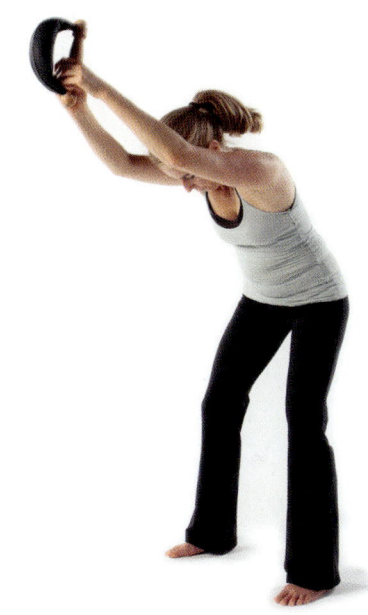
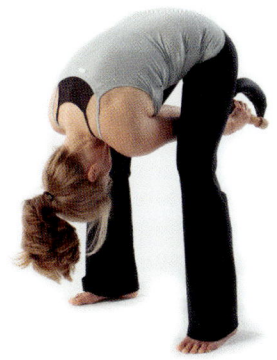

Es wird geschwungen! Aus der Vorspannung heraus, über den kompletten Bewegungsradius, muskulär unkontrolliert von einem Bewegungsende bis zum anderen.

Kritiker werden laut, die sagen: Das hatten wir schon. Ein Trend, ein kurzes Aufleben, bevor es wieder in der Versenkung verschwindet.

* Freigabe erteilt von Divo Müller, www.facial-fitness.de

IV.c.i Kollagen und Elastin

Doch was hat es denn nun mit dem neuen, alten Schwingen auf sich?

Ein Blick in die Anatomie des Körpers, in den Aufbau der Zelle, gibt Aufschluss.

Zwei Strukturproteine sind in unserem Körper vornehmlich für die Elastizität zuständig: das etwas festere Kollagen mit rückfedernder Funktion und das Elastin mit überwiegend kontrollierenden, kräfteverteilenden, teils elastischen, teils plastischen Eigenschaften. Beide sind Hauptbestandteile des faszialen Gewebes in voneinander abhängiger Funktion.

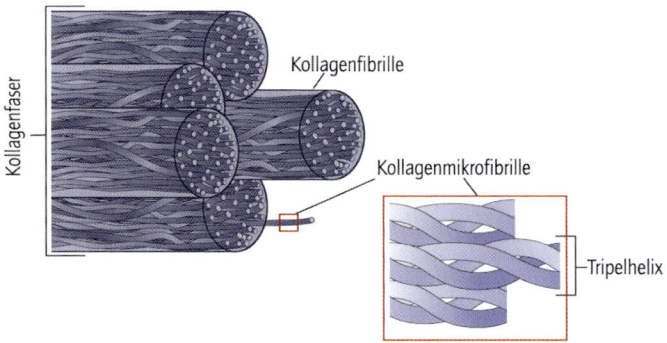

Abb. 25: Kollagenfaser
Abbildung, modifiziert nach van den Berg, 2011.

Kollagene Fasern liegen wellenförmig, parallel angeordnet oder netzartig vor (vgl. Kap. III.a.iv). Die Wellung bietet ihnen eine Reservelänge, die nach Aufspannen in die Ausgangslänge zurückkehrt. Die gesamte Geschmeidigkeit und Dehnbarkeit der Haut ist der Wellenform des Kollagens und der generellen Verschiebbarkeit der faszialen Strukturen gegeneinander zu verdanken.

Die Universität Ulm mit dem Zentrum Fascia Research entwickelte ein Messgerät (*Myoton*), welches ein Messen der Rückfederung des Gewebes möglich macht.

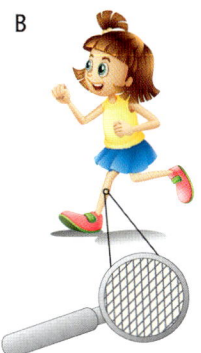

Abb. 26: Junge, dynamische Person

Auffallend ist, dass die faszialen Gewebe von jungen Menschen eine deutlich ausgeprägtere Wellenstruktur aufweisen, die Vergleiche mit einer zweidimensionalen Zugfeder zulassen (Staubesand et al., 1997).

Wir benötigen diese Wellenform nicht nur zum Hüpfen und Springen. Sie unterstützt uns im alltäglichen Leben, bei jedem Schritt, bei jeder Bewegung. Sie entscheidet darüber, ob ein Gangmuster anmutig und leicht oder schwerfällig und ungelenk ist. Je mehr Elastizität wir unserem Bindegewebe abverlangen können, desto kräftesparender wird unser Alltag sein, da nicht jede Bewegung allein durch die Muskelfasern, mit hohem Energieverbrauch, initiiert werden muss.

Leistungssportler ziehen aus einer gut ausgeprägten Wellenform der kollagenen Fasern noch größere Vorteile. Sprinter, Mittelstreckler, Hürdenläufer, Hochspringer, Basketballer – alle Sportler sind darauf angewiesen, dass sie ein intaktes, elastisches Bindegewebe besitzen. Sie benötigen die gespeicherte kinetische Bewegungsenergie aus den Faszien, um Energie, die zur Muskelkontraktion notwendig ist, zu sparen und so länger durchhalten zu können und um Kräfte freizusetzen, die ihnen allein aus der Muskelarbeit heraus nicht möglich zu rekrutieren wären.

Ein hochelastisches Bindegewebe macht uns schneller, lässt uns höher springen und macht uns wendiger. Leistungssportler wissen das und haben, im Gegensatz zum Gesundheitssport, nie aufgehört, Trainings- oder Massagereize mit Einfluss auf das Bindegewebe einzusetzen und haben dynamische, federnde und dehnende Methoden in ihren Trainingsablauf integriert.

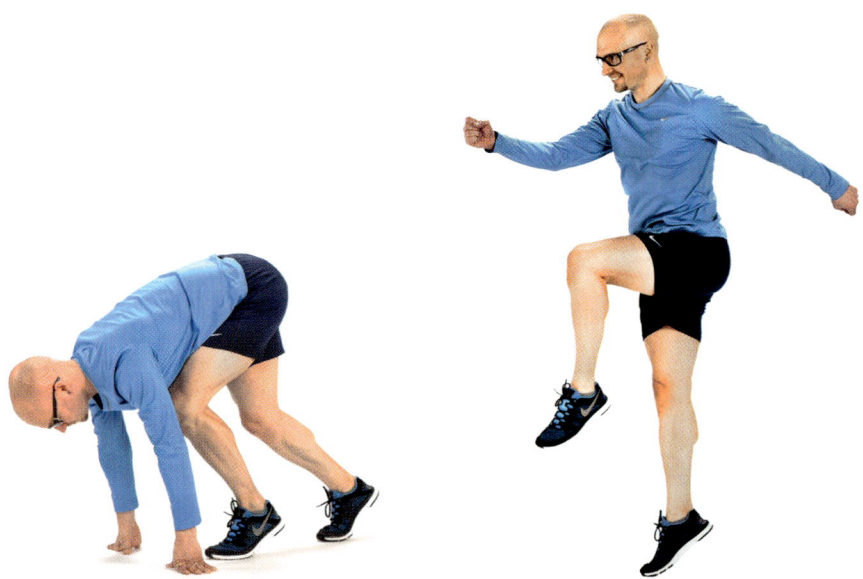

Die Laufschule der Leichtathleten beinhaltet Hopserläufe, Einbeinjumps, Sprintstarts aus der Vorspannung der Wade/der Achillessehne heraus. Sportartspezifische Bewegungsformen, die die Fibroblasten zur Kollagensynthese anregen.

Spitzensportler benötigen i. d. R. kein Wiederbeleben des Hüpfens und Springens. Es war und ist Bestandteil der sportspezifischen Vorbereitung und des Trainingsprozesses.

Ich wage zu behaupten, dass ein Sportler mit verklebtem, unelastischem Bindegewebe kein Spitzensportler sein kann. Entstehen bei Profisportlern Verdickungen oder Verklebungen durch Verletzungen, Überlastungen oder einseitige Belastungen, die die Elastizität oder Kraftentwicklung hemmen, wurden und werden sie therapeutisch behandelt.

Treten allerdings in dieser Gruppe der Sportler vermehrt Verletzungen in kollagenen Strukturen auf oder die Leistungsentwicklung stagniert, lohnt es sich auch für diese Personengruppe, das Augenmerk vermehrt in die Richtung der

Anpassungen der faszialen Strukturen zu lenken. Vielleicht ist einiges in Vergessenheit geraten und neue (alte) Möglichkeiten zur Leistungssteigerung und Verletzungsprophylaxe tun sich auf.

Im Präventiv-, Gesundheits- und Fitnesssport sind die Möglichkeiten vielfältig, mit denen „neu" oder „wiedergewonnen" trainiert werden kann.

IV.c.ii Der Katapulteffekt

Wie kann durch Training auf die Speicherkapazität kinetischer Energie Einfluss genommen werden?

Elastische Fasern lassen sich in jede Richtung um ein Vielfaches ihrer Ausgangslänge (150 %) dehnen. Aufgrund der geknäuelten Anordnung des Elastins kehren sie im Anschluss wieder in ihre Ausgangslänge zurück. Die Dehnbarkeit wird durch die im selben Gewebe vorkommenden Kollagenfibrillen, die deutlich weniger elastisch sind, begrenzt. Die Vergesellschaftung beider Strukturproteine sagt etwas über die Spannkraft und letztendliche Elastizität unseres Bindegewebes aus.

Als Gedankenspiel würde ein Gewebe, welches ausschließlich aus elastischen Fasern bestünde, plastisch reagieren. Hier wäre dann der funktionelle Begriff „elastisch" in Bezug auf diese Fasern infrage zu stellen. Es würde kein Grund bestehen, warum die elastische Faser wieder in die Ausgangslänge zurückkehren sollte. Erst das Kollagen bestimmt die Festigkeit des Gewebes und nimmt so als funktionelle Einheit Einfluss auf die elastischen Rückstellkräfte.

Als Beispiel sei hier ein Gummiball genannt. Mit wenig Luft gefüllt, verliert er an Spannkraft und wird beim Aufprall nicht besonders hoch zurückfedern. Ein prall aufgepumpter Ball, mit hoher Spannkraft der Oberfläche hingegen, kann über sein Ausgangsniveau hinweg zurückfedern.

Das Bindegewebe besitzt die Fähigkeit, Bewegungsenergie zu speichern und diese katapultartig wieder freizusetzen. Hervorragende Beispiele für diesen Mechanismus finden wir in der Tierwelt. Frösche, Heuschrecken, Kängurus sind

z. B. begnadete Springer. Sie nutzen die Speicherenergie ihrer Gewebe in brillanter Weise. Bei geringer Muskelmasse vermögen sie weit über ihre eigene Körpergröße hinaus zu springen.

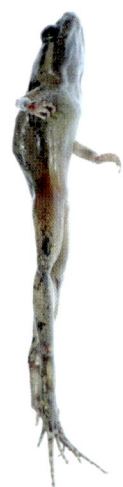

Das Phänomen der Katapultwirkung wurde zuerst bei den australischen Kängurus entdeckt, dann bei den Antilopen und schließlich wurden diese Fähigkeiten beim Menschen beobachtet.

Sawicki (et al., 2009) fanden heraus, dass die kinetische Speicherenergie der menschlichen Beinfaszien denen von Gazellen in nichts nachsteht.

Lediglich sind aufgrund der Anatomie, der z. B. wesentlich kürzeren Achillessehne im Vergleich zum Känguru, geringere Sprunghöhen zu erwarten.

Untersuchungen an kenianischen Läufern konnten die Korrelation von Achillessehnenlänge in Bezug auf elastische Rückfederung bestätigen. So erklärt sich auch, warum Afrikaner bei den leichtathletischen Disziplinen, wie Sprint oder Hürdenlauf, oft auf den vorderen Medaillenrängen zu finden sind.

Dieser sogenannte *Katapultmechanismus* mit der ihm zugrunde liegenden Kinetik entdeckten erstmals Kram und Drawsen (1998).

Beim Federn oder Springen verkürzt und verlängert sich die Achillessehne mit ihrer langen Sehnenplatte wie ein elastisches Jo-Jo. Offenbar unterscheiden sich bei solchen federnden Bewegungen auch trainierte von nicht trainierten Personen. Bei trainierten Personen nimmt der Anteil der aktiven Muskelarbeit ab, während der Anteil der kollagenen Federung deutlich zunimmt. Muskelmasse ist also in vielen Bereichen nicht der entscheidende Indikator. Ein elastisches, reißfestes Bindegewebe und ein optimales Timing zur Wirkung des Katapulteffekts hat mit sehr hoher Wahrscheinlichkeit einen viel höheren Stellenwert für den Faktor Leistungssteigerung.

Im Alltag übernimmt ein gesundes Faszinetz den Großteil der Bewegungsenergie bei alltäglichen Bewegungsmustern.

Spannend ist, zu beobachten, dass bei oszillierenden Bewegungen – rhythmischen, immer wiederkehrenden, kleinen Federbewegungen – die Muskulatur zunächst kontrahiert, später aber nur noch eine isometrische Spannung zu messen ist. Muskelaktionen, im Sinne von konzentrischer und exzentrischer Arbeit, treten in den Hintergrund.

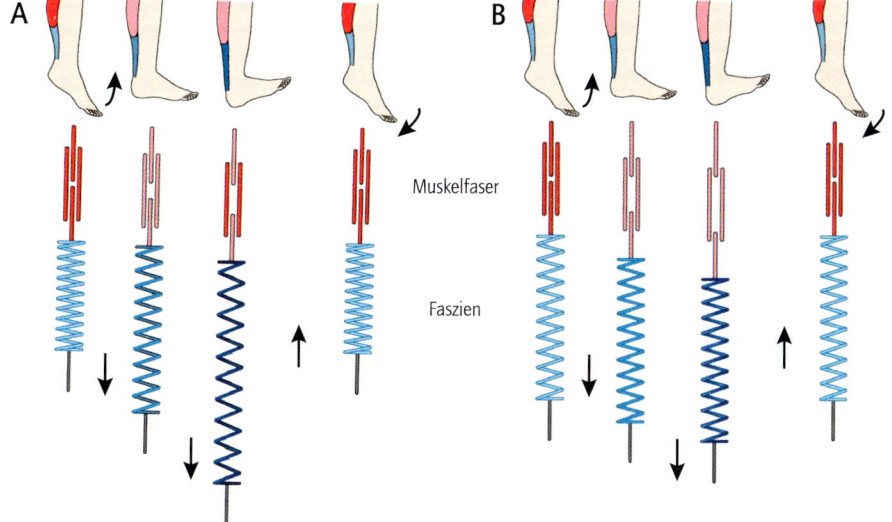

Abb. 27: Längenveränderung fasziler und kontraktiler Strukturen beim Federn. Abbildung, modifiziert nach Kawakami et al., 2002 aus Schleip, 2012

Legende zum Bild:
Längenveränderungen der faszialen Elemente und Muskelfasern bei einer oszillierenden Bewegung mit elastischer Rückfederung (A) und bei konventionellem Muskeltraining (B). Die elastischen faszialen Strukturen werden hier als Federn dargestellt, die kontraktilen Muskelfasern als gerade Linien. Auffallend ist, dass während einer konventionellen Bewegung (B) die Muskelfasern ihre Länge deutlich variieren, während die faszialen Elemente ihre Länge nur unwesentlich ändern. Anders ist dies hingegen bei federnden Bewegungen wie Hüpfen oder Springen: Hier kontrahieren sich die Muskelfasern fast nur isometrisch, während die faszialen Elemente sich deutlich verlängern und verkürzen, ähnlich wie elastische Jo-Jo-Federn.

Gut zu wissen!

Ein intaktes Bindegewebe ist fest und elastisch zugleich.

Diese Eigenschaften des Bindegewebes unterstützen und entlasten die Muskulatur im Alltag und beim Training.

Über die Möglichkeit zur Speicherung von Bewegungsenergie durch Vorspannung der Gewebe sind wir zu Leistungen fähig, die ohne die Unterstützung des Bindegewebes nicht möglich wären.

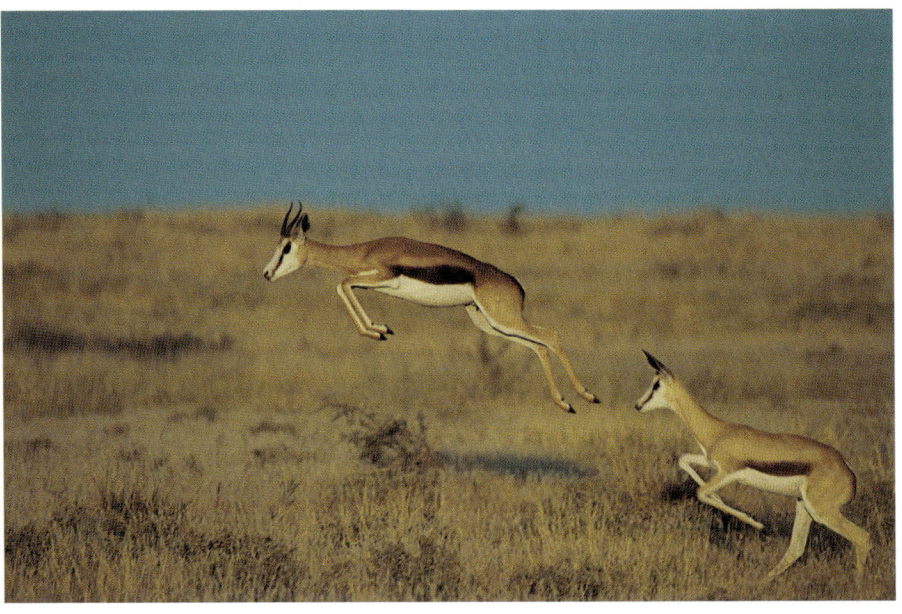

Bei der Landung werden die Sehnen und Muskelfaszien wie Gummibänder gespannt.

Das gezielte Speichern und Freigeben der im Bindegewebe gespeicherten kinetischen Energie ermöglicht diese überproportionalen Sprünge.

IV.c.iii Der Gebrauch formt die Struktur

USE IT OR LOOSE IT!

Wird eine jugendliche Architektur des Bindegewebes angestrebt,

- die uns im Alltag und Sport unterstützt,
- die elastisch und fest zugleich ist,
- die die Fähigkeit hat, Bewegungsenergie zu speichern und diese wieder freizugeben,

dann muss genau das geübt werden, was am Ende herauskommen soll (Spezifik des Übens und Trainierens).

Einen Apfelbaum zu pflanzen und auf das Wachsen eines Birnbaums zu hoffen, ist nicht von Erfolg gekrönt.

Federn, Springen, Hüpfen zeigt dem Körper, dass dies ein Anforderungsprofil des Bewegungsalltags ist, mit dem der Organismus stetig in Konfrontation steht und es zweckmäßig wäre, dem durch gezielte Zellbildung und wellenförmiges Anlegen des Kollagens zu entsprechen. Der Organismus ist ein träges System. Was nicht gebraucht wird, baut sich ab. Umgekehrt baut sich das auf, was belastet und genutzt wird.

So wird's gemacht!

Integrieren Sie federnde, schwingende, springende und hüpfende Bewegungen bewusst in Ihren Alltag und Ihr Training.

Eine kleine **Definition** der Begrifflichkeiten soll dabei helfen, die richtige Form der Belastung zielorientiert zu finden.

a) Federn

Beim *Federn*, unter Beteiligung der Beine, sprechen wir von einer reinen Low-Impact-Bewegung. Es ist immer mindestens ein Fuß am Boden. Es gibt keine Flugphase. In Bezug auf den ganzen Körper ist die Muskulatur bei federnden Bewegungen ausschließlich durch eine Spannungszunahme beteiligt. Es sind, außer der „Start"-Kontraktion, keine Muskelkontraktionen messbar (isometrische Kontraktion). Die passiven Strukturen, das Faszinennetzwerk, die Muskelfaszien, die Sehnen, Bänder und Aponeurosen federn oszillierend, rhythmisch.

Werden die federnden Bewegungen größer, können sie auch als *Schwungbewegungen* bezeichnet werden. Dabei ist es wichtig, ob mit der Schwerkraft geschwungen wird, ohne elastische Wirkung aus dem Bindegewebe oder am Ende der Bewegung die elastischen Komponenten des Umkehrpunkts genutzt werden für die Schwungphase entgegen der Schwerkraft, was das Mitwirken der elastischen Strukturen voraussetzt.

Beispiel:

1. Federn
Übung 1: Beidbeiniges Federn

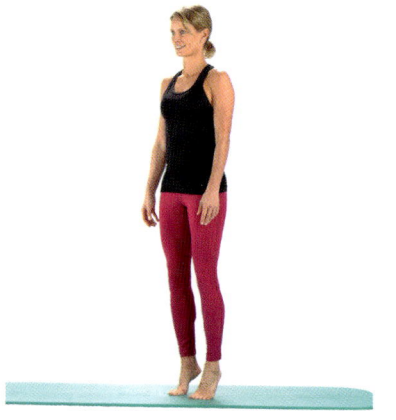

- Stehen Sie mit beiden Füßen parallel und beginnen Sie, die Fersen rhythmisch zu heben und zu senken.
  - Dabei ist es wichtig, dass die Fersen jeweils kurz vor dem Boden in die Umkehrbewegung gehen (kein Bodenkontakt der Ferse).

Übung 2: Einbeiniges Federn

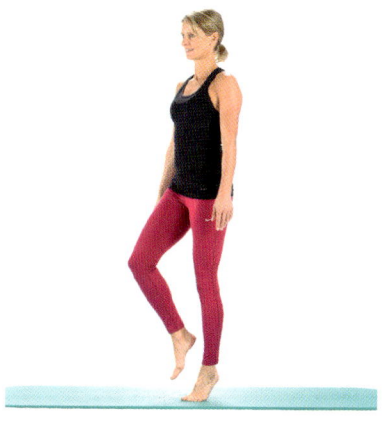

- Stehen Sie auf einem Bein und beginnen Sie, die Ferse rhythmisch zu heben und zu senken.
  - Dabei ist es wichtig, dass die Ferse jeweils kurz vor dem Boden in die Umkehrbewegung geht.

Übung 3: Federn aus der Vorneige des Rumpfes

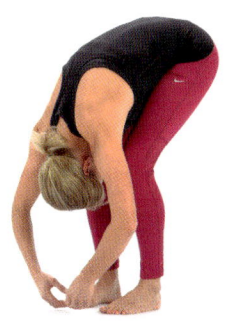

- Stehen Sie beidbeinig in leicht geöffneter Grundposition und lassen Sie Ihren Oberkörper nach vorn unten hängen.
- Beginnen Sie, rhythmisch mit dem Oberkörper nach unten zu federn.
  - Nach einiger Zeit spüren Sie das Federn des Rumpfs ohne gefühlte eigene Initiative.

2. Schwingen
Übung 1: Armschwung

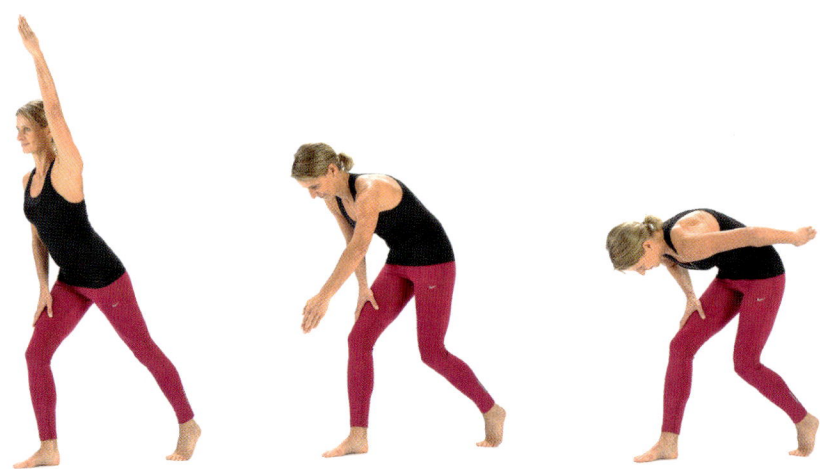

- Stellen Sie sich in eine große Ausfallschrittposition.
- Heben Sie den gleichseitigen Arm des nach hinten gesetzten Fußes.
- Lassen Sie den angehobenen Arm an der Körperseite schwingen.
  - Die Armschwungbewegung integriert die Wirbelsäulenbewegung. Bei jedem Rückschwung des Arms rundet sich die Wirbelsäule, während sie sich beim Hochschwingen wieder streckt.

b) Springen

Ein Sprung setzt eine Flugphase voraus. Diese darf groß sein. Wird aus einer faszialen Vorspannung heraus gesprungen, sind größere Sprunghöhen möglich und die Faszienstrukturen passen sich der Belastungsform an. Springen ist immer ein Zusammenspiel aus konzentrischer Kontraktion des Muskels, im optimalen Fall mit Unterstützung des umgebenden Gewebes. Je höher die Kraftleistung des Muskels, je besser die Unterstützung des umliegenden Gewebes und die Kommunikationsfähigkeit zu den Nachbarstrukturen (Nachbarmuskeln), desto höher ist die erbrachte Sprungleistung (vgl. Kap. IV.e).

Springen setzt also ein harmonisches Zusammenwirken von der Muskulatur und dem Gewebe voraus.

Beispiel:

1. Springen

Übung 1: Niedersprünge

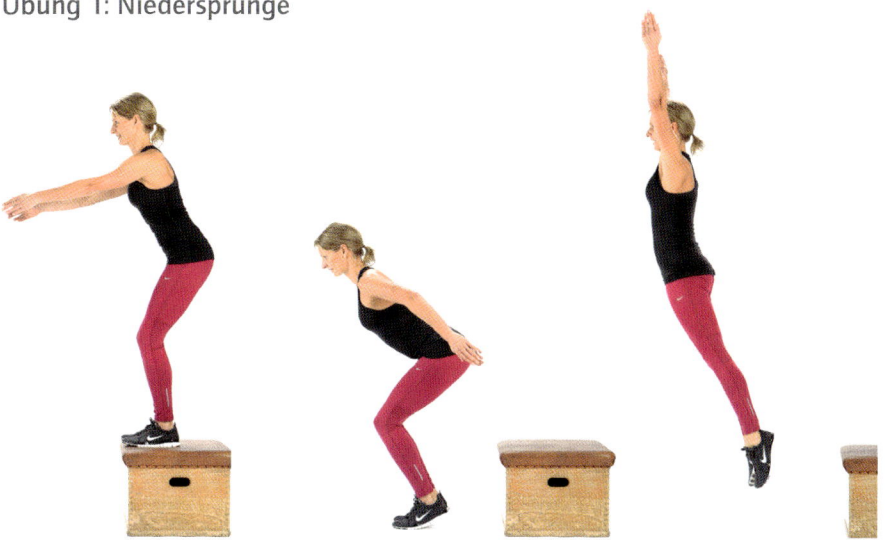

- Stehen Sie auf einer erhöhten Plattform (Kasten).
- Springen Sie von der Plattform und nutzen Sie die einwirkenden Spannungskräfte der Landung sofort für den nächsten Sprung.

Aufgepasst!

Voraussetzung für das Nutzen der gesammelten kinetischen Bewegungsenergie der Faszien beim Landevorgang ist das unmittelbare Umsetzen in Bewegung, eine konzentrische Kontraktion. Erfolgt diese Anschlussbewegung nicht, oder aber zu spät, fließt die gesammelte Energie der Faszien über die Sehnen und Muskelhüllen in benachbarte Bereiche oder wird in Wärme gewandelt.

Springen muss durch individuell angepasste Steigerung der Belastung, z. B. vom Federn zum Hüpfen, vorbereitet werden, damit der Körper diese vielleicht verlernte Fähigkeit aus Kindertagen neu erlernen und seine passiven Strukturen auf die erhöhte Belastung vorbereiten kann.

Im GroupFitness-Training ist es der „Pony" (Sprung und einbeiniges Abfedern), der die passende Belastungskomponente für die faszialen Strukturen der Wade und des Fußes aufbaut. Das Ziel bei dieser Bewegung ist Alltagsrelevanz. Sportartspezifisch müssten andere, wahrscheinlich intensivere, Belastungsparameter gefunden werden.

Übung 2: Pony

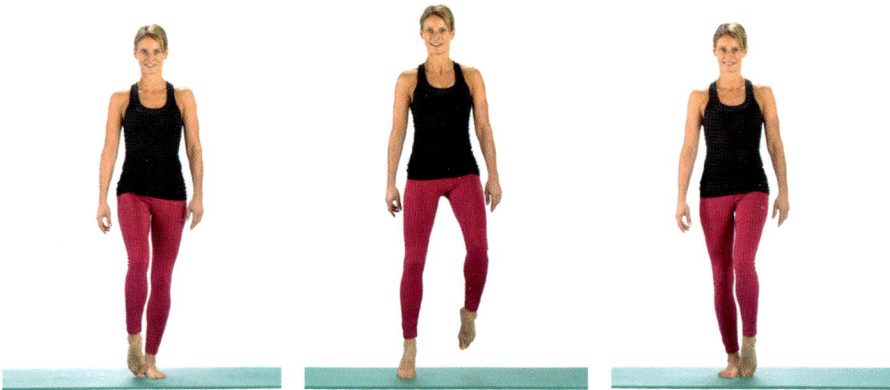

- Üben Sie einen „Step Touch"-Schritt zur Seite, Tap, Schritt zur Seite, Tap.
- Integrieren Sie in dieses Schrittmuster eine Flugphase, die direkt im Anschluss an die Landephase in die Folgebewegung übergeht.
    - Variieren Sie die Sprunghöhe.

c) Hüpfen

Beim **Hüpfen** ist ebenso eine Flugphase wie beim Springen zu finden, die jedoch wesentlich kleiner ist. Auch der mitwirkende Muskelanteil tritt zurück. Das „gesunde" muskuläre Bindegewebe (Epi- und Perimysium), im Zusammenspiel mit den Sehnen, übernimmt beim Hüpfen die Hauptaufgabe. Hüpfen fordert und fördert die elastischen Eigenschaften des Bindegewebes, die uns im Alltag einen „leichtfüßigen" Gang versprechen.

Beispiel:

Hopserlauf, gymnastisches Hüpfen

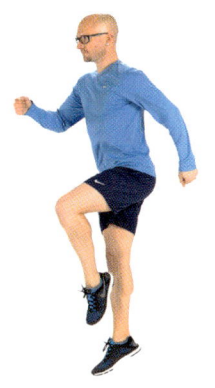
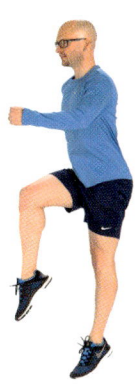

IV.c.iv Praxis
Fuß/Wade
Übung 1: Federndes Gehen

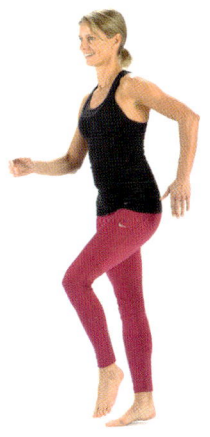
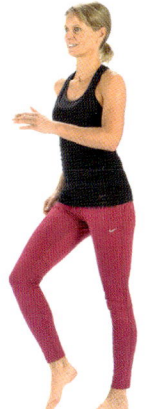

- Gehen Sie federnd und rhythmisch.
    - Ein Taktgeber/Musik kann Sie dabei unterstützen.

Übung 2: Hopserlauf

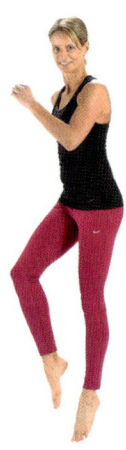

- Hüpfen Sie federnd und rhythmisch.
  - Ein Taktgeber/Musik kann Sie dabei unterstützen.

Übung 3: Pony

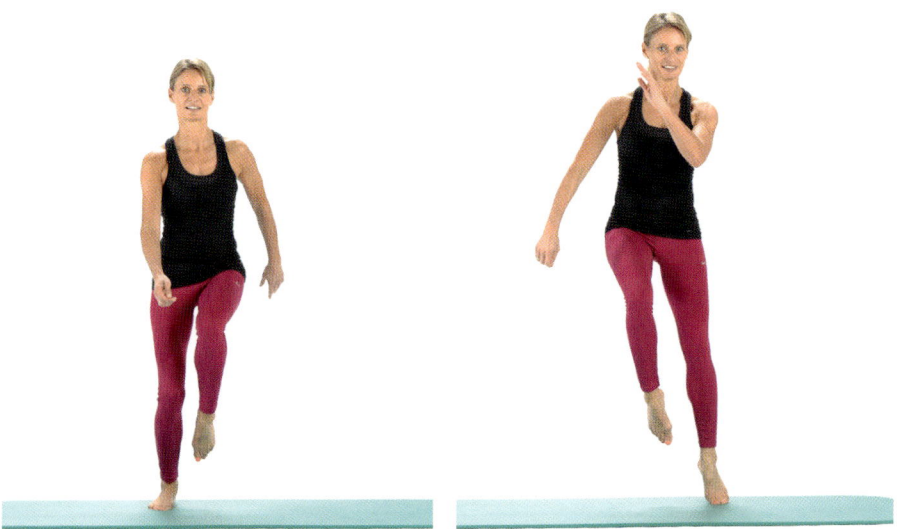

- Üben Sie rhythmisch, springend einen seitlichen Schritt hin und zurück.
  - Terminologie GroupFitness: Pony side.

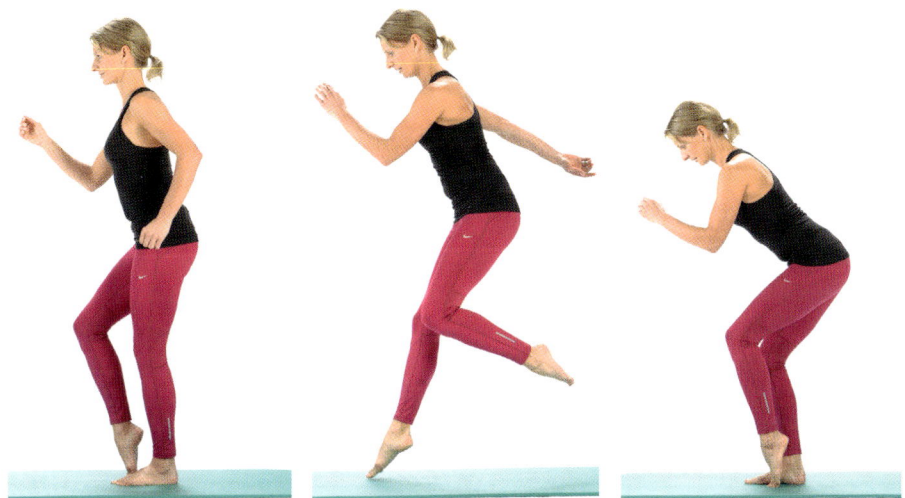

- Terminologie GroupFitness: Pony front.

Übung 4: Lunge

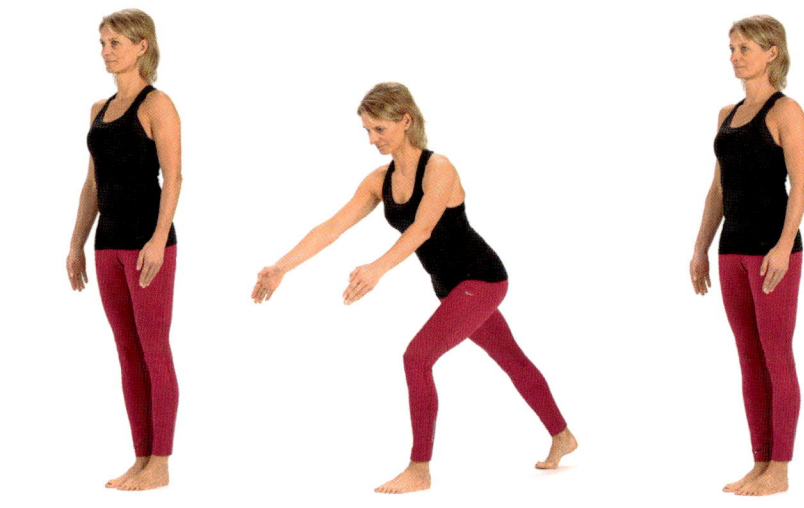

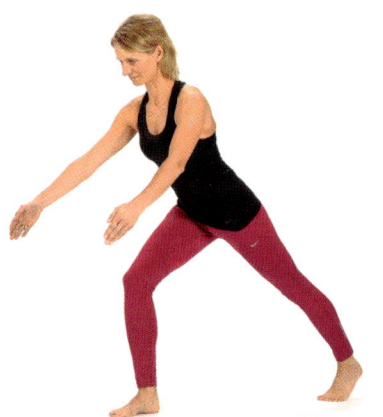

- Setzen Sie aus der geschlossenen Grundstellung heraus wechselseitig ein Bein zum Ausfallschritt nach hinten.
  - Fangen Sie das rückverlagerte Gewicht mit dem Ballen ab und setzen Sie diesen Fuß sofort wieder zum Belastungswechsel vor.
  - Terminologie GroupFitness: alternating Lunge.

Übung 5: Repeater

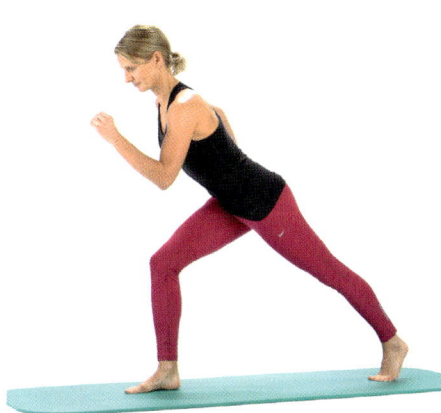
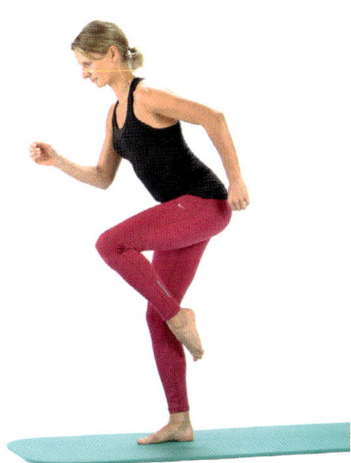

- Setzen Sie aus der geschlossenen Grundstellung heraus ein Bein zum Ausfallschritt nach hinten und wiederholen Sie diese Bewegung mit demselben Bein in beliebiger Anzahl (2-7 x).
  - Fangen Sie das rückverlagerte Gewicht mit dem Ballen ab und setzen Sie diesen Fuß sofort wieder nach vorne, um ihn erneut zurückzusetzen.
  - Achten Sie darauf, dass die Abdruckbewegung aus dem Ballen (Plantarfaszie, Muskelfaszie) kommt. Die Ferse bleibt ohne Bodenkontakt.
  - Terminologie GroupFitness: Repeater.

Übung 6: Seilspringen

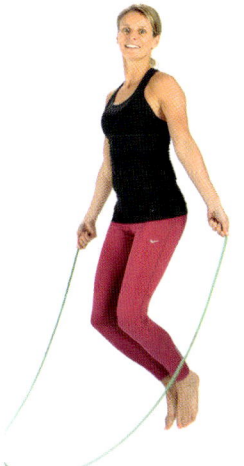
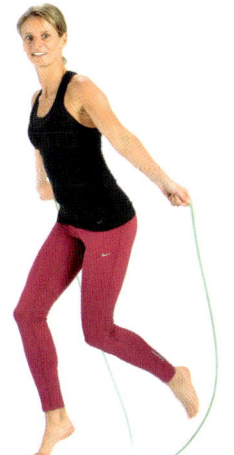
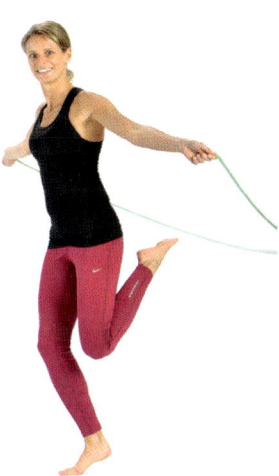

- Nehmen Sie sich ein Sprungseil und springen Sie in allen Variationen!

Bein

Übung 1: Leg Swing

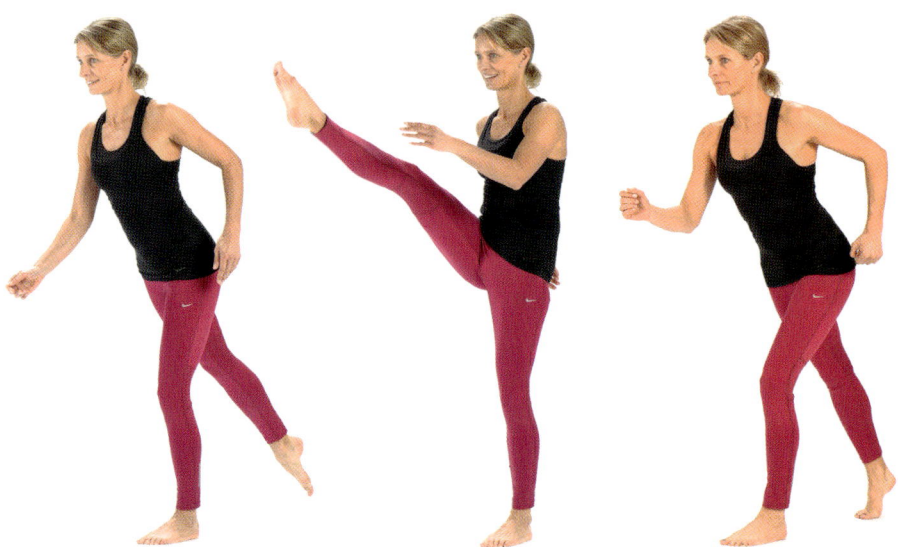

- Aus dem Stand lösen Sie ein Bein vom Boden und führen das gestreckte Bein nach hinten, sodass die Hüfte komplett gestreckt ist.
- Aus dieser leichten Vorspannung der Hüfte führen Sie das nahezu gestreckte Bein nach vorn.
  - Die Übung braucht nun eine Schwungkomponente: Setzen Sie den Fußballen bei gestreckter Bein-Hüft-Stellung hinter dem Körper auf. Dieser drückt den Fuß ab und lässt das Bein nach vorne oben durchschwingen.
  - Stabilisieren Sie Ihren Rumpf und halten Sie die Wirbelsäule aufrecht!
  - Das schwingende Bein darf so hoch schwingen, bis aus dem Gewebe eine Gegenspannung deutlich spürbar wird, die das Bein zum Zurückholen auffordert.
  - Terminologie GroupFitness: schwungvoller Leg Lift front.

Oberkörper/Taille

Übung 1: Federnde Rumpfseitneige

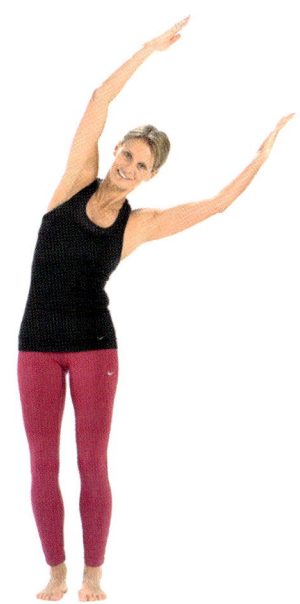

- Stehen Sie in der geschlossenen Grundstellung und neigen Sie Ihren Oberkörper zu einer Seite.
- Heben Sie einen oder beide Arme.
- Nun verstärken Sie mit etwas Kraft und sanftem Schwung die Seitneige, sodass das Gewebe gespannt ist und den Oberkörper seicht zurückfedern lässt.
  - Wiederholen Sie die federnde Seitneige mehrfach.
  - Spüren Sie die das sanfte Rückfedern Ihrer aufgespannten Körperseite. Das Auflegen einer flachen Hand auf die aufgespannte Taillenseite macht das Federn deutlich wahrnehmbar.
  - Terminologie GroupFitness: federnde Lateralflexion des Rumpfs.

Übung 2: Federnde Rumpfseitneige mit Flexion

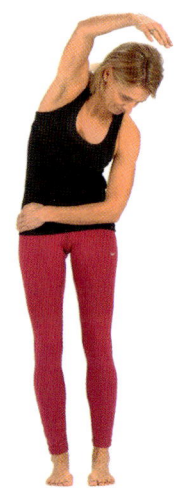 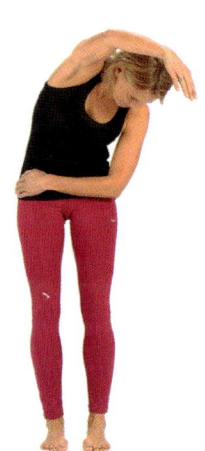

- Stehen Sie in der geschlossenen Grundstellung, heben Sie einen Arm und neigen Sie Ihren Oberkörper diagonal nach vorne, so, als würde ein nahezu körpergroßer Ball vor Ihnen liegen, den Sie mit Arm und Körper umschließen wollen.
- In der Position der maximalen Bewegungsreichweite beginnen Sie zu federn.
  - Die federnde Zugspannung darf von den Fingerspitzen bis tief in die Lende spürbar sein.
  - Terminologie GroupFitness: federnde Lateralflexion mit Latissimus-Integration.

Rumpf/ventrale Kette (Bauch)/Brustmuskelbereich
Übung 1: Fliegende Arme/Rumpf

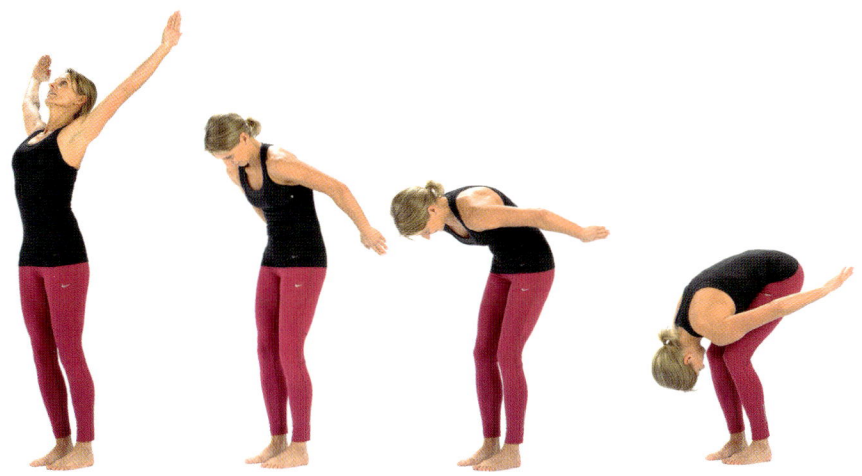

- Stehen Sie in einer aufrechten Grundposition und heben Sie die Arme zu einer „Siegerposition" über den Kopf an.
- Unter Beibehaltung der Rumpfspannung führen Sie die Arme weiter bis hinter die Körperlinie, sodass eine Gewebe-Muskel-Spannung spürbar wird.
- Auch der Brustkorb darf sich dabei leicht öffnen, sodass der gesamte Oberkörper aus einer gespannten kleinen Rückverlagerung startet.
- Aus dieser Vorspannung heraus beginnen Sie mit unterschiedlich großen Schwungbewegungen der Arme und des Rumpfs.

A Lassen Sie die Arme über vorne nach unten schwingen und federn Sie in die Ausgangsstellung zurück.

B Schwingen Sie Ihre Arme wie bei A nach vorn unten und die Brustwirbelsäule folgt der Bewegung, indem sie sich bei der schwingenden Abwärtsbewegung rundet.

C Dem Armschwung folgt die Brustwirbelsäule und die Lende.

D Dem Armschwung folgt der gesamte Rumpf. Schwingen Sie gerade so tief, wie es Ihnen angenehm ist. Das subjektive Wohlbefinden steuert die Ausführung. Es darf bis tief in die Vorneige geschwungen werden (s. Flying Sword S. 123).

Übung 1 B: Fliegende Arme/Rumpf mit Variation

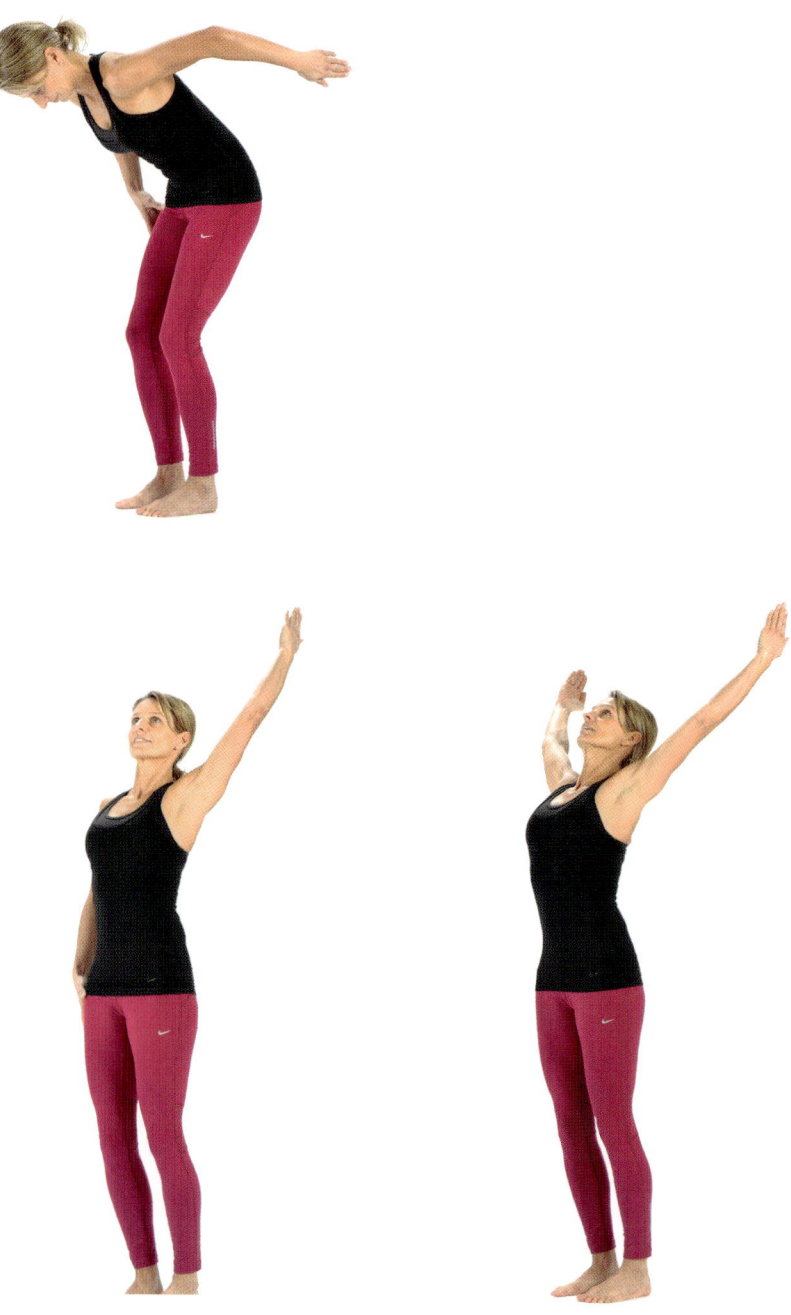

Faszien in Bewegung 147

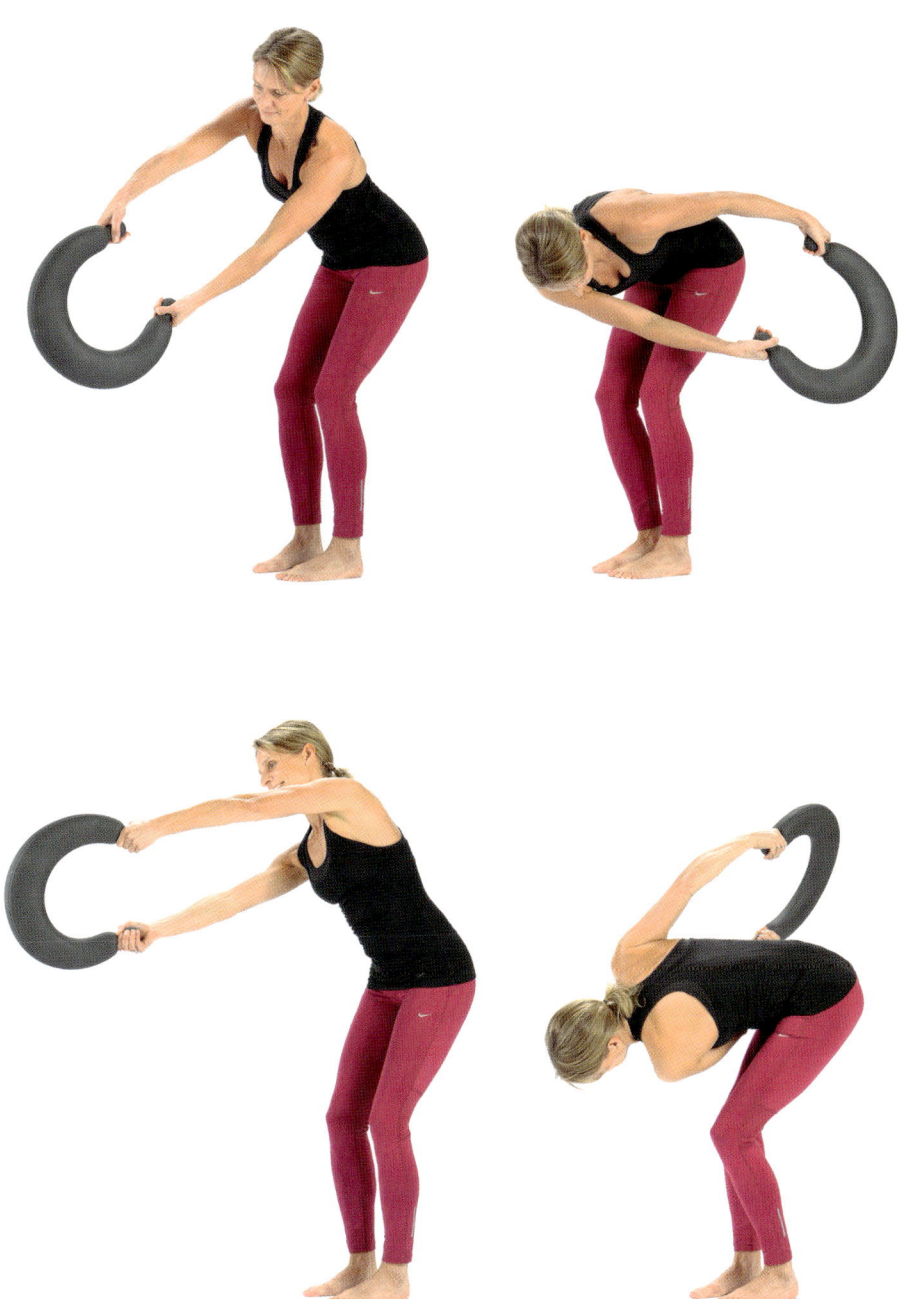

4

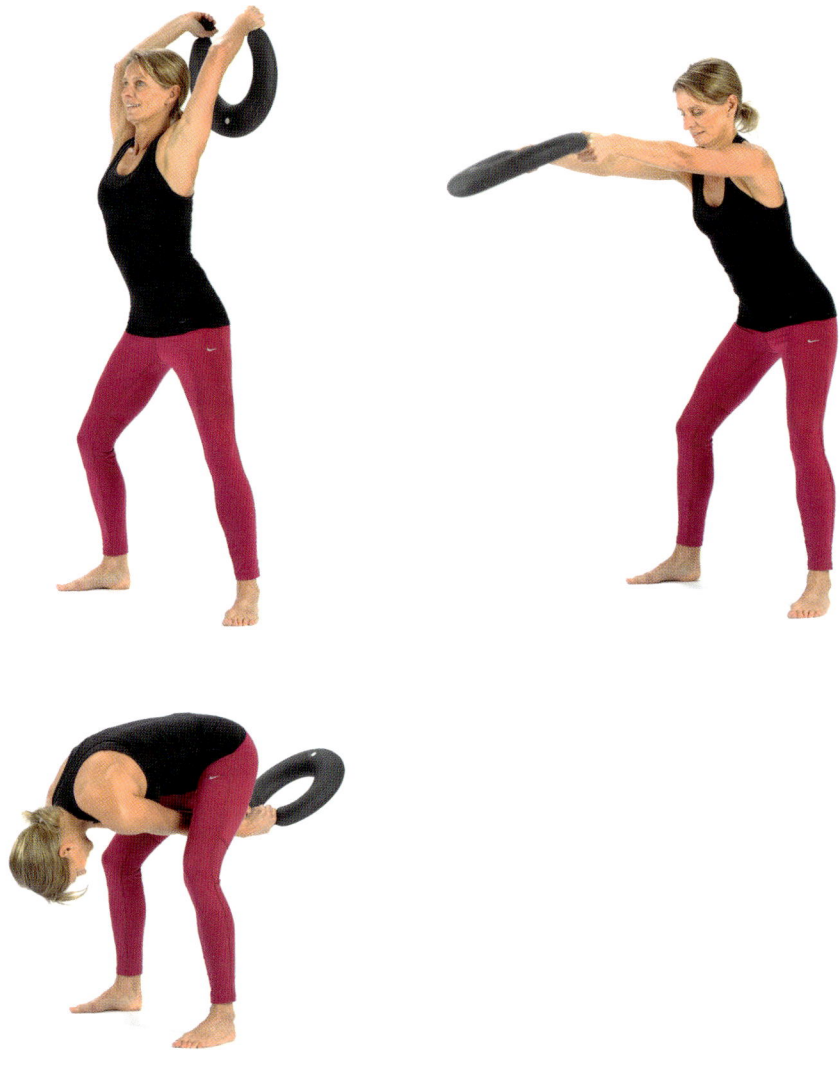

- Variieren Sie die oben beschriebene Übung.
  - Üben Sie einarmig.
  - Suchen Sie nach neuen Spannungswinkeln der Vorspannung.
  - Variieren Sie die Schwungbewegung abwärts.
  - Suchen Sie sich Hilfsmittel, die das Schwungverhalten unterstützen (Bspl. den Topanga® der Firma TOGU® / www.togu.de).

Rumpf/dorsale Kette
Übung 1: Rumpfneige nach vorn

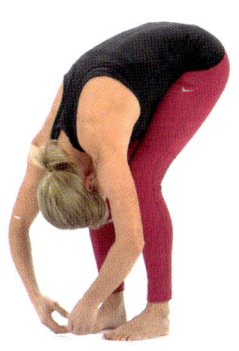 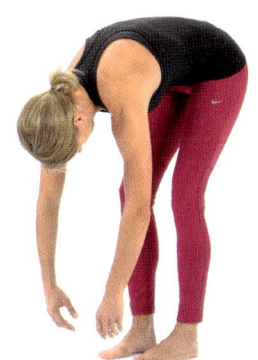

- Stehen Sie in geschlossener Grundposition und lassen Sie Ihren Oberkörper nach vorn hängen (Rumpfflexion).
- Ihre Arme können Sie locker hängen lassen. In dem Fall, dass Ihre Hände bei der Rumpfneige den Boden berühren, fassen Sie mit den Händen das jeweilig gegenüberliegende Ellbogengelenk.

A Geben Sie einen Kraft-Schwung-Impuls nach unten und spüren Sie das leichte Zurückfedern Ihrer Lende.

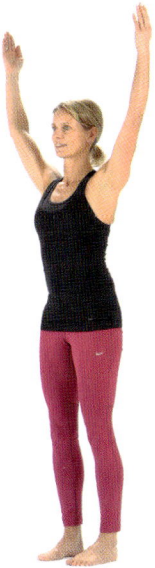

B Intensivieren Sie den Impuls nach unten, sodass es dem Oberkörper gelingt, sich mit Leichtigkeit zur aufrechten Position anzuheben. Im Anschluss schwingen Sie wieder tief.

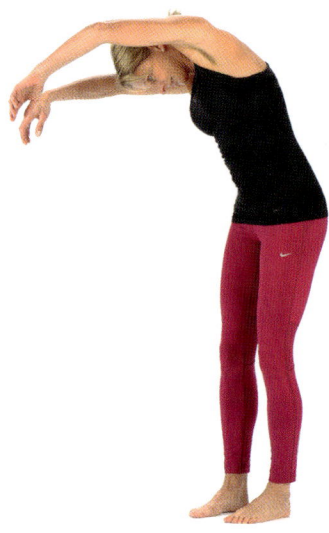

C Üben Sie variantenreich mit vielen verschiedenen Bewegungswegen und Bewegungserlebnissen.

So wird's gemacht!

Üben Sie elastisch und federnd.
Nehmen Sie Ihren Körper wahr und spüren Sie die Energie der Gewebespannung.
Suchen Sie nach elastischen Rückfederungen.
Variieren Sie vielfältig die Bewegungsabläufe.

IV.d Fascial Stretch – Ausrichtung der Strukturen

Unser Organismus unterliegt einem permanenten Erneuerungsprozess. Zellen sterben, werden ausgeschleust und neue, junge Zellen werden gebildet. Alle sieben Jahre, so sagt man, ist ein Körper zu großen Teilen regeneriert. Allerdings hat jede Gewebeform eine andere Zeitspanne für ihren *Turnover*. Die Halbwertzeiten unterschiedlicher Gewebeformen sind bekannt.

IV.d.i Immer im Umbau ... – Halbwertzeiten der Bindegewebszellen

Was genau beschreibt die Halbwertzeit eines Zellverbundes? Die Halbwertzeit, der sogenannte *Turnover*, ist definiert als der Zustand, bei dem die Hälfte aller Zellen eines bestimmten Gewebeverbundes abgebaut und durch neue, junge Zellen ersetzt wurde. Die Zeitspanne dafür kann enorm divergieren und ist abhängig vom Versorgungszustand und der Stoffwechselaktivität des jeweiligen Gewebetypes. Während die Grundmatrix eine sehr hohe Zellaktivität aufweist und bereits nach 2-10 Tagen die Hälfte ihrer Zellen erneuert hat, sind z. B. die Bandscheiben und die Knorpelgewebe im Allgemeinen ein sehr schlecht versorgtes Gewebe mit geringer Zellstoffwechselaktivität und demnach einem sehr langsamen Turnover.

Schon gewusst?

Turnover Bandscheibe	60-100 Jahre
Turnover Knochen	10 Jahre
Turnover Kollagen	300-500 Tage, unterschiedlich, je nach Gewebearten
Turnover Matrix (Hyaloron, Glykosaminoglykane, Proteoglykane)	2-10 Tage

> **Gut zu wissen!**
>
> Während die Kollagensynthese recht langsam abläuft, ist die Proteoglykansynthese ein immer fortwährender Prozess.

Da für die Dehnfähigkeit und die Elastizität im Körper in erster Linie die beiden Strukturproteine Elastin und Kollagen verantwortlich sind, soll im Folgenden deren Ab-, Um- und Aufbau genauer betrachtet werden.

Kollagen besteht aus drei langen, spiralig umeinander verschlungenen Eiweißketten mit jeweils 333 Aminosäuren.

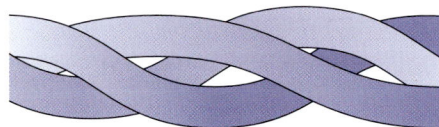

Abb. 28: Kollagen-Tripel-Helix

Der Abbau des Kollagens findet im extrazellulären Raum, in der *Matrix*, statt. Verantwortlich für diesen Prozess ist das Enzym *Kollagenase*. Es ist in der Lage, die Moleküle der Helixstruktur des Kollagens aufzubrechen, damit es „verstoffwechselt" werden kann.

Die Fibroblasten besitzen die Fähigkeit, dieses Enzym in kleinen Mengen freizusetzen und sind somit für einen schnelleren Turnover verantwortlich. Das entsprechende Enzym, das für den Abbau des Elastins zuständig ist, heißt *Elastase* (van den Berg, 2011).

Bekannt ist, dass körperliche Belastung und Wärme die Stoffwechselaktivität des Gewebes steigert. So verkürzt sich die Zeitspanne des Turnovers. Die Halbwertzeit sinkt, das Gewebe regeneriert schneller.

Schon gewusst?

Bei Rauchern ist die Stoffwechselaktivität herabgesetzt. Die Zellregeneration verlangsamt sich und die Halbwertzeit des Gewebes steigt.

Während des „normalen" Alterungsprozesses ist eine Verlangsamung der Stoffwechselaktivität zu beobachten.

Hinzu kommt, dass im Alter der Abbau von Elastin im Verhältnis zum Kollagen steigt, womit das Gewebe an Elastizität verliert und an Steifheit zunimmt.

Dies ist allerdings nicht nur dem verhältnismäßigen Verlust von Elastin geschuldet, sondern ebenso dem, i. d. R. damit einhergehenden Flüssigkeitsverlust, gepaart mit der Zunahme an Crosslinks. Die Matrix dickt ein, die kollagene Masse nimmt zu, die Bewegungsfreiheit verschlechtert sich.

Erfährt ein Gewebe eine Kompressionsbelastung, wird Wasser abgegeben, welches in der folgenden Entlastungsphase wieder aufgenommen wird. Ähnlich einem Schwamm, der ausgepresst wird und der sich, sobald die Kompression nachlässt, wieder vollsaugen kann. Dem zugrunde liegt ein physikalisch-chemischer Prozess. Durch die Wasserabgabe und die entsprechende Wiederaufnahme ändert sich die elektrische Ladung der Proteoglykane und Glykosaminoglykane als Bestandteile der Matrix ständig. Diese Spannungsschwankungen bezeichnet man als *piezoelektrische Aktivität*, die wiederum die Fibroblasten zur Synthese anregt (van den Berg, 2011).

Die Fibroblasten agieren als aktive Netzwerker und sind in der Lage, je nach Belastungsprofil, neue „Gewebepuffer" in Form von Proteoglykanen oder aber Kollagen als Folge von Zugspannungsreizen zu synthetisieren.

Gut zu wissen!

Belastungsreiz, der die Fibroblasten zur Synthese anregt:

Druck	Proteoglykansynthese
	Glykosaminoglykansynthese
Zug	Kollagensynthese
	Elastinsynthese

Im gesunden Körper ist alles im Fluss und nach mehr oder weniger einem Jahr ist, in Bezug auf das Kollagen, die Hälfte aller Fasern erneuert. Bereits nach 24 Monaten kann ein neuer, elastischer, geschmeidiger, faszialer Ganzkörperanzug entstanden sein, der eine höhere Widerstandskraft, Elastizität, Festigkeit und Spannkraft aufweist. Über die Quantität und Qualität des Ergebnisses entscheidet – neben genetischen Faktoren – einzig und allein die Regelmäßigkeit des Trainings und die Art des Belastungsreizes. Für die Ausrichtung der kollagenen Strukturen in paralleler Verlaufsrichtung, wie bei den Sehnen und Bändern, oder für das multidirektional ausgerichtete Gitternetzwerk, wie es in den flächigen Faszien und den Muskelfaszien zu finden ist, sind Dehnimpulse notwendig. Die neu gebildeten Kollagenfasern richten sich entsprechend der auf sie wirkenden Zugbelastung aus. Erfolgen die Zugbelastungen immer monodirektional, immer in dieselbe Richtung, bilden sich die Kollagenstränge entsprechend dieser Belastung in genau diese Richtung aus.

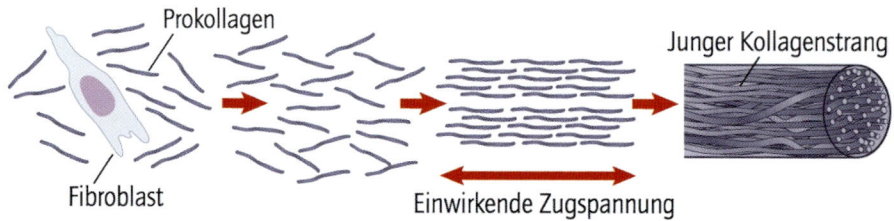

Abb. 29: Kollagensynthese

Die Dehnfähigkeit, Elastizität und Spannkraft ist demzufolge auch ausschließlich für diese Belastungsrichtung gegeben.

Wünschen wir uns ein multidirektionales, bewegungsfreudiges, elastisches und spannkräftiges Gewebe, müssen wir unseren Körper durch multidirektionale Bewegungen herausfordern.

Wie die Pflanzen sich immer der Sonne zuwenden werden, wird das Kollagen immer der Richtung der Zugspannung folgen.

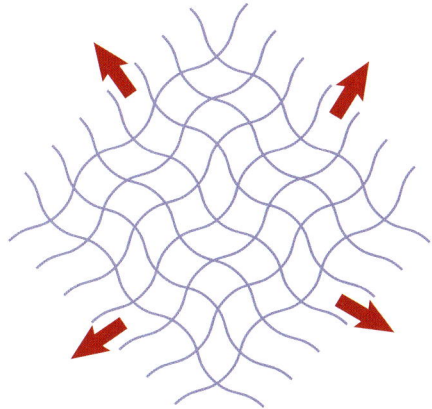

Abb. 30: Gitternetz mit multidirektional wirkenden Zugspannungen

Gut zu wissen!

Nicht allein der Spannungsreiz ist wichtig für ein qualitativ hochwertiges Kollagennetzwerk, sondern ebenso die multidirektionalen Zugrichtungen.

Ein trainiertes Gewebe baut demnach umso mehr kollagene Strukturen auf, je mehr es mit Zugspannung belastet wird und baut diese, bei entsprechend fehlendem Belastungsreiz, ab.

Zunächst ist dies als positiv zu bewerten, denn, wie gezeigt wurde, unterstützen die kollagenen Anteile im Körper die Spannkraft, heben die Bewegungsfreude und Leichtigkeit und schützen die Energiereserven der Muskulatur.

Bekannt ist aber auch, dass das Kollagen den Flüssigkeitsanteil im Gewebe verdrängt, was die Stoffwechselaktivität herabsetzt. Diese Gewebe müssen bewegt, „durchflutet" werden, damit sich aus dem Mehr an Kollagen nicht letztendlich eine Steifigkeit entwickelt.

So wird's gemacht!

Wirken Sie mit Dehnspannungen auf die Faszien ein, denn das regt die Fibroblasten zur Kollagensynthese an.

Dehnen Sie dynamisch, federnd, schwingend, … .
- Sorgen Sie für Versorgung!
- Vermeiden Sie langes Ausharren in einer Bewegung.

Trainieren Sie zielorientiert, denn Sie wissen, Sie bekommen nur das, was Sie „pflanzen". Aus dem Samen eines Apfelbaums ist kein Wachsen eines Birnbaums zu erwarten.

IV.d.ii Neue – (alte) Grundlagen des Dehnungstrainings

Seit den 1980er-Jahren bis heute hat das Dehnungstraining viele Höhen und Tiefen im Popularitätsgrad des Fitness-, Gesundheits- und Leistungssports durchlaufen. Mal wurde gedehnt, mal nicht. Mal wurde wippend, dynamisch, intensiv gedehnt, mal sanft, in die Endspannung hineinschmelzend und lang haltend. Um die Grundlagen der Methodik des Fascial Stretchs zu erläutern, soll zunächst ein Überblick über die möglichen Arbeitsweisen beim Dehnen gegeben werden.

IV.d.ii.1 Arbeitsweisen des Dehnens

Grundsätzlich werden beim Dehnen zwei Arbeitsweisen unterschieden:

- das statische Dehnen und
- das dynamische Dehnen.

Das **statische Dehnen** ist durch eine Haltephase gekennzeichnet. Die wahrnehmbare Dehnspannung wird gesucht und für eine gewisse Dauer gehalten. Lässt das Dehnsignal nach, wird die Dehnposition so weit verändert, dass die Dehnspannung erneut spürbar ist. Über die Dauer des Haltens innerhalb der Dehnspannung wurde viel diskutiert. Mittlerweile weiß man, dass viel mehr die Kontinuität und die Intensität der Dehnung über den Dehnerfolg entscheidet, als dass die Dauer des Haltens große Unterschiede bezüglich der Steigerung der Beweglichkeitsamplitude macht. Bereits nach 10-15 s Haltedauer ist eine Beweglichkeitssteigerung messbar. „Die Dehnerfolge steigern sich bis hin zu 45 s Haltedauer. Danach flacht die Kurve zugunsten der Zeit ab. Das Verhältnis von Effektivität und Zeit verschlechtert sich" (Slomka & Regelin, 2005). Je länger die Dehndauer, bis zu 2 min und länger können Dehnungen gehalten werden, desto größer der Entspannungseffekt und die Verformbarkeit (creep) des Gewebes. Dieser erworbene Dehnrückstand relativiert sich allerdings bereits in den ersten 2-3 min nach der Dehnung und ist nach 2 h vollständig auf das vorherige Niveau zurückgegangen.

Das **dynamische Dehnen** hingegen zeichnet sich durch Bewegung aus. Noch in den 1970er- und 1980er-Jahren wurde dynamisch, schwungvoll mit großen Bewegungsamplituden gedehnt. Das Aufkommen des „Stretchings" in den 1980er- und 1990er-Jahren verdrängte die dynamischen Techniken. Ihnen wurde eine Verletzungsgefahr zugesprochen. Durch die Stimulation des Golgi-Sehnenorgans, welches bei intensiver und schneller Zugspannung den Muskel zur „Schutz"-Kontraktion veranlasst, wurde angenommen, dass der zweite Dehnimpuls in eine verkürzte Muskelsituation wirkt und es darum zu Verletzungen kommen könnte oder aber zumindest sich kein Dehnerfolg einstellt. Nachdem gezeigt werden konnte, dass

A) ein körpereigener Reflex nicht willentlich, also durch eine eigens initiierte Dehnung, ausgelöst werden kann und
B) die reflexbedingte Reaktion des Muskels lediglich einige Millisekunden anhält und der zweite Dehnimpuls in jedem Fall zu spät käme, um auf eine verkürzte Muskelsituation zu treffen, rehabilitierte sich das dynamische Dehnen.

Es wurde wieder dynamisch gedehnt, allerdings mit Vorsicht. Der Übende suchte die Dehnspannung und bewegte sich innerhalb der Dehnspannung mit viel Achtsamkeit. Große, ausholende Bewegungen, Schwungbewegungen wurden weiterhin vermieden.

So wird's gemacht!

Heute finden wir, beim Fascial Stretch, beide Arbeitsweisen in allen Ausprägungsformen:

Dynamisches Dehnen
- Große, ausladende, schwungvolle Dehnungen aus der Vorspannung heraus.
- Kleines, achtsames Bewegen innerhalb der Dehnspannung.

Statisches Dehnen
- Haltendes, in die Dehnspannung hineinschmelzendes Dehnen, zum langsamen Erweitern der Dehngrenze und Dehntoleranz.

Über diese beiden Wege hinaus bekommt beim Fascial Stretch auch die **AED-Technik** wiedergewonnene Aufmerksamkeit.

Diese Sonderform der Dehnmethoden, auch *postisometrisches Dehnen* genannt, setzt sich aus unterschiedlichen Übungsphasen zusammen:

- Zunächst wird eine Dehnposition eingenommen.
- In dieser Position baut die an der Dehnspannung beteiligte Muskulatur einen allmählich ansteigenden Haltewiderstand auf. Der Muskel kontrahiert und setzt dadurch einen zusätzlichen Dehnimpuls auf die quer zur Muskelfaser verlaufenden, transversalen, faszialen Anteile.
- Im Anschluss an diese 4-10-sekündige Anspannungsphase wird der Muskel entspannt und die Dehnamplitude erweitert.
- Dieser Vorgang kann mehrfach wiederholt werden.

Sowohl die Technik des postisometrischen Dehnens oder aber ein zusätzlich ansteigender Spannungsaufbau in der Endposition der Dehnung stellen für die transversalen faszialen Anteile innerhalb der Muskulatur interessante Dehnspannungsreize dar.

Dies verdeutlicht die Grafik:

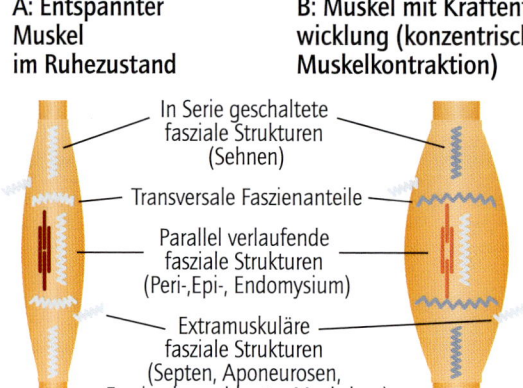

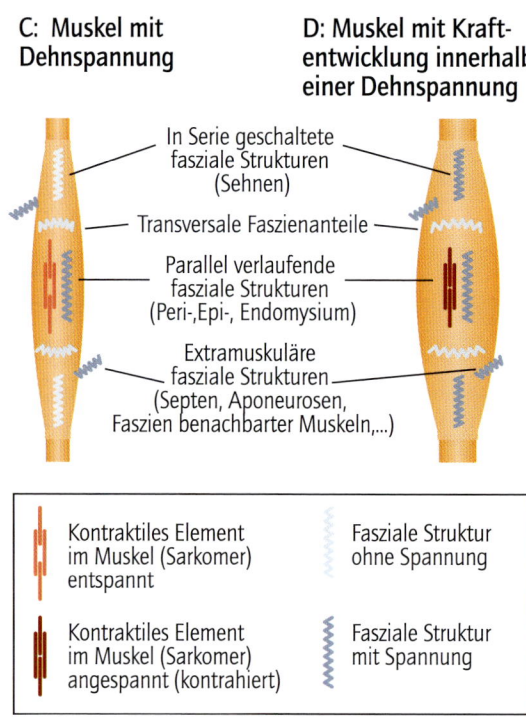

Abb. 31: Dehnspannung mit Wirkung auf die parallel und transversal verlaufenden Faszienanteile des Muskels

IV.d.ii.2 Dehngrenze – bis hierher und nicht weiter!

Bei allen genannten Dehnwegen, ob statisch, dynamisch oder mit zusätzlicher Anspannungsphase innerhalb der Dehnspannung, stellt sich die Frage, was wirkt begrenzend, welche Struktur sendet das Dehnsignal?

In den Anfängen der sportwissenschaftlichen Fragestellungen lag der Fokus auf der Muskulatur. Man nahm an, dass Sensoren im kleinsten kontraktilen Element, dem *Sarkomer*, Signale an das ZNS (zentrale Nervensystem) sendeten, sobald der Überlappungsgrad von Aktin und Myosin in einen „gefährdeten" Bereich kam. Später dachte man strukturell weiter und schrieb das Dehnsignal den Muskelspindeln zu, die sowohl am Muskel-Sehnen-Übergang, wie auch um die Muskelfaser selbst angesiedelt sind. Heute weiß man, dass „der Widerstand gegen die Dehnung auf die passiv-elastische Wirkung des Muskelbindegewebes im Muskelbauch (Peri-, Epi-, Endomysium), der Sehnen und Sehnenplatten (Aponeurosen) und Blutgefäße zurückzuführen" ist (de Morree, 2013).

Dehnsignale werden von Rezeptoren empfangen und weitergeleitet. Durch wiederkehrende Dehnreize mit hoher Intensität hat man die Möglichkeit, die Toleranz gegenüber Dehnreizen zu verändern und so eine größere neurale Toleranz aufzubauen. Die Dehnamplituden steigen. Einhergehend mit der Zunahme der Dehnamplituden, steigt in zweiter Instanz die Wirkung auf die faszialen und muskulären Strukturen. Ein Ab- und Umbau des Zellgewebes wird veranlasst. In Bezug auf die Gitternetzstruktur des Kollagens der Muskelfaszie, Sehne oder Aponeurose kann ein qualitativ hochwertiges, flexibles Fasernetzwerk entstehen.

Wir wissen heute, dass 80 % unserer gesamten Nerven in den faszialen Strukturen liegen. Wir kennen die für uns relevanten faszialen Systeme

- aus den Bindegewebsstrukturen der Haut (Fascia superficialis, Fascia profunda),
- den muskulären Anteilen der Muskelhüllen (Peri-, Epi-, Endomysium),
- den Sehnen und Bändern oder auch
- den bindegewebigen Platten, Septen und Aponeurosen.

Die Rezeptoren, die am weitesten vom Drehpunkt der Bewegung entfernt liegen, nehmen den ersten Bewegungsimpuls wahr.

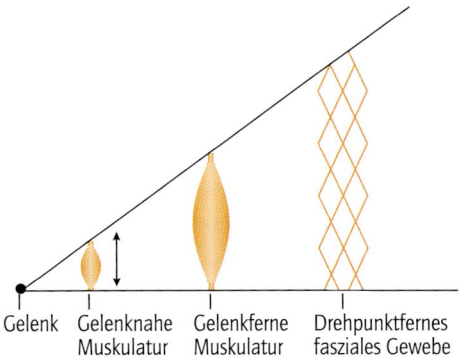

Abb. 32: Drehpunktabhängige Bewegungssensorik

Wie dieses Schaubild es verdeutlicht, ist die Bewegungsamplitude größer, je weiter sie vom Drehpunkt entfernt wahrgenommen wird. Dies erklärt u. a. das hohe Vorkommen von freien Nervenendigungen in der Fascia superficialis und Fascia profunda. Ob das die Rezeptoren sind, die letztendlich auch das Dehnsignal senden, ist noch unklar.

Für das Verständnis des Fascial Stretchs ist es von Bedeutung, zu wissen, dass die erfahrbare Rückmeldung der Dehnungen zu einem großen Anteil aus den faszialen Strukturen stammt.

IV.d.ii.3 Dehnen – vom Kopf bis zum Fuß!

Bisher betrachtete man beim Dehnen einzelne Muskeln. Es wurde geschaut, wo kommt der Muskel her, wo zieht er hin, um dann Ursprung und Ansatz des Muskels möglichst weit, für die entsprechende Dehnung, voneinander zu entfernen. Mit dem Wissen, dass es beim Dehnen nicht allein um die Muskulatur und deren bindegewebige Anteile geht, sondern um ein großes, den gesamten Körper durchziehendes Netzwerk, entwickeln sich heute muskelübergreifende, von einem Körperende zum anderen ziehende Dehnmodelle.

> So wird's gemacht!
>
> Denken Sie beim Dehnen immer vom Kopf bis zum Fuß.
> Vom einen Körperende bis zum anderen.
>
> Suchen Sie nach flächigen, „langen" Spannungen!
> (s. Kap. IV.d.v.1)

IV.d.iii Myofasziale Leitbahnen

Entsprechend dem faszialen Netzwerk, das keinen Anfang und kein Ende kennt, entwickelte Tom W. Myers (2010) das Modell der *myofaszialen Leitbahnen*. Der amerikanische Therapeut erklärt in seinem Buch *Anatomy trains* das komplexe Zusammenspiel des Körpers sehr anschaulich.

Myers untergliedert das fasziale Netzwerk in anatomische Zuglinien, die sich aus myofaszialen oder bindegewebigen Einheiten zusammensetzen. Belastungen, Dehnbelastungen werden von einem Glied der Kette zum nächsten, ohne Unterbrechung, weitergegeben.

Das myofasziale Netzwerk hat keinen Anfang und kein Ende.

- Es bettet die kontraktilen Elemente des Muskels ein.
- Es kommuniziert, leitet weiter, baut Spannungen auf oder sorgt für Nachgiebigkeit und Elastizität.

Folgende myofasziale Leitbahnen werden beschrieben:

- die oberflächliche Rückenlinie (ORL),
- die oberflächliche Frontallinie (OFL),
- die Laterallinien (LL) und
- die Spirallinien (SPL).

Zur Vertiefung des Wissen zu den genannten Leitbahnen und die Erweiterung durch die myofaszialen Leitbahnen, wie die Armlinien, die funktionellen Linien oder die tiefe Frontalllinie, verweise ich an dieser Stelle auf das Buch *Anatomy trains* von T. Myers (2010).

Für das moderne Dehnungstraining (Bewegungskonzept: *Modern Stretch – Fascial Stretch*, Slomka & Busch, 2010) muss sich von der Idee des Dehnens einzelner Muskeln oder auch einzelner Muskelgruppen gelöst werden.

> So wird's gemacht:
>
> Dehnen Sie langkettig, von einem Körperende bis zum anderen.
>
> Orientieren Sie sich an den Körperlinien (myofasziale Leitbahnen nach T. W. Myers, 2010).

Um eine Struktur in die Übungspraxis zu bringen und den Trainern und den Trainierenden einen Leitfaden zu bieten, der nicht als alles umfassendes und alles erreichendes System zu verstehen ist, folge ich beim Trainingskonzept „Faszien in Bewegung" der Idee der *myofaszialen Leitbahnen* von Tom Myers.

IV.d.iii.1 Die oberflächliche Rückenlinie (ORL)

Die oberflächliche Rückenlinie schützt wie ein Panzer die gesamte rückwärtige Oberfläche des Körpers.

Sie zieht von den Zehengrundgelenken über die Plantarfaszie (Fußsohle) hoch über die Schädeldecke bis zu den Augenbrauen.

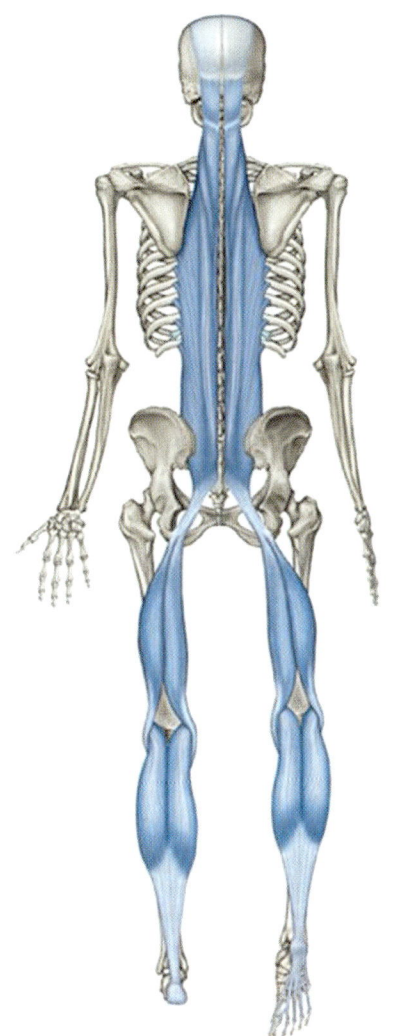

Abb. 33: Die oberflächliche Rückenlinie (ORL), Grafik entnommen aus Anatomy Trains, 2/E, (ISBN 9780443102837), Myers et al (ed), S. 90, Copyright Elsevier, 2009

In myofaszialer Verbindung stehen also

- die Fußsohle,
- die Achillessehne und mit ihr
- der M. triceps surae (die Wadenmuskulatur).
- Übergehend in die ischiokrurale Muskulatur (die rückwärtigen Oberschenkelmuskeln) und
- direkt darüber, über das Ligamentum sacrotuberale, zum Kreuzbein verlaufend,
- hoch den langen Rückenstrecker, dem M. erector spinae, entlang
- bis zur bindegewebigen Platte des Schädels (epikraniale Faszie).

Funktionell lässt sich die oberflächliche Rückenlinie (ORL) in zwei Abschnitte teilen:

a) von der Unterseite des Fußes bis zum Knie ziehend und
b) vom Knie bis zum Scheitel.

Bei flektiertem Knie (gebeugtem Knie) können die Wirkungsweisen getrennt voneinander betrachtet werden – es kann vom Fuß zum Knie oder vom Knie bis zum Scheitel gearbeitet werden.

Bei gestrecktem Knie folgen die Wirkungen der Trainingsreize entsprechend der gesamten Kette.

Für die Arbeit mit der oberflächlichen Rückenlinie (ORL) ist also ebenso die Stellung des Knies von Bedeutung, wie die Stellung des Fußes. Auch die Kopfhaltung kann die Zugspannung auf das System verändern.

IV.d.iii.2 Die oberflächliche Frontallinie (OFL)

Die oberflächliche Frontallinie (OFL) verbindet, in zwei Teilen, die gesamte vordere Körperoberfläche.

- Von den Zehen zum Becken und
- vom Becken zum Kopf.

In Bezug auf die Haltung übernimmt sie den Gegenpart, die antagonistische Funktion, zur oberflächlichen Rückenlinie (ORL).

Während die oberflächliche Rückenlinie eher für ausdauernde Haltearbeit ausgelegt ist, übernimmt die oberflächliche Frontalllinie die schnell reagierenden Anteile.

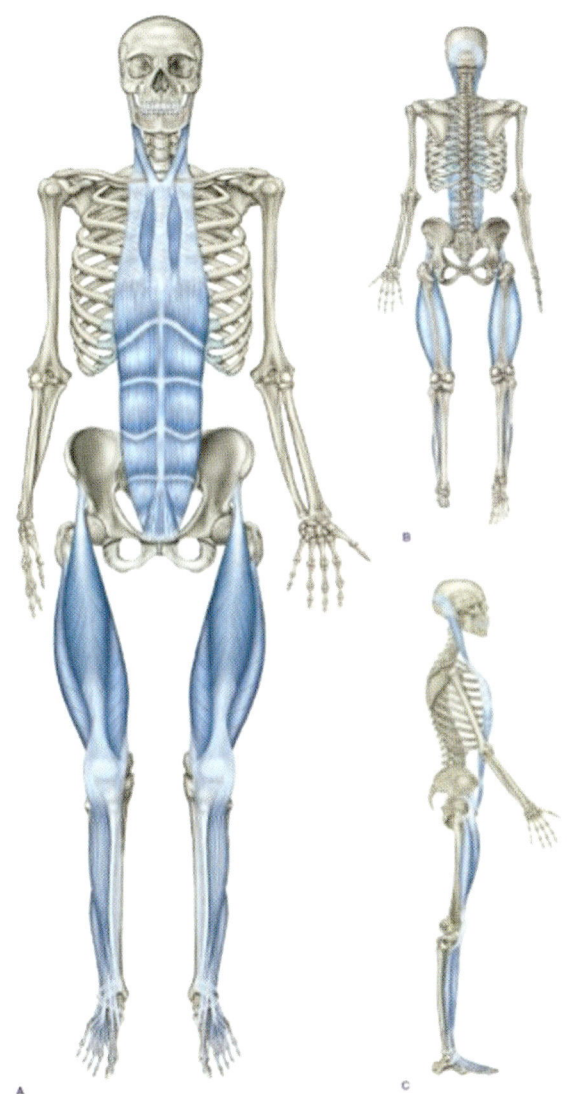

Abb. 34: Die oberflächliche Frontallinie (OFL), Grafik entnommen aus Anatomy Trains, 2/E, (ISBN 9780443102837), Myers et al (ed), S. 120, Copyright Elsevier, 2009

Die oberflächliche Frontalllinie beginnt an den Sehnen auf der Oberseite des Fußes.

- Von dort erstreckt sie sich weiter kopfwärts, über das Schienbein und die Schienbeinmuskulatur. Weiter zieht sie
- zum Oberschenkel. Dort verläuft sie funktionell und streng genommen ausschließlich über den zweigelenkigen M. rectus femoris (geraden Oberschenkelmuskel).
- Im weiteren Verlauf zum Oberkörper gibt es keine direkte, aber eine „indirekte" funktionelle Verbindung hinauf in die Faszie des Rumpfs auf der Bauchseite.
    - Solange die Bewegungen/Dehnungen sich rein in der Sagittalebene (Bewegungen nach vorn und hinten) befinden, funktionieren die Kommunikationswege innerhalb der gesamten oberflächlichen Frontallinie. Umfassen die Bewegungen allerdings Hüft- oder Rumpfrotationen, arbeitet die oberflächliche Frontallinie nicht als kontinuierliches Band, sie gliedert sich in ihre beiden Anteile.
- Die Faszie des Rumpfs (Fascia abdominalis) umfasst das gesamte Bauchmuskelsystem mit seinen vier Anteilen und zieht dann weiter
- über die Rippen zum Sternum (Brustbein) und
- von dort über die Kopfwender (M. sternocleidomastoideus) zum Schädel.

IV.d.iii.3 Die Laterallinien (LL)

Die Laterallinien klammern beide Seiten des Körpers ein.

Von der

- Mitte der Außenseite des Fußes,
- um die Außenseite des Knöchels herum,
- entlang der Außenseite des Unter- und Oberschenkels und
- dann hinauf wie ein Korbgeflecht entlang der Seitenlinie des Rumpfs verlaufen sie
- unter den Schultern hindurch zum Schädel im Bereich der Ohren.

Sie dienen der Balance zwischen Vorder- und Rückseite des Rumpfs.

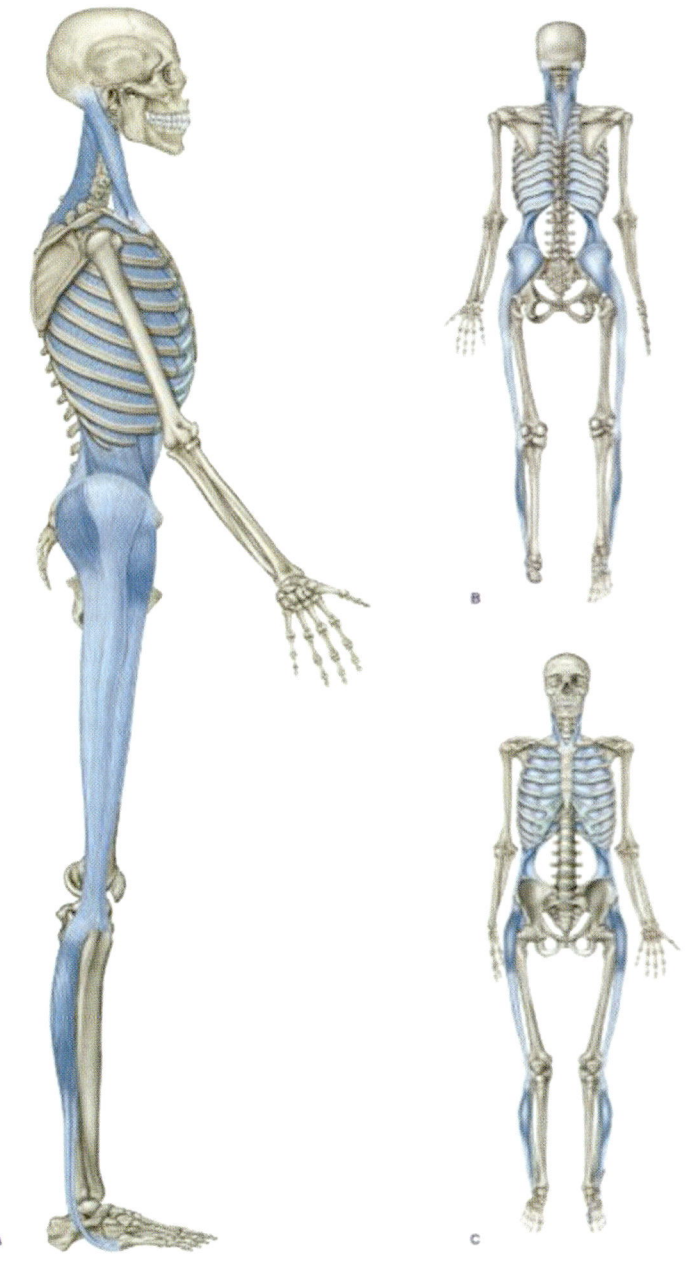

Abb. 35: Die Laterallinien (LL), Grafik entnommen aus Anatomy Trains, 2/E, (ISBN 9780443102837), Myers et al (ed), S. 142, Copyright Elsevier, 2009

Schon gewusst?

Beobachtungen bezüglich des Gangbildes verschiedener Personengruppen unterschiedlichen Alters zeigen, dass bei älteren Personen eine Schwäche im Bereich der Laterallinien in Bezug auf Festigkeit, Stabilität und Elastizität vorliegt. Ein oft von rechts nach links schwankendes Gangbild ist die Folge.

Bei jungen Personen zeigt sich eher eine Schwäche in ihrer oberflächlichen Rücken- oder Frontallinie. Haltungsschwächen, wie hängende Schultern, ein vorgeschobenes Becken, oder ein runder Rücken unterstützen diese These.

IV.d.iii.4 Die Spirallinien (SPL)

Die Spirallinien winden sich wie eine Doppelhelix um den Körper.

- Sie verbinden jede Schädelseite über den oberen Rücken mit der gegenüberliegenden Schulter.
- Von dort verlaufen sie um den Brustkorb herum, um sich auf Höhe des Bauchnabels zu kreuzen
- und auf Höhe der Hüfte zur ursprünglichen Körperseite zurückzukehren.
- Von dort verlaufen die Spirallinien weiter über die vordere Außenseite des Ober- und Unterschenkels zur Innenseite des Fußes.
- Über die Rückseite des Rumpfs ziehen sie wieder hoch zur Schädelbasis.

Die Aufgabe der SPL liegt darin, ein Gleichgewicht zwischen allen Ebenen zu gewährleisten.

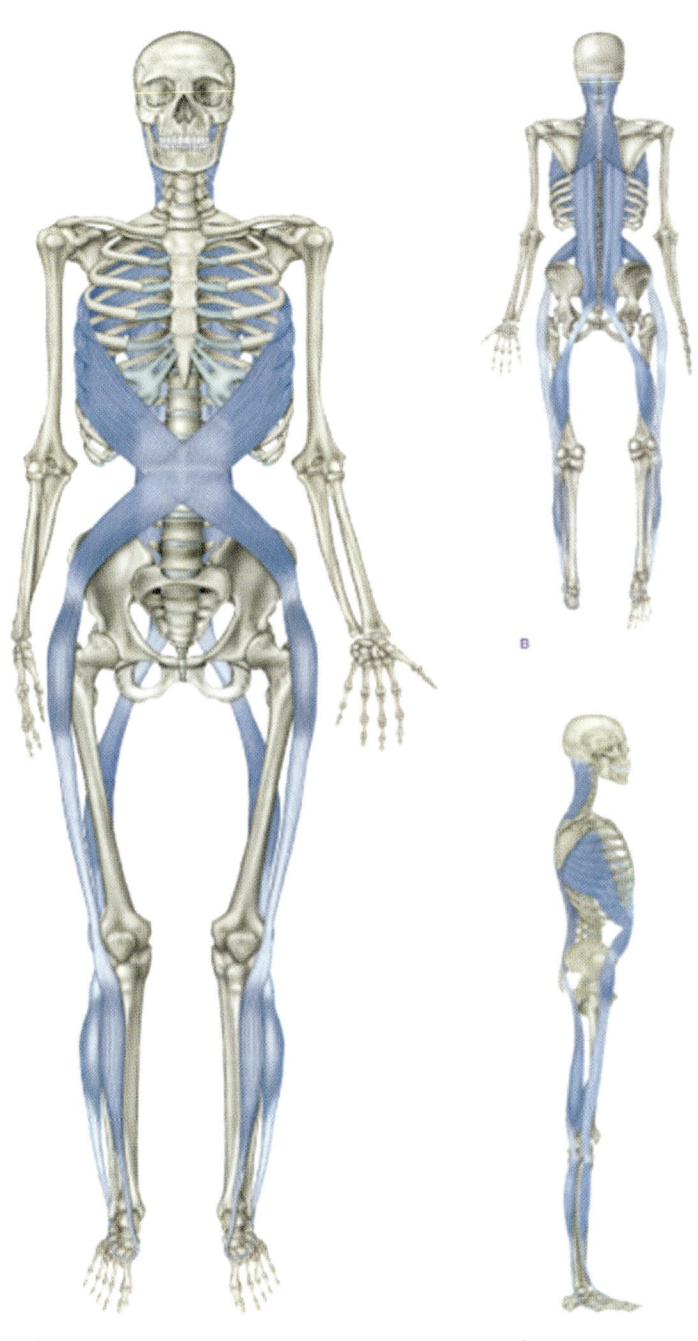

Abb. 36: Die Spirallinien (SPL), Grafik entnommen aus Anatomy Trains, 2/E, (ISBN 9780443102837), Myers et al (ed), S. 162, Copyright Elsevier, 2009

IV.d.iv Regeln für die Praxis

IV.d.iv.1 Dehnen – Variation als Schlüssel zum Erfolg!

Beim Dehnen oder, besser gesagt, bei der Steigerung der Beweglichkeit und der Dehnamplitude, geht es in erster Linie darum, die neurale Toleranz gegenüber Dehnspannungen zu verbessern. Für die Wahrnehmung und das Verschieben des Dehntoleranzbereichs sind die Rezeptoren des Körpers zuständig.

Die Rezeptoren liegen vielfältig vor, sind wandlungsfähig und lieben die Variation. Golgi-Rezeptoren brauchen die Spannung an den Muskel-Sehnen-Übergängen, Ruffini-Rezeptoren benötigen langsame Stimuli, während Paccini-Rezeptoren die komplette Vielfalt in Anspruch nehmen. Sie hören sofort auf zu senden, sobald ein Reiz gleichbleibend wahrgenommen wird.

Die Gruppe der freien Nervenendigungen stellt dabei die variantenreichste Gruppe dar. Sie mögen es schnell und langsam, intensiv und schwach, ruckartig und schmelzend.

Schon allein aus Gründen der unterschiedlichen Rezeptorenarten und deren unterschiedlichen Reizschwellen ist es ratsam, sich nicht auf eine Dehnmethode oder eine Arbeitsweise des Dehnens zu beschränken.

IV.d.iv.2 Methodentipps

Dehnen Sie dynamisch!
Mal schwungvoll mit großen Bewegungsamplituden, mal kleiner, bewegend, sanft federnd innerhalb der Dehnspannung.
„Noch schneller wirken Dehnungen auf die Faszien ein, wenn diese mit einer vorbereitenden Gegenbewegung kombiniert werden"
(Schleip, 2012 n. Fuhasario et al., 2006).

Dehnen Sie statisch!

Schmelzen Sie in die Dehnung hinein! Spüren Sie das langsame Nachlassen des Dehnimpulses, um ihm nachzugehen und die Dehnamplitude zu erweitern.

Variieren Sie Ihre Dehnposition!

Bleiben Sie selbst beim statischen Dehnen „wach". Variieren Sie minimal und stetig die Dehnposition, damit immer neue Dehnsignale gesendet werden und das fasziale Netzwerk möglichst multidirektional ausgebildet wird. Auch bei den dynamischen Formen suchen Sie nach immer neuen Bewegungswegen.

Dehnen Sie vom Kopf bis zum Fuß!

Dehnen Sie entlang des fasziales Netzwerkes – vom Kopf bis zum Fuß, von einem Körperende bis zum anderen. Lassen Sie sich von der Idee der myofaszialen Leitbahnen lenken.

IV.d.iv.3 Freies Gleiten!

Neben der Vorstellung durch das Dehnen auf die Neubildung und Ausrichtung des Kollagens Einfluss zu nehmen, hilft bei der Durchführung der verschiedenen Dehnmöglichkeiten die Vorstellung, dass es nicht allein um die „Verlängerung" eines Systems geht, sondern ebenso um eine Form der Beweglichkeit, die aus den Möglichkeiten der bindegewebigen Verschiebbarkeit herrührt. Diese steht in eindeutiger Abhängigkeit zum Flüssigkeitsanteil des Gewebes. Eine „ausgetrocknete" fasziale Struktur bedeutet einen Verlust an Elastizität und schränkt die Verschiebeeigenschaften erheblich ein. Mit einer gehen Muskeldysfunktionen, wahrscheinliche Leistungseinbrüche und eine steigende Verletzungsanfälligkeit.

Bekannt ist, dass sich bereits nach 10 s statischer Muskelarbeit (Kraft oder Dehnung) einige muskelversorgende Kapillare verschließen. Die Nährstoffzufuhr über das arterielle System verschlechtert sich. Durch die fehlende Bewegung verschlechtert sich ebenso die Zirkulation der Grundmatrix, was genauso eine Verschlechterung der Ernährungssituation zur Folge hat.

Auch beim Fascial Stretch gilt der Grundsatz:

Faszien in Bewegung!

IV.d.v Praxis

IV.d.v.1 Praxisbeispiele auf der Grundlage der myofaszialen Leitbahnen nach T. W. Myers

Oberflächliche Rückenlinie (ORL)

Übung 1: Rumpfflexion stehend

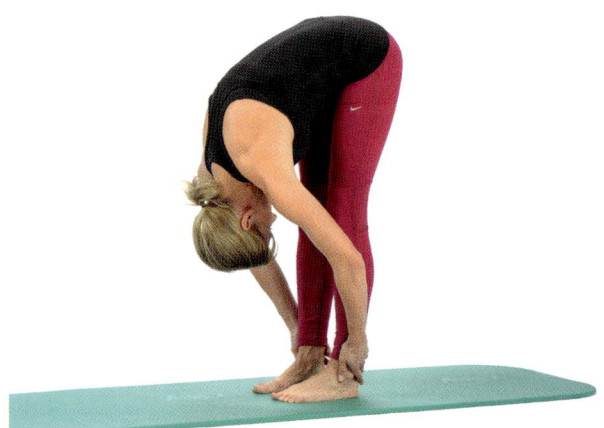

- Stehen Sie mit Ihren Füßen parallel und hüftbreit.
- Beugen Sie Ihren Rumpf nach vorne.
  - Setzen Sie Ihre Hände vor den Füßen auf, umfassen Sie Ihr Sprunggelenk oder Ihre Wade.
  - Ihre Beine sind, soweit es Ihnen möglich ist, gestreckt.
  - Ihre Stirn ziehen Sie in die Richtung Ihrer Knie.

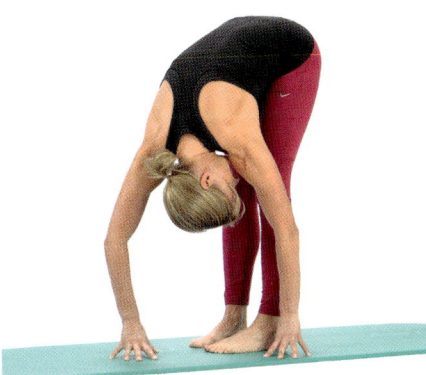
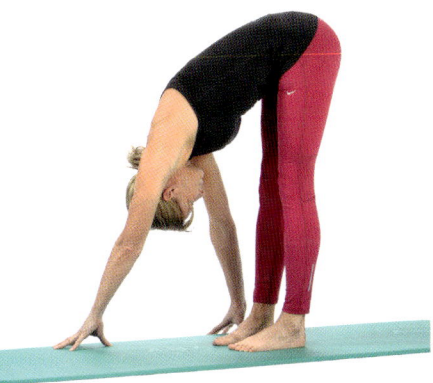

- Variationen:
  - Lassen Sie Ihren Oberkörper die Dehnung variantenreich erleben und verändern Sie achtsam dynamisch seine Position. „Spielen Sie mit der Bewegung."

Übung 1 A: Rumpfflexion stehend mit Fersentreten

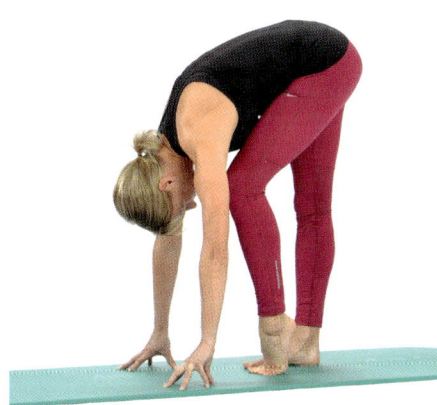
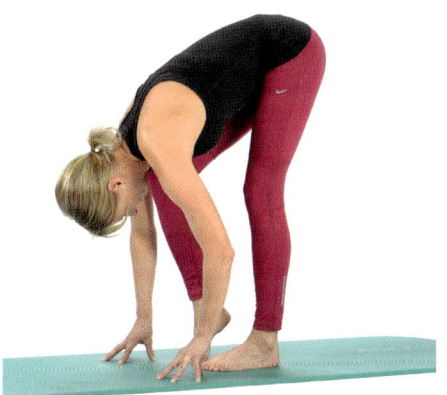

- Heben und senken Sie wechselseitig Ihre Fersen.

Übung 2: Rumpfflexion Langsitz

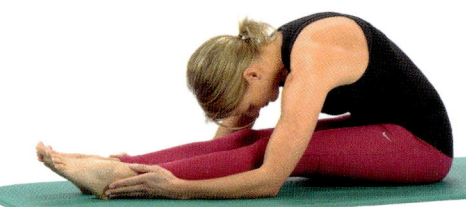

- Setzen Sie sich mit lang ausgestreckten Beinen auf den Boden.
- Beugen Sie Ihren Oberkörper nach vorne.
  - Die Stirn zieht dabei in die Richtung der Kniescheiben.

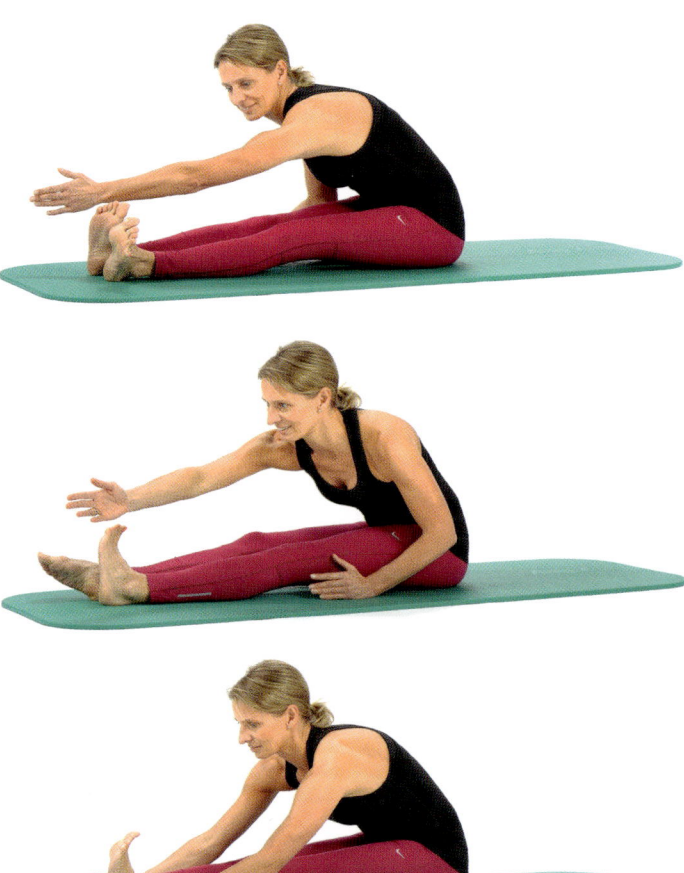

- **Variationen:**
  - Lassen Sie Ihren Oberkörper die Dehnung variantenreich erleben und verändern Sie die Zugrichtung Ihrer Arme nach vorne.
  - Auch die Fußspitzen dürfen bewegt werden – ziehen Sie sie mal an (flex) und strecken Sie sie dann wieder.
  - Auch Innen- und Außenrotationen sind erwünscht.
    - → „Spielen Sie mit der Bewegung."

Übung 3: Rumpfflexion sitzend reverse („Pflug")

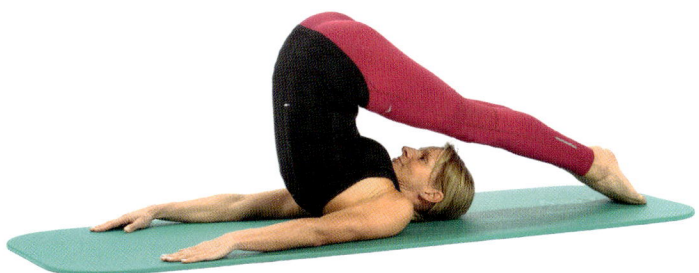

- Legen Sie sich in Rückenlage auf den Boden.
- Heben Sie Ihre Beine und führen Sie sie gestreckt hinter Ihren Körper, sodass Sie im Schulterstand sind.
  - Ihre Arme dürfen dabei am Boden liegen oder aber mit den Händen in der Lende unterstützen.
  - Achten Sie darauf, dass Ihr Körpergewicht auf dem Schultergürtel lastet.

Übung 4: Rückverlagerte Schrittstellung

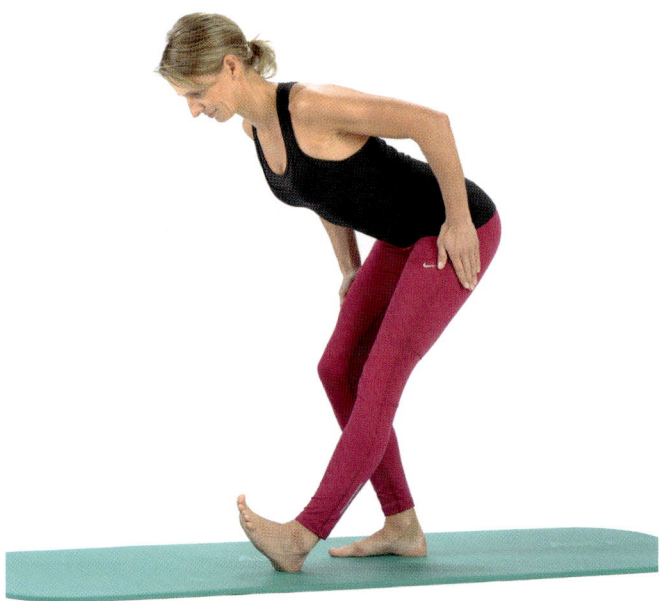

- Stellen Sie einen Fuß ca. eine Fußlänge nach vorne.
- Beugen Sie das hintere Bein und neigen Sie den Oberkörper zunächst mit gestreckter Wirbelsäule nach vorne.
- Das vordere Bein ist gestreckt.
- Ziehen Sie Ihre Fußspitze des ausgestreckten Beins heran.

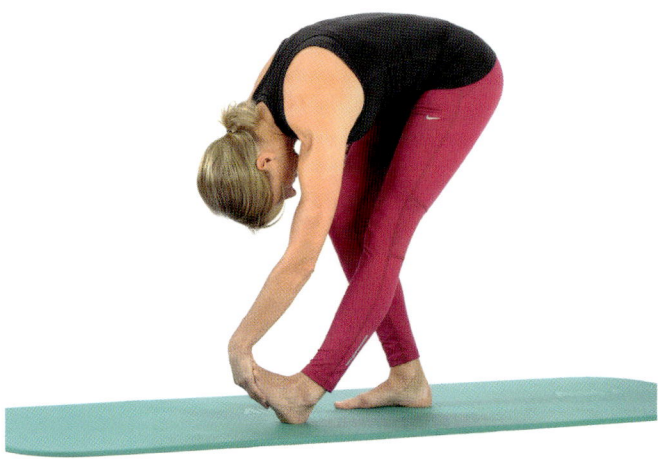

- Beugen Sie Ihren Oberkörper bis zur Dehngrenze.
  - Wenn möglich, fassen Sie die Fußspitze des vorderen Beins.
    - Bei gestrecktem vorderen Bein zieht der Kopf Richtung Knie und die Fußspitze maximal hoch.

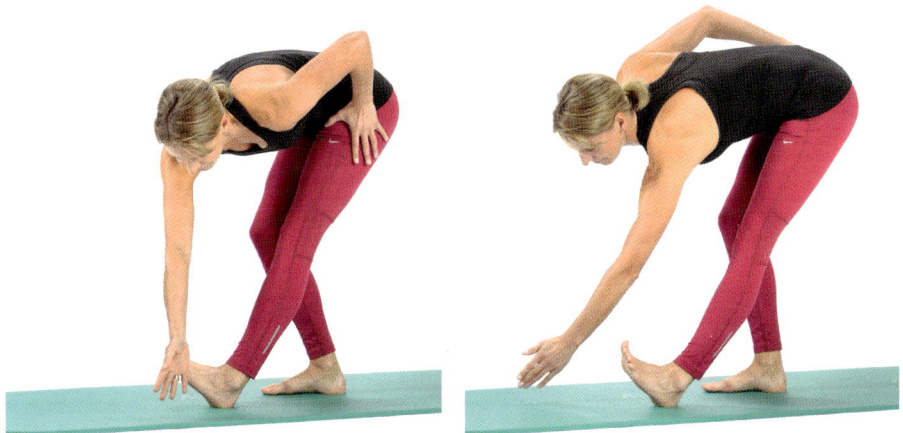

- **Zwei Variationen:**
  - Die Zugrichtungen der Arme und des Oberkörpers dürfen variieren.
    - → „Spielen Sie mit der Bewegung."

Übung 5: Up-Stretch mit Fersentreten

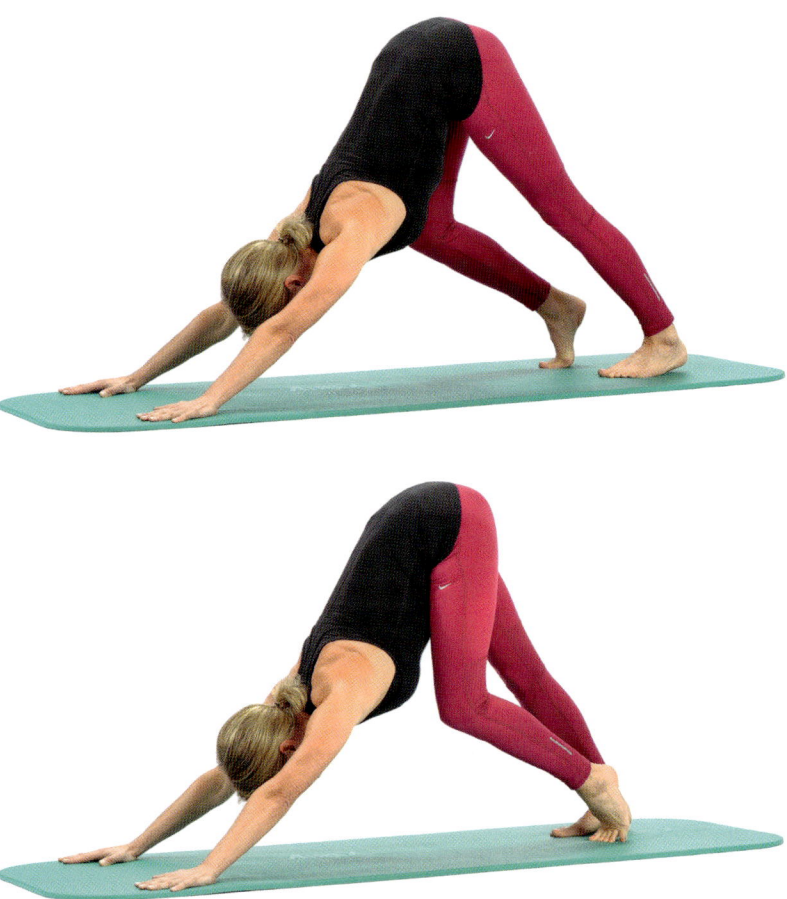

- Stellen Sie sich in die Position des Up-Stretchs/umgekehrtes „V". Dabei stützen die Hände kraftvoll am Boden. Die lang gestreckte Linie der Arme geht in die lang gestreckte Linie des Rückens über und das Steißbein bildet den höchsten Punkt der Bewegung.
- Strecken Sie beide Beine maximal weit durch und führen Sie die Fersen zum Boden.
- Aus dieser Position heben und senken Sie wechselseitig die Fersen vom Boden.
  - Terminologie aus dem Yoga für die Ausgangsstellung: herabschauender Hund.

Übung 5 A: Up-Stretch mit Tanz der Wirbelsäule

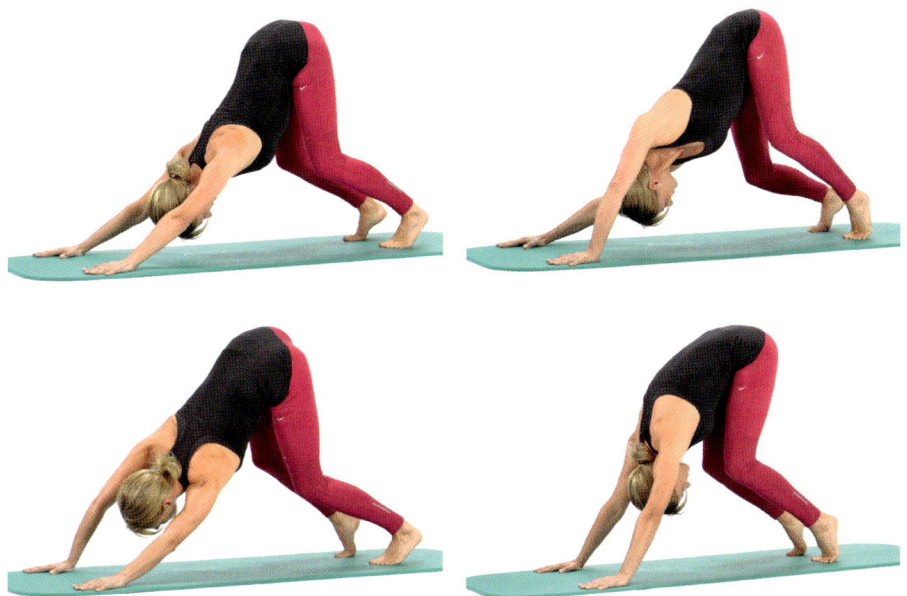

- Stellen Sie sich in die Position „Up-Stretch", wie in der Übungsreihe zuvor beschrieben.
  - Kräftiger Stütz der Arme.
  - Die Beine maximal weit strecken.
  - Die Fersen möglichst weit am Boden.
- Es beginnt der variantenreiche „Tanz der Wirbelsäule":
  - Beugen Sie Ihre Beine, lösen Sie die Fersen vom Boden und überstrecken Sie die Wirbelsäule, soweit es Ihnen möglich ist (Wirbelsäulenextension).
  - Bewegen Sie sich variantenreich in alle möglichen Bewegungsrichtungen, die Ihre Wirbelsäule ausführen kann: Rotation, Rundung (Flexion), Streckung (Extension).
- Beginnen Sie mit kleinen Mikrobewegungen (kaum sicht-, aber spürbar) und lassen Sie die Bewegungen nach und nach größer und ausladender werden.

Übung 5B: Full Up-Stretch („herabschauender Hund")

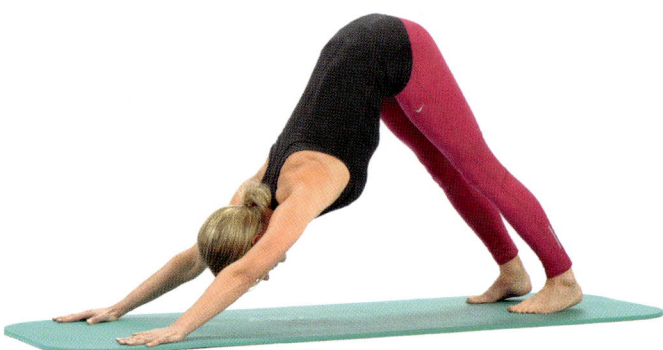

- Stellen Sie sich in die Position „Up-Stretch", wie oben beschrieben.
  - Kräftiger Stütz der Arme.
  - Die Arme und der Rumpf sollten im optimalen Verlauf eine lange Linie bilden.
  - Die Beine maximal weit strecken.
  - Die Fersen möglichst weit am Boden.

Übung 6: Päckchenposition

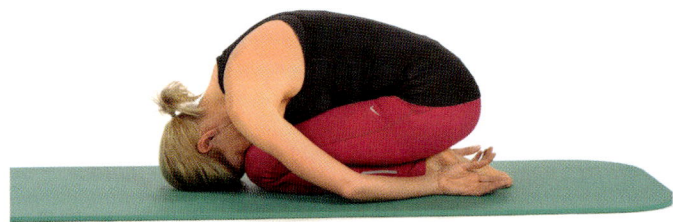

- Führen Sie im Unterschenkelsitz Ihr Gesäß zu den Fersen. Legen Sie Ihren Oberkörper auf den Beinen ab.
- Rollen Sie Ihren Kopf so weit ein, dass der höchste Punkt des Scheitels (Fontanelle) den Boden berührt.

Übung 6A: gestreckte Päckchenposition

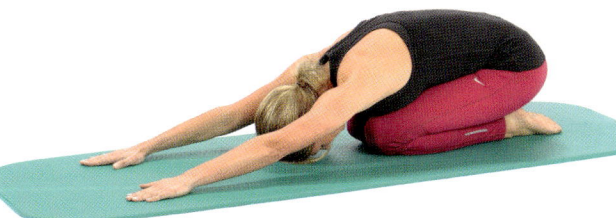

- Führen Sie Ihre Arme aus der „Päckchenposition" gestreckt nach vorn.

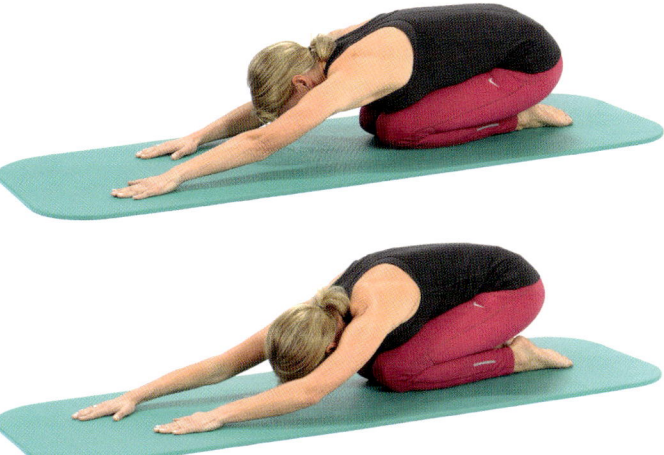

- Strecken Sie die Arme wechselseitig nach vorne.

Übung 8: „Päckchen"-Beckenschaukel

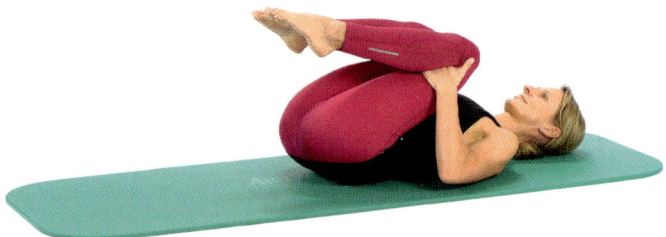

- Legen Sie sich in Rückenlage und ziehen Sie Ihre Beine, soweit es Ihnen möglich ist, zum Körper heran.
  - Das Becken darf sich bei der Bewegung vom Boden lösen.

Oberflächliche Frontallinie (OFL)

Übung 1: Rumpfextension stehend

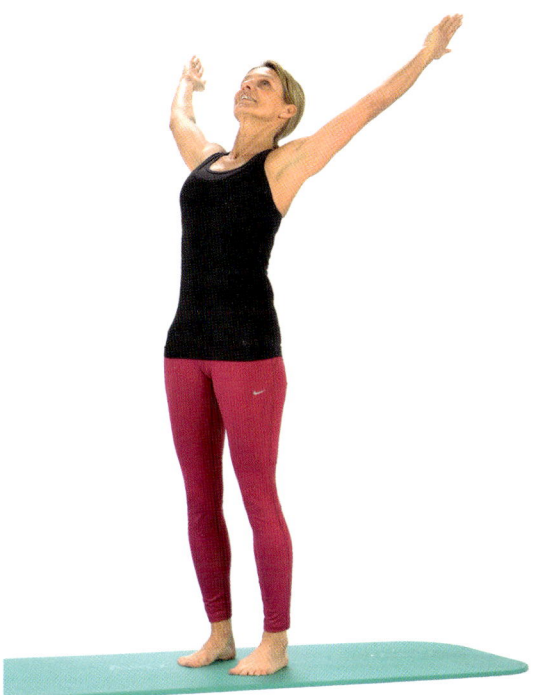

- Stehen Sie aufrecht.
- Führen Sie Ihre Arme zu einer großen „V-Position" nach oben.
- Die Arme dürfen jetzt das Blickfeld verlassen und hinter den Körper ziehen.
- Unter Beibehaltung der Grundspannung auf der vorderen Rumpfseite (Spannungslinie Brustbein-Steißbein) öffnen Sie Ihren Brustkorb und überstrecken Ihre Wirbelsäule.

Übung 2: Rumpfextension im Ausfallschritt

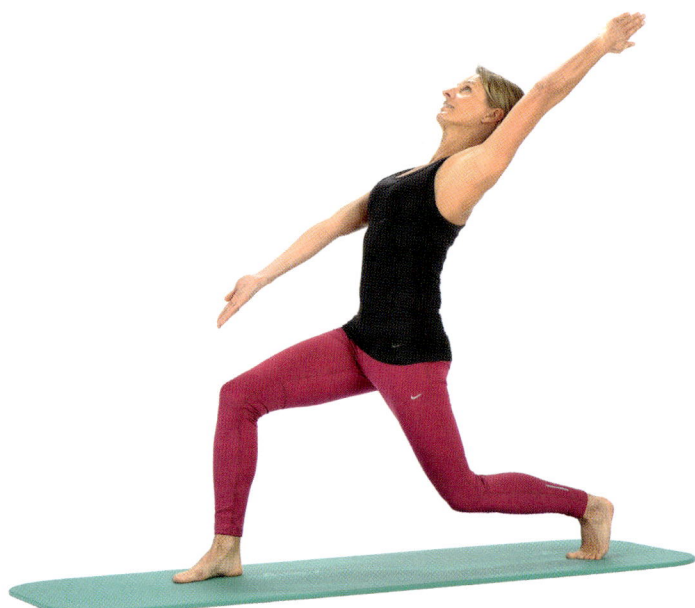

- Stellen Sie sich in einen großen Ausfallschritt.
- Heben Sie den gleichseitigen Arm des zurückgestellten Beins und ziehen diesen lang in Richtung des Himmels.
- Schieben Sie Ihre Hüfte des rückgestellten Beins weit nach vorn, indem Sie Ihre Gesäßmuskeln anspannen und das Schambein in die Richtung des Brustbeins ziehen.
- Unter Beibehaltung der Grundspannung auf der vorderen Rumpfseite (Spannungslinie Brustbein-Steißbein) führen Sie den gehobenen Arm weiter zurück und neigen Ihren Oberkörper nach hinten.
- Der zweite Arm kann, nach vorne ausgestreckt, für ein wenig mehr Standsicherheit sorgen.

Übung 3: Hüftstreckung (Hip Extension)

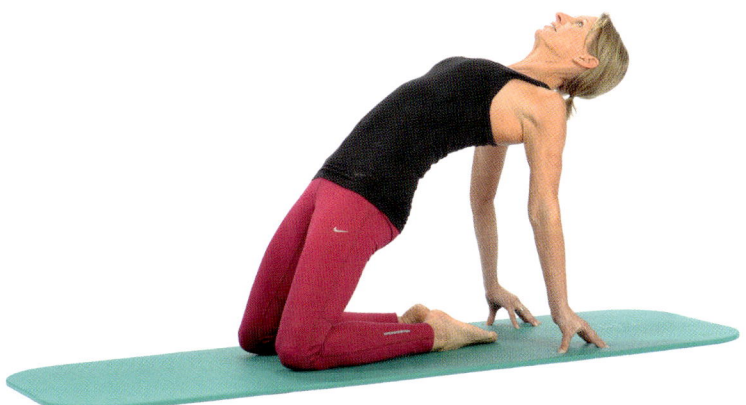

- Setzen Sie sich in einen aufrechten Fersensitz.
- Ihre Hände platzieren Sie hinter den Füßen.
- Schieben Sie Ihre Hüfte nach vorn, sodass sich Ihr gesamter Rumpf nach hinten (Wirbelsäulenextension) aufspannt.
  - Sie dürfen den Kopf nach hinten hängen lassen oder zunächst aktiv tragen.
  - Spannen Sie Ihre Gesäßmuskeln an, sodass Ihr Becken möglichst weit nach vorn in die Hüftstreckung geschoben werden kann.

Übung 3A: Hüftstreckung (Hip Extension) einarmig

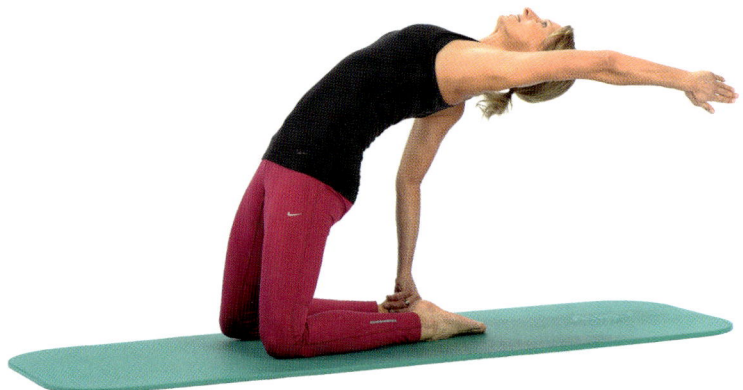

- Nehmen Sie die Position der Hüftstreckung (Hip Extension) der zuvor beschriebenen Übung ein.
  - Je näher die Hände an den Fersen sind, oder sogar auf den Fersen stützen, desto größer ist die Extensionsspannung.
- Lösen Sie einen Arm vom Boden/Ferse und führen Sie ihn in einem großen Kreis nach hinten, sodass der Arm die Körperlinie verlängert.
  - Wechseln Sie die Armposition.

Aufgepasst!

Übung mit erhöhtem Schwierigkeitsanspruch.

Da es sich um eine Dehnübung mit Wirkung auf die oberflächliche Frontallinie handelt, muss der rückziehende Arm über vorn oben nach hinten gezogen werden, damit keine zusätzliche Rotationskomponente auf die Wirbelsäule wirkt.

Übung 4: Schulterbrücke („Bridging")

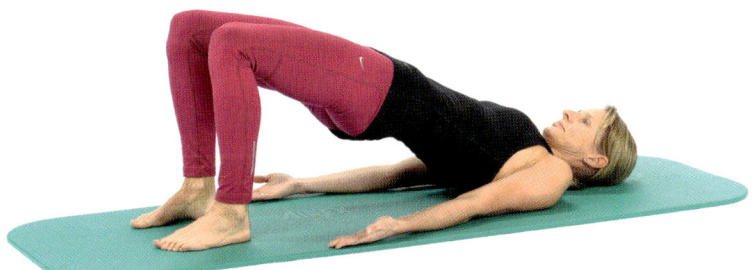

- Legen Sie sich auf den Rücken und stellen Sie Ihre Füße mit angewinkelten Beinen auf.
- Heben Sie Ihr Becken und schieben Sie es mit der Kraft der Gesäßmuskeln weit nach oben.

Übung 5: Extension über dem Ball

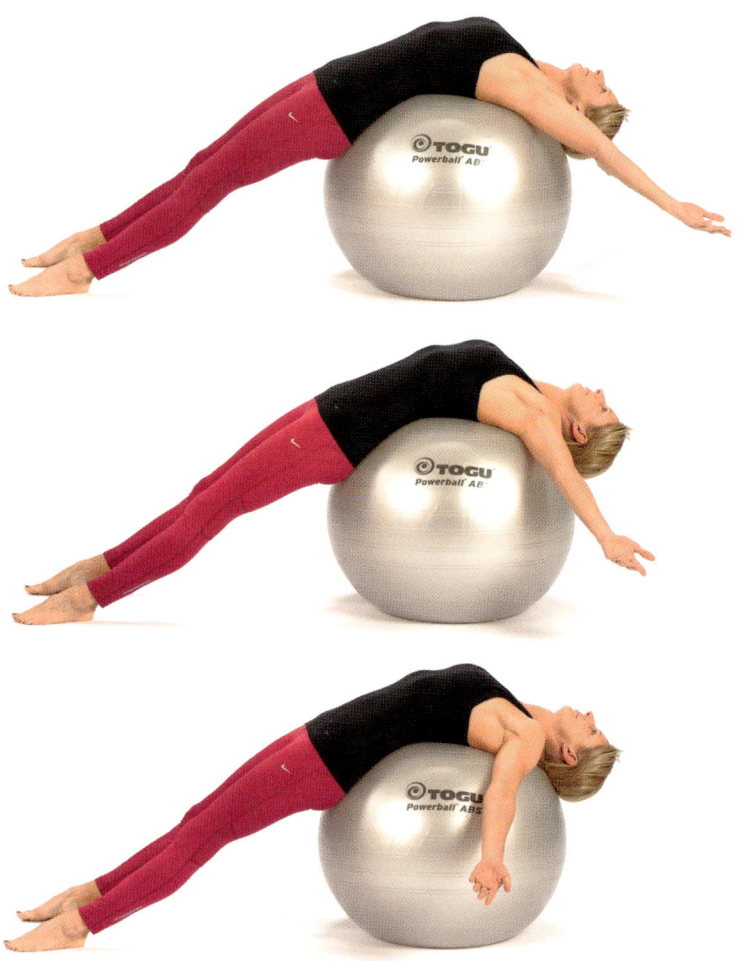

- Nehmen Sie einen großen Ball (60-75 cm im Querschnitt) und legen Sie sich mit Ihrem Rücken darauf.
- Legen Sie auch Ihren Hinterkopf auf dem Ball ab.
- Ihre Arme können an der Körperseite die Position und damit die Dehnspannung variieren.

Übung 6: Full Extension („Brücke")

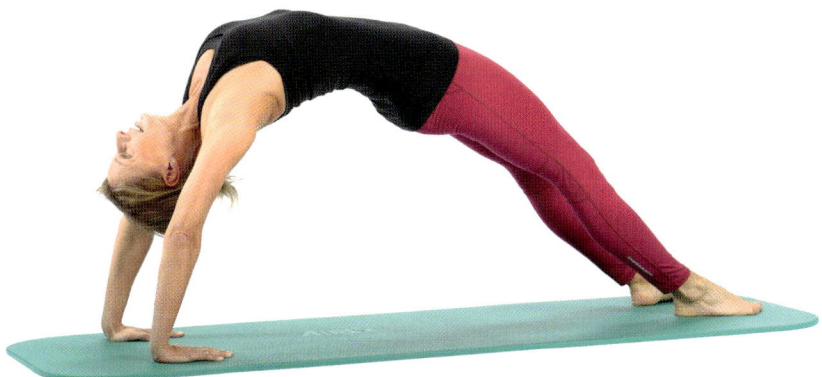

- Legen Sie sich auf den Rücken.
- Stellen Sie die Füße auf.
- Die Hände positionieren Sie eng am Körper in Ohrnähe.
- Drücken Sie sich mit Händen und Füßen kräftig hoch in die Bogenspannung der „Brücke".

Aufgepasst!

Übung mit erhöhtem Schwierigkeitsanspruch.

Übung 7: Kobra

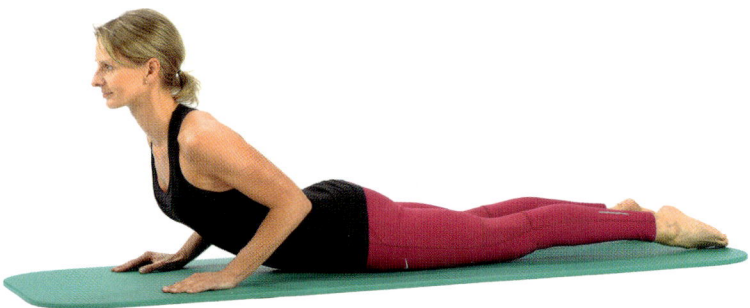

- Legen Sie sich auf den Bauch und stellen Sie Ihre Hände rechts und links neben dem Körper auf Brusthöhe ab.
- Heben Sie Ihr Brustbein und schieben es nach vorne oben. Entwickeln Sie die gesamte Kraft zum Heben des Oberkörpers aus der Rückenmuskulatur.

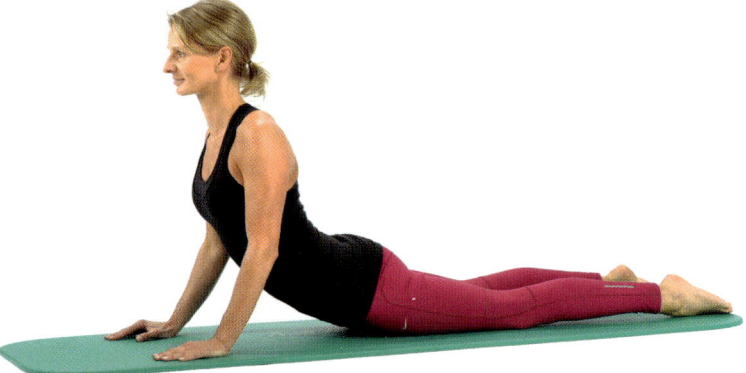

- Heben Sie Ihr Brustbein inklusive Oberkörper und strecken Sie Ihre Arme, soweit es Ihnen angenehm ist.

Aufgepasst!

Halten Sie Bauchspannung, damit die Kompression in der Lendenwirbelsäule möglichst gering bleibt.

Laterallinien (LL)

Aufgepasst!

Auf den oberen Anteil der Laterallinie, ab Becken aufwärts, ist recht gut mit Übungen einzuwirken. Die Integration der Beine erweist sich oft als sehr schwierig. Es lohnt sich, zusätzliche Synthesereize, z. B. über Foamrolls auf die Beinseiten (Tensor fascia lata etc.), zu setzen.

Übung 1: Sich recken und strecken

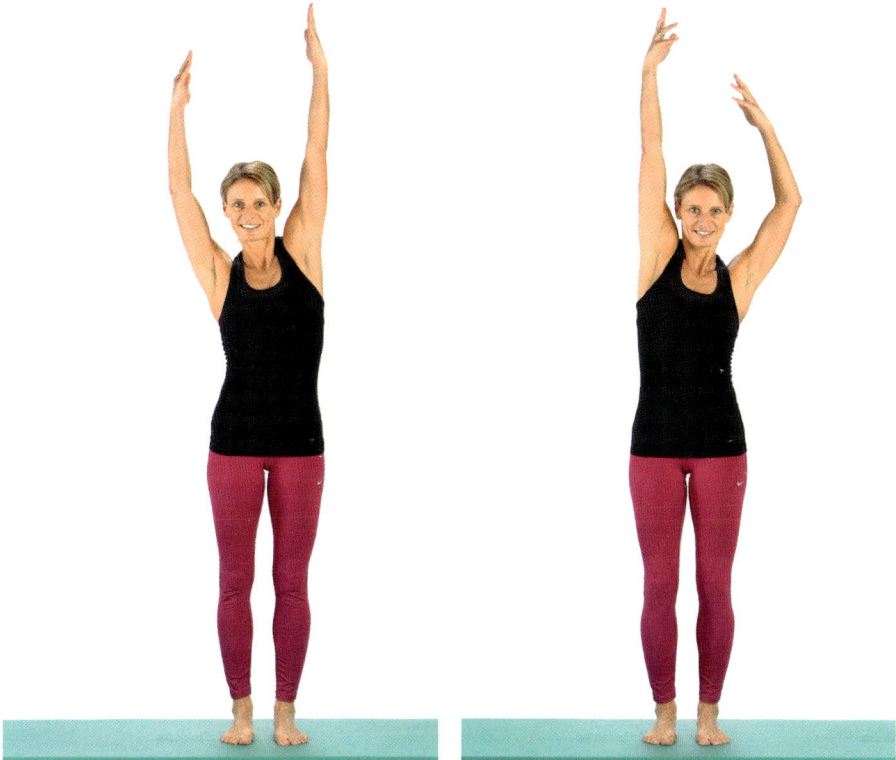

- Stehen Sie aufrecht.
- Heben Sie die Arme in Richtung des Himmels.
- Recken und strecken Sie Ihre Arme wechselseitig intensiv nach oben.

Übung 2: Seitneige (Lateralflexion)

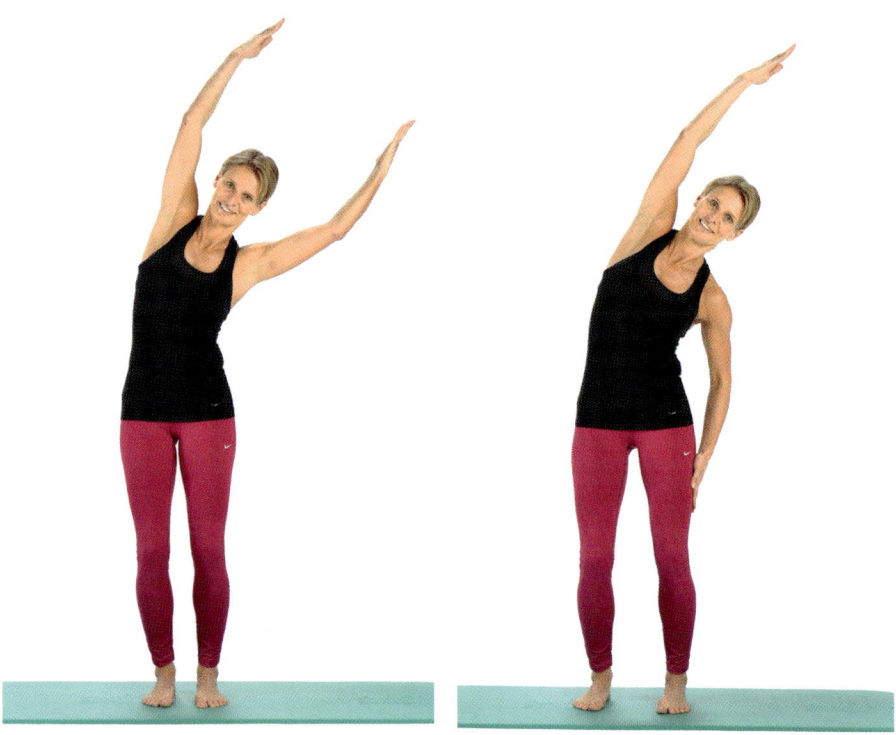

- Stehen Sie aufrecht mit den Füßen parallel zueinander.
- Heben Sie beide Arme und neigen Sie Ihren Oberkörper zur Seite.
- Heben Sie einen Arm und neigen Sie Ihren Oberkörper zur Seite.

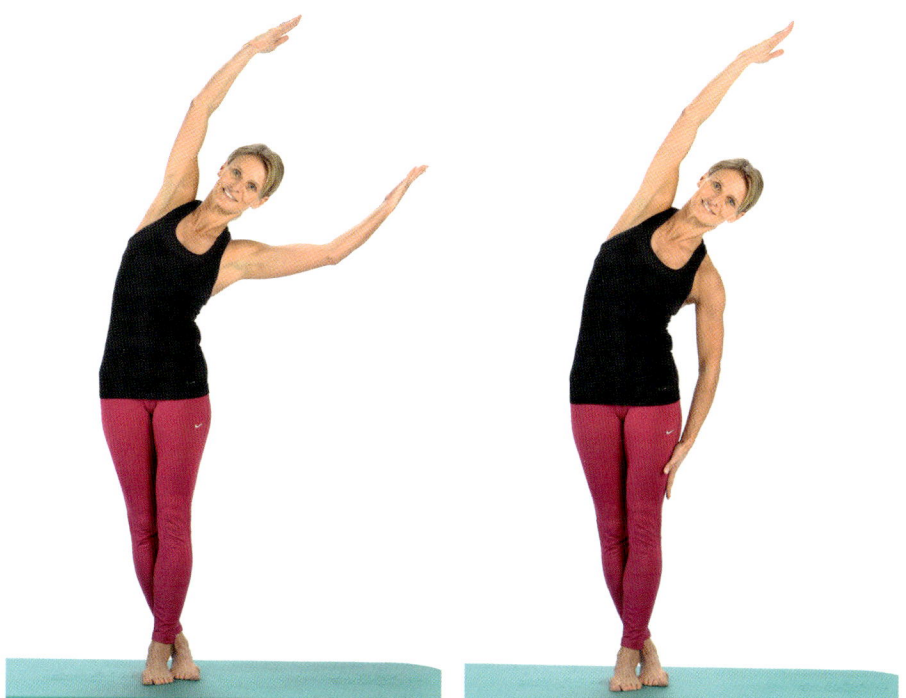

- Kreuzen Sie ein Bein hinter das andere.
- Heben Sie beide Arme und neigen Sie Ihren Oberkörper zur Seite.
- Heben Sie einen Arm und neigen Sie Ihren Oberkörper zur Seite.

Übung 3: Diagonales Aufspannen in der Vierfüßlerposition

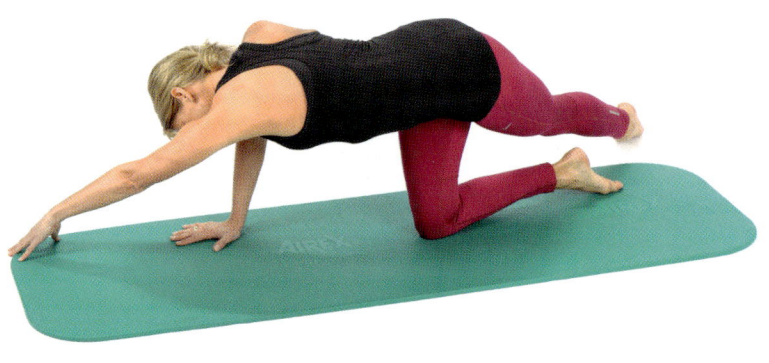

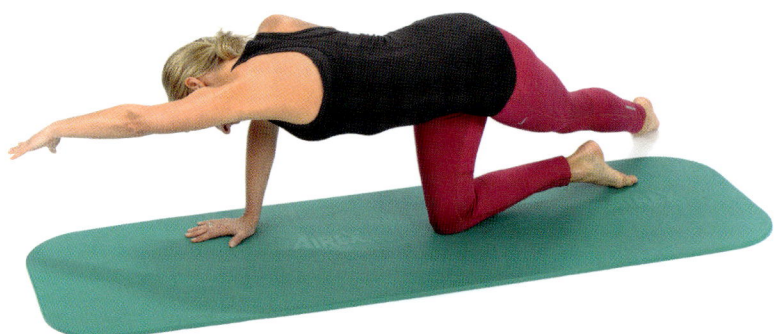

- Gehen Sie in die „Bank"-Stellung; das Gewicht ist auf Hände und Füße gleichermaßen verteilt.
- Strecken Sie einen Arm und ein Bein derselben Körperseite aus und führen Sie diese zur kontralateralen (gegenüberliegenden) Seite, sodass sich die komplette Körperseite streckt.
  - Der ausgestreckte Arm darf dabei den Boden berühren oder auch frei getragen werden.
  - Nehmen Sie die Zugspannung von den Fingerspitzen über die komplette Rumpfseite bis hin zu den Fußspitzen des ausgestreckten Beins wahr.

Übung 4: Halbmond

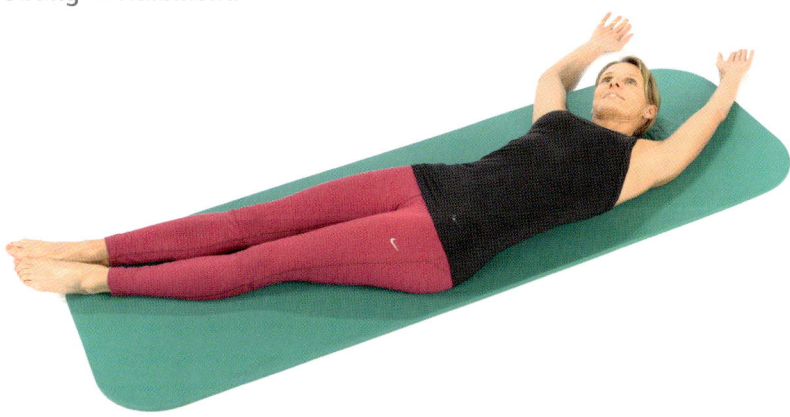

- Legen Sie sich auf den Rücken.
- Die Arme und Beine sind lang ausgestreckt.
- Führen Sie beide Beine und beide Arme mit Bodenkontakt in eine Richtung, bis eine Körperseite maximal weit aufgespannt ist (Banane oder Halbmond).

Spirallinien (SPL)

Übung 1: Seitneige mit Rotation („Ball umarmen" dynamisch)

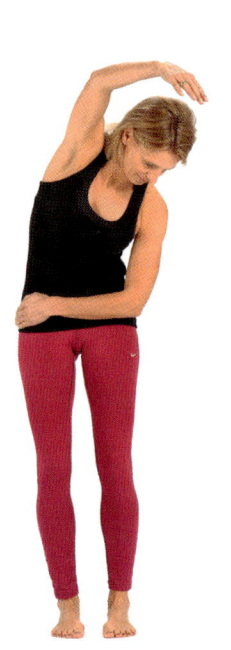 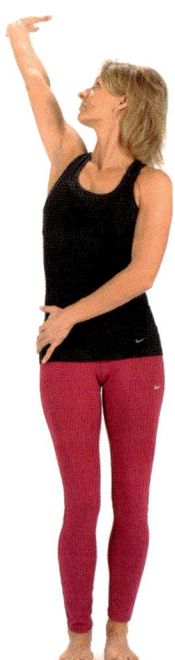

- Stehen Sie in geschlossener Grundposition mit leicht gebeugten Knien.
- Heben Sie einen Arm und strecken Sie ihn in Richtung Himmel.
- Von dort zieht er einen großen, diagonal ausgerichteten Bogen nach vorn, als wollte er sich über einen körpergroßen Ball legen. Die dadurch entstehende runde Armführung setzt sich im Rumpf fort (Rumpfflexion).
  - Spüren Sie die Zugspannung von den Fingern bis in den tiefen Rücken hinein.
- Beginnend aus der „ballumarmenden" Position, heben Sie diesen Arm, geführt von den Fingerspitzen, an und öffnen die Armposition diagonal nach hinten oben („Herzöffner").
  - Fixieren Sie mit der zweiten Hand das Becken, damit es stabil gehalten bleibt.
  - Nehmen Sie die Zugspannung von den Fingerspitzen über die gesamte Bauchdecke hinweg wahr.

Übung 2: Standspagat mit Rotation („Zirkus")

- Beginnen Sie in der Position „Full Up-Stretch" (S. 182).
- Lösen Sie einen Fuß vom Boden ab und heben Sie dieses Bein, nahezu gestreckt, maximal an.
- In der höchsten Position beugen Sie das Knie des angehobenen Beins und ziehen die Ferse Richtung Gesäß.
- Die Hüfte der Spielbeinseite darf sich dabei aufdrehen.
    - Sie erleichtern sich die gewünschte Rotationsbewegung der Wirbelsäule durch ein leichtes Beugen des Arms auf der Standbeinseite und durch das Wenden des Blicks in Richtung des gehobenen Beins.

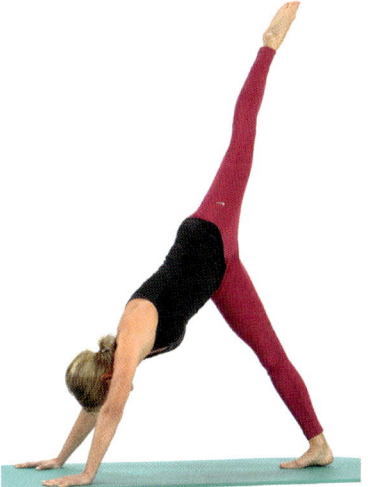

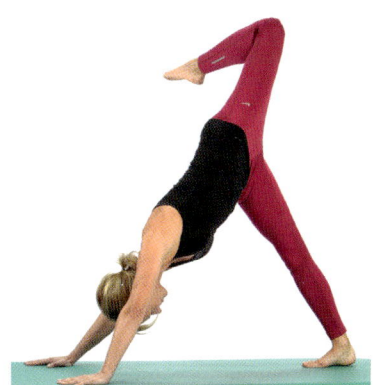

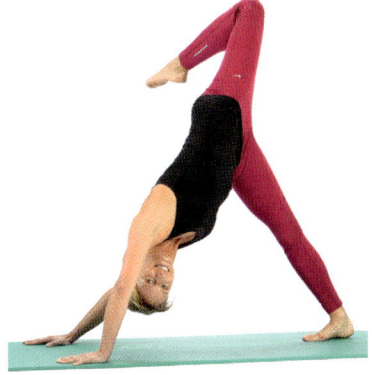

Übung 3: Drehdehnlagerung

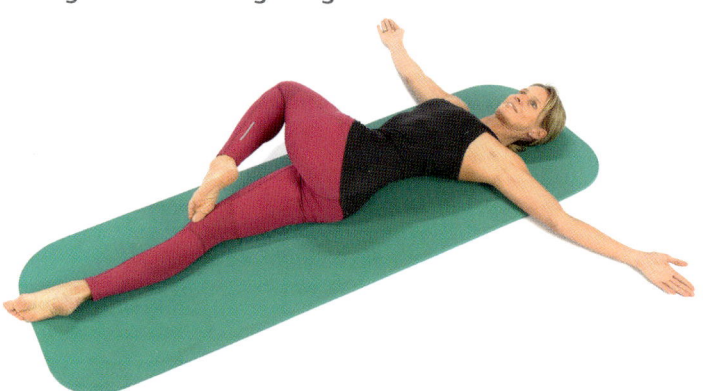

- Legen Sie sich, mit ausgestreckten Beinen und den Armen auf Schulterhöhe zur Seite abgelegt, auf den Rücken.
- Lösen Sie ein Bein vom Boden und stellen Sie diesen Fuß auf Kniehöhe des zweiten Beins ab.
- Von dort bewegt sich das Knie des angewinkelten Beins zur Gegenseite.
  - Die Arme fixieren den Schultergürtel am Boden.
  - Dem Becken und infolgedessen dem unteren Teil der Wirbelsäule erlauben Sie, durch Rotation dem Knie zu folgen.

Übung 3A: Drehdehnlagerung

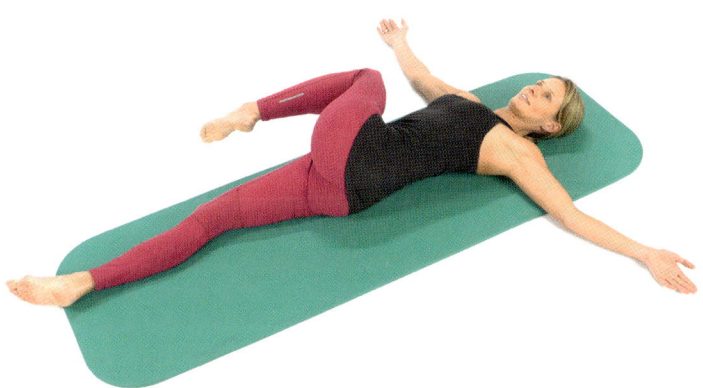

- Der Übungsablauf entspricht Ü 3.
  - Lediglich das Knie nimmt eine neue Position ein, sodass die Rotationswirkung in einem anderen Wirbelsäulenbereich wirkt.
- Ziehen Sie das freie Bein mit dem Knie mehr als hüfthoch und beginnen Sie mit dem Rotationsimpuls.

Übung 3B: Drehdehnlagerung

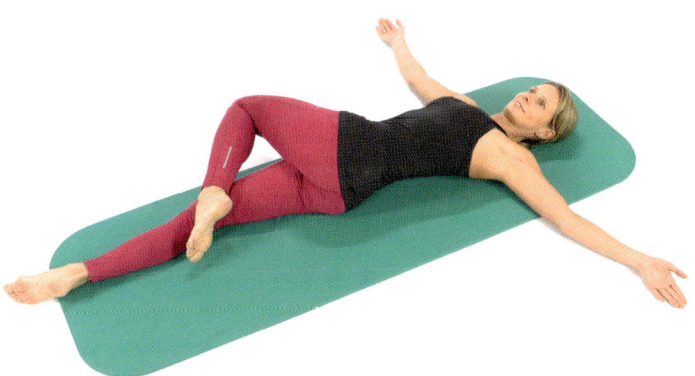

- Der Übungsablauf entspricht Ü 3.
  - Lediglich das Knie nimmt eine neue Position ein, sodass die Rotationswirkung in einem anderen Wirbelsäulenbereich wirkt.
- Ziehen Sie das freie Bein bis unter Kniehöhe und beginnen Sie mit dem Rotationsimpuls.

Übung 4: Hip Extension einarmig mit Rotation

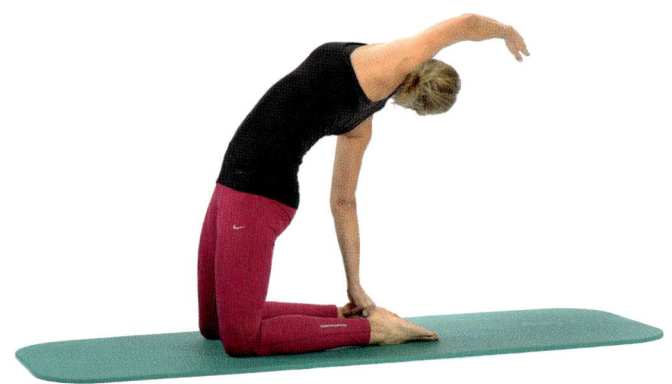

- Beginnen Sie im Kniestand.
- Ziehen Sie mit einem Arm einen großen Armkreis vor dem Körper, der sich nach hinten öffnet.
- Die Zugkraft des Arms lädt den gesamten Oberkörper ein, sich ebenfalls nach hinten mitzubewegen.
- Schieben Sie Ihr Becken weit nach vorne und neigen Sie Ihren Oberkörper weit zurück, sodass der zweite Arm Sie hinter, neben oder auf der Ferse stützen kann.
  - In der gedrehten Hip-Extension-Position verharren Sie für einen Moment.

Aufgepasst!

Übung mit erhöhtem Schwierigkeitsanspruch.

Übung 5: „Verwringung"

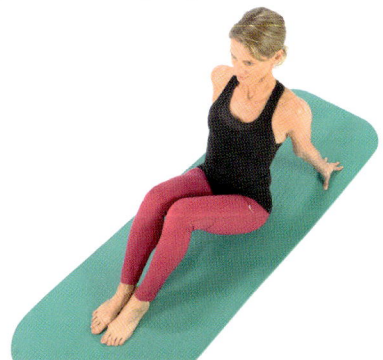

- Setzen Sie sich mit angewinkelten Beinen auf den Boden.

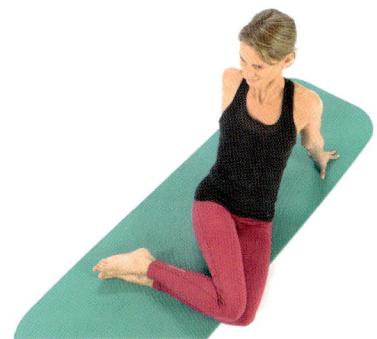

- Lassen Sie die Knie auf eine Seite fallen.

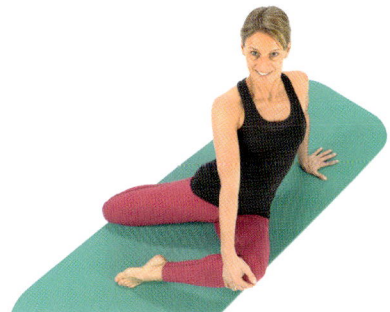

- Führen Sie eine Ferse ganz nah zum Gesäß, sodass sich einseitig die Hüfte öffnet.
- Greifen Sie mit der gleichseitigen Hand des zurückgeführten Beins das vordere Knie und drücken Sie das Knie kräftig in die Hand.

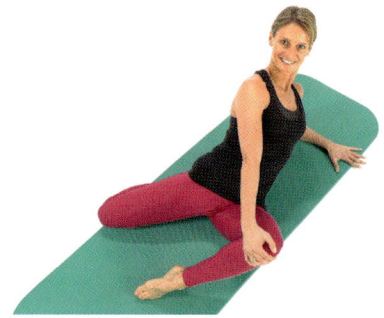

- Den zweiten Arm legen Sie mit dem Ellbogengelenk hinter Ihrem Körper ab.

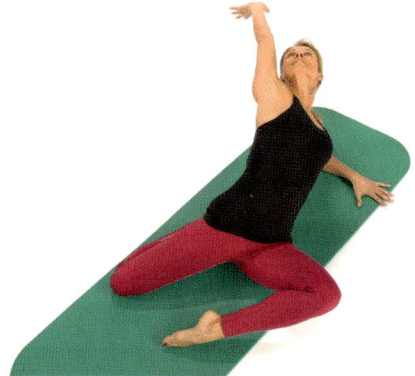

- Lösen Sie den vorderen Arm und ziehen Sie einen großen Armkreis bis in eine aufgespannte Position hinter dem Körper.

IV.d.v.2 Modern Stretch Flows

Flow 1

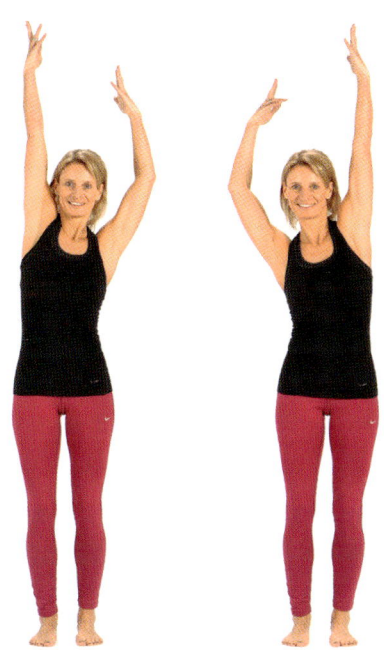

- Stehen Sie aufrecht und strecken und recken Sie wechselseitig Ihre Arme in Richtung des Himmels.

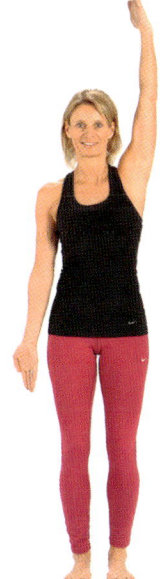

- Senken Sie einen Arm nach unten.

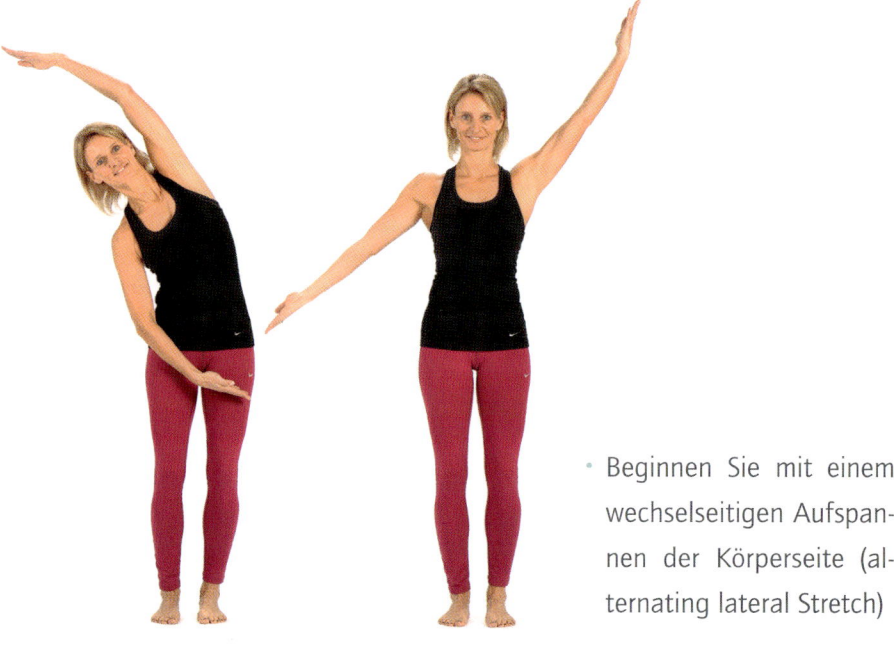

- Beginnen Sie mit einem wechselseitigen Aufspannen der Körperseite (alternating lateral Stretch)

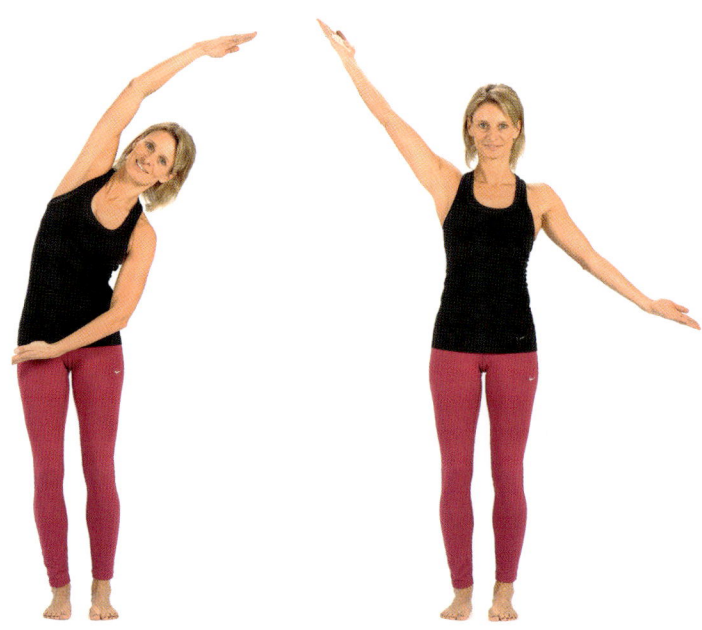

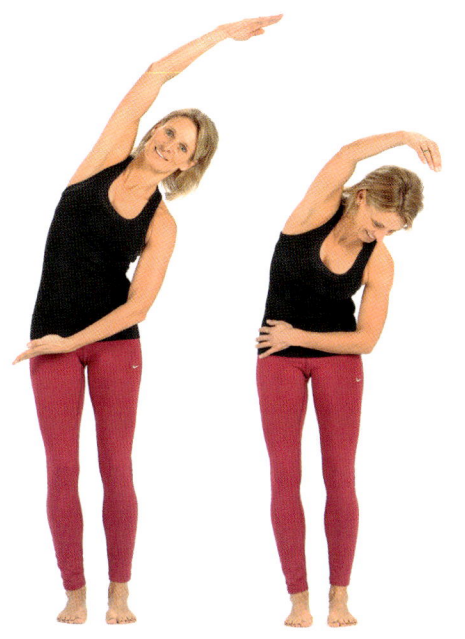

- Halten Sie die Bewegung auf einer Seite an.

- Ziehen Sie den angehobenen Arm diagonal nach vorne, als würden Sie einen körpergroßen Ball umarmen.

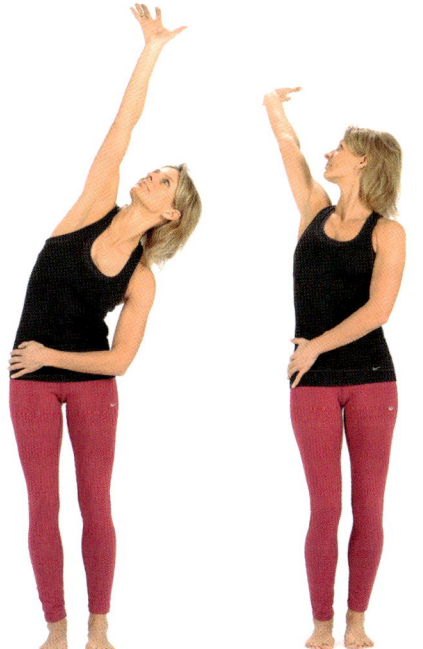

- Aus der Position nach vorn beginnen Sie, Ihre Fingerspitzen und den langen Arm diagonal nach hinten oben zu ziehen, sodass sich der Brustkorb aufspannt.
- Die letzten zwei Positionen lassen Sie im dynamischen Wechsel einige Male aufeinander folgen.

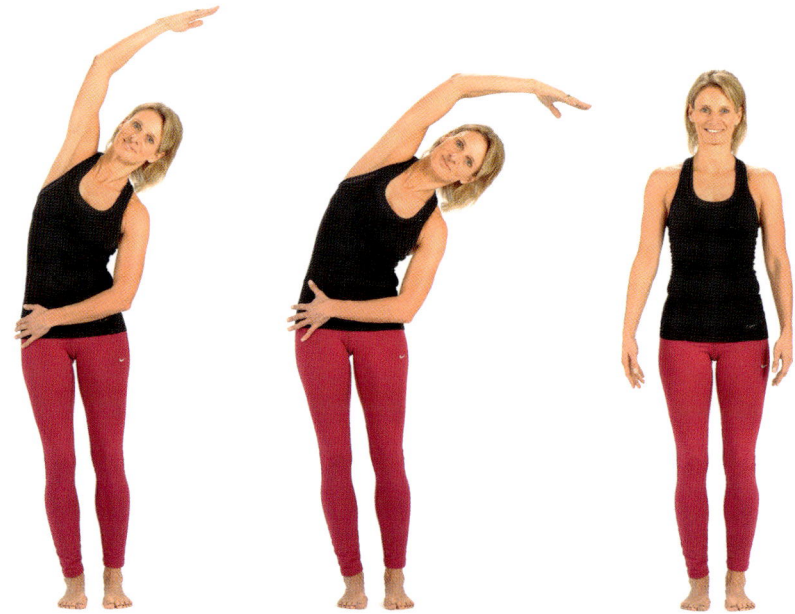

- Nach einigen Wiederholungen halten Sie die Bewegung in der neutralen Mittelposition an.
- In der Position der Seitneige (Lateralflexion) beginnen Sie nun leicht zu federn. Der Spannungsimpuls nach unten darf immer intensiver werden, sodass es Ihnen ganz leicht fallen wird, mit einer letzten Bewegung zum aufrechten Stand zurückzukehren.

Flow 2

- Stellen Sie sich in einen kleinen Ausfallschritt mit der Belastung auf Ihrem hinteren gebeugten Bein.
- Das vordere Bein ist nahezu gestreckt und der Fuß angezogen (flektiert).

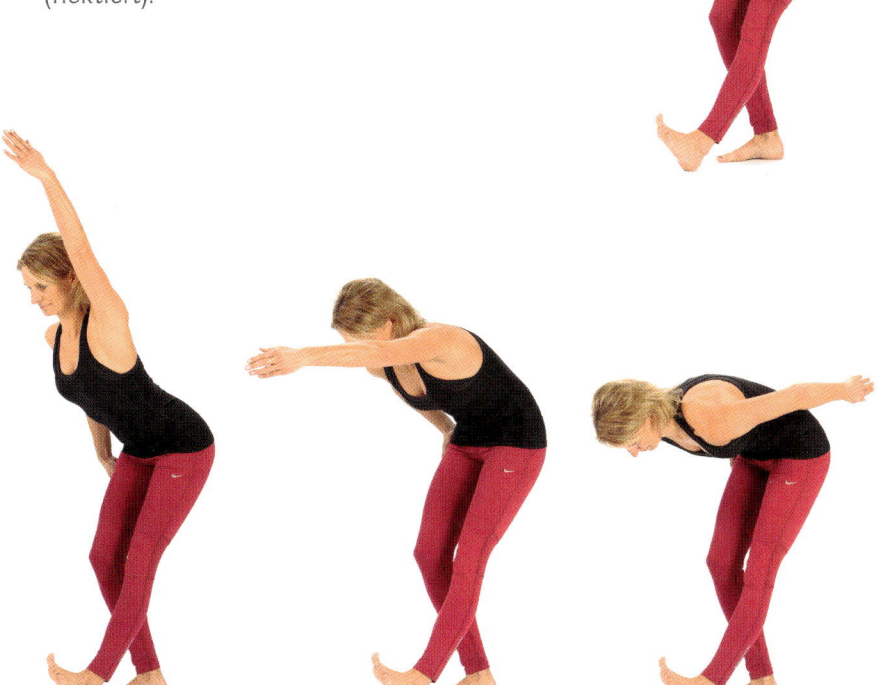

- Heben Sie den gleichseitigen Arm des vorderen Beins und lassen diesen nach unten durchschwingen.

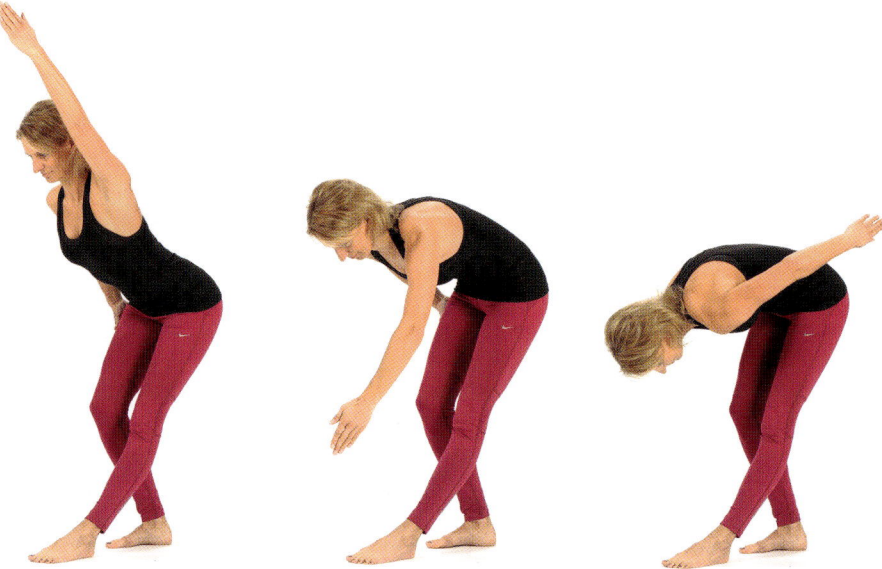

- Wechseln Sie bei jeder Schwungbewegung die Fußposition. Mal ist der Fuß angezogen, mal gestreckt.

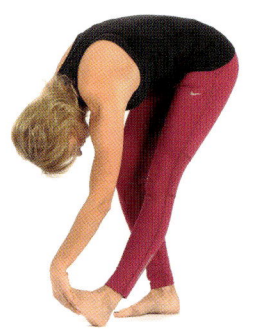

- Bremsen Sie die Bewegung während der Tiefschwungphase.
- Greifen Sie mit der Hand die angezogene Fußspitze und ziehen Sie sie kräftig zu sich heran.
- Ihren Kopf ziehen Sie in die Richtung des Knies.

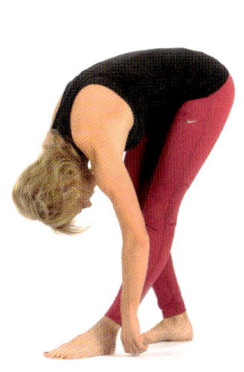
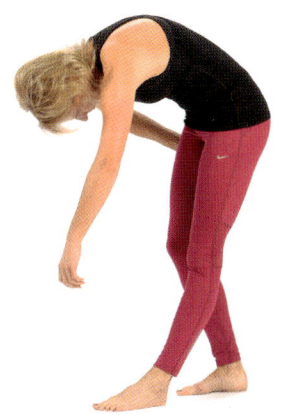
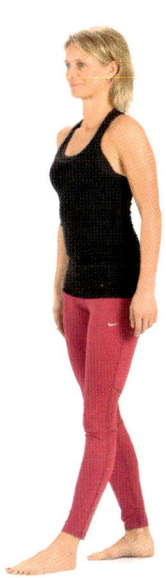

- Lösen Sie die Hand und entspannen den Fuß.
- Holen Sie noch einmal Schwung nach unten und richten Sie sich mit Leichtigkeit zum Stand wieder auf.

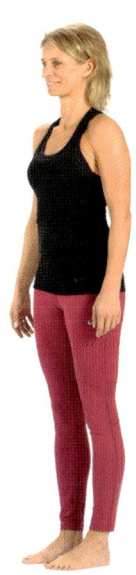

- Stellen Sie die Füße wieder parallel, damit Sie mit dem zweiten Bein zur zweiten Seite beginnen können.

Flow 3

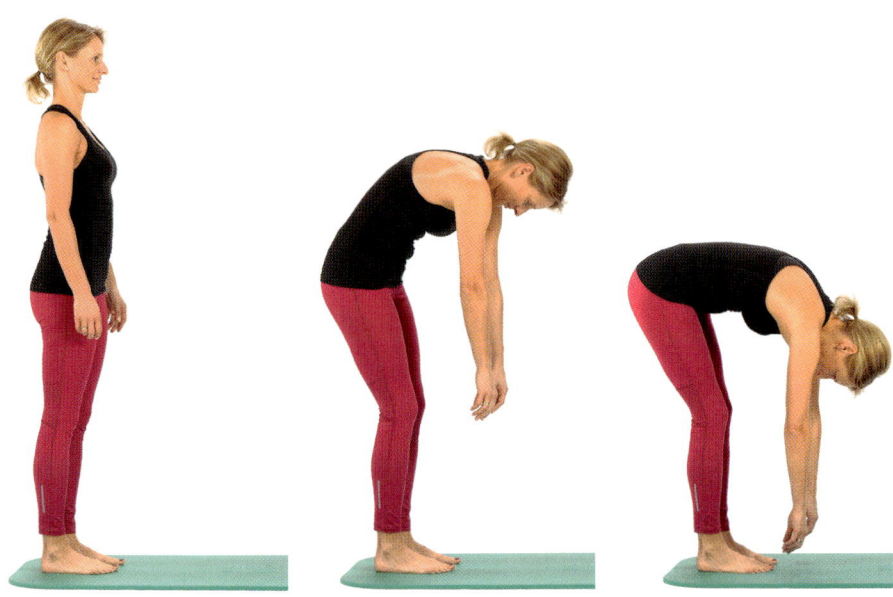

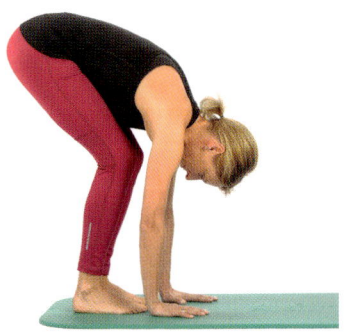

- Senken Sie aus dem aufrechten Stand Ihren Oberkörper zur Rumpfvorbeuge ab.
- Beugen Sie gerade soweit die Knie, dass Ihre Hände den Boden berühren.

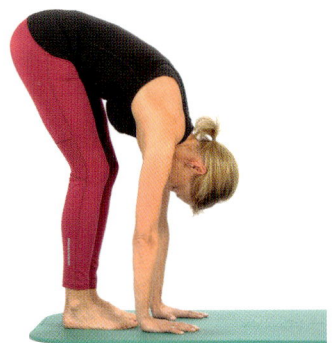

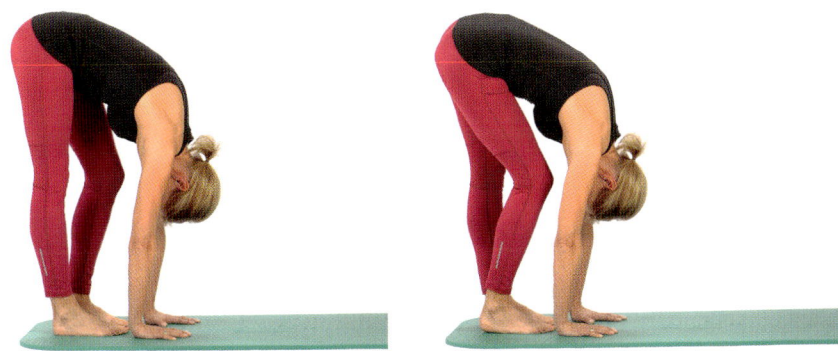

- Strecken und beugen Sie wechselseitig Ihre Knie.

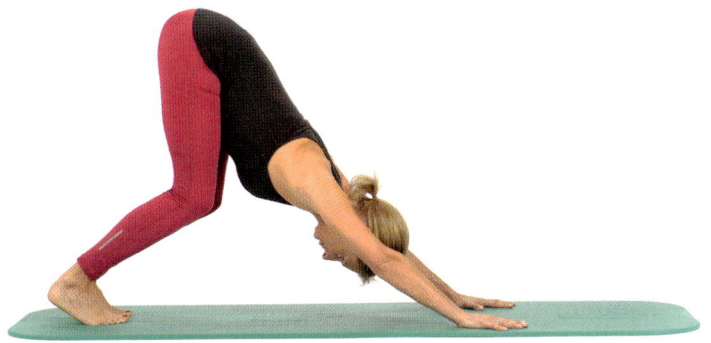

- Laufen Sie mit den Händen nach vorn, sodass Sie in der Position „Up-Stretch", mit noch gebeugten Beinen, stehen.

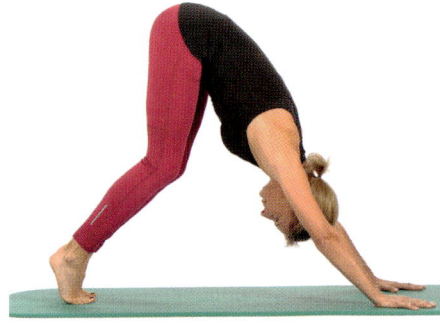
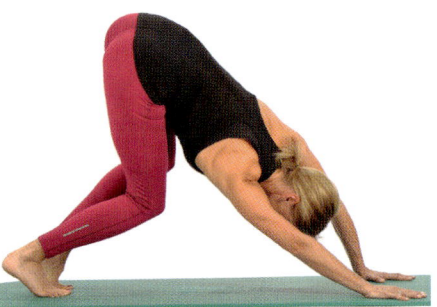

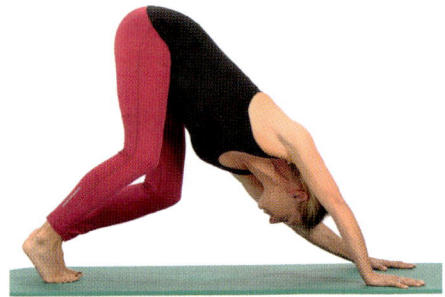

- Üben Sie den „Tanz der Wirbelsäule". Lassen Sie die Bewegungen zunächst sehr klein, spürbar, dennoch kaum sichtbar sein. Mit jeder Bewegung darf die Bewegung wachsen, größer, ausladender und bewegungsfreudiger werden.

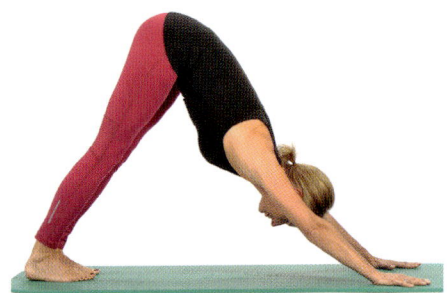

- Gehen Sie in den „Full Up-Stretch".

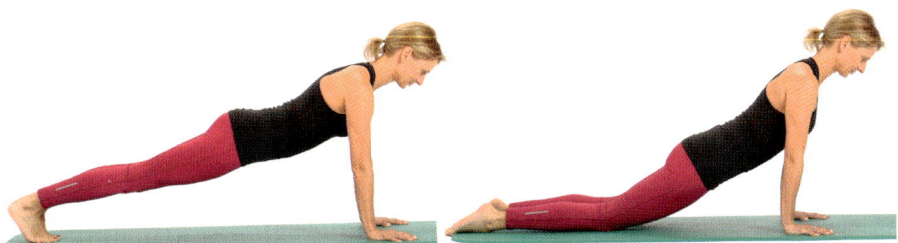

- Aus der Up-Stretch-Position wechseln Sie in die stabile Position der „Planke" (zwei Schwierigkeitsgrade/Levels).

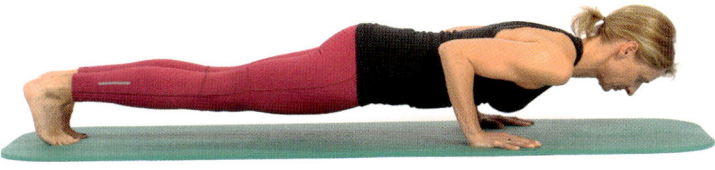

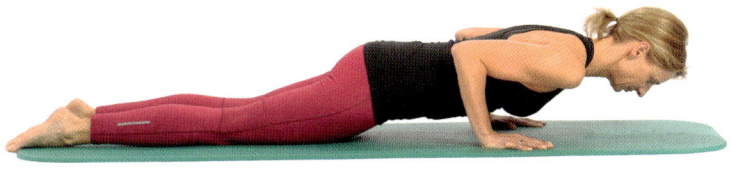

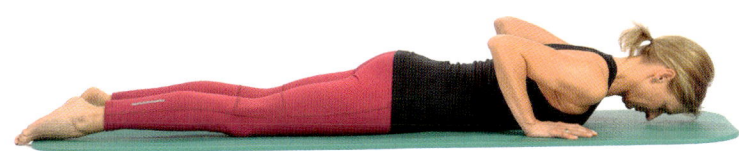

- Senken Sie Ihren Körper zum Boden ab.
  - Sie dürfen dabei, als leichteres Level, die Knie zunächst zum Boden führen.

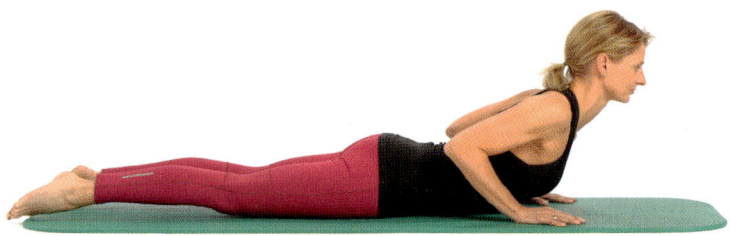

- Heben Sie aus der Kraft des Rückens den Oberkörper an und schieben Sie Ihr Brustbein weit nach vorn oben.

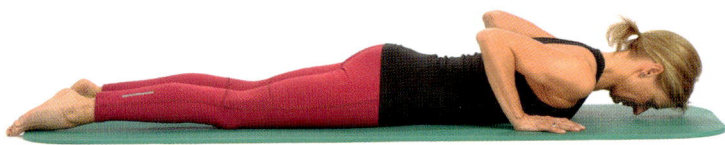

- Senken Sie Ihren Oberkörper erneut zur Bauchlage ab.

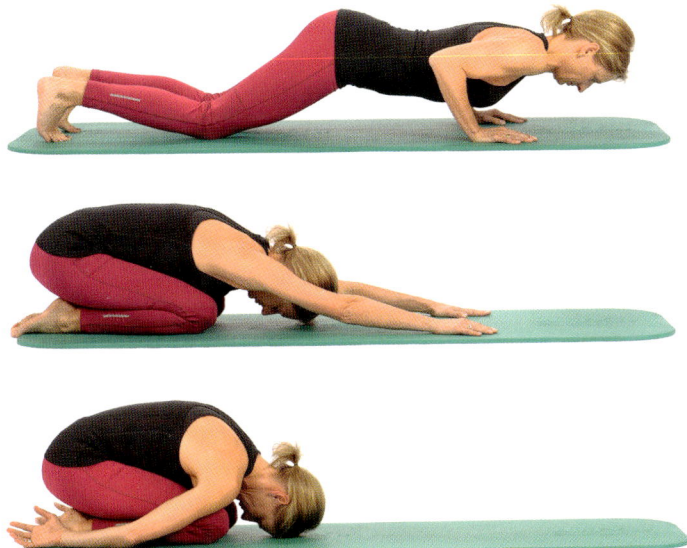

- Mit unterstützender Spannung der Bauchmuskeln heben Sie Ihr Steißbein, lassen den Körper folgen, um sich in der „Päckchenposition" zu entspannen und die Gegenbewegung zur Überstreckung zu genießen.

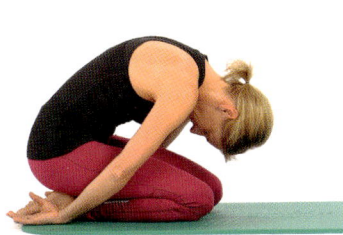 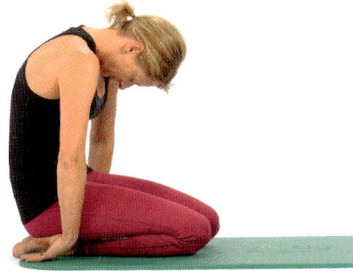

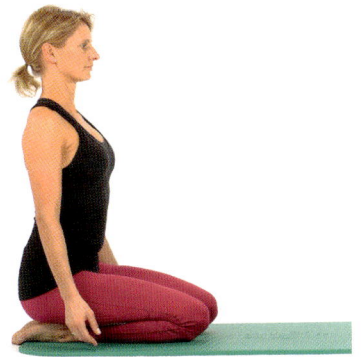

- Nach einer kurzen Erholungsphase rollen Sie Ihre Wirbelsäule zum Fersensitz auf.

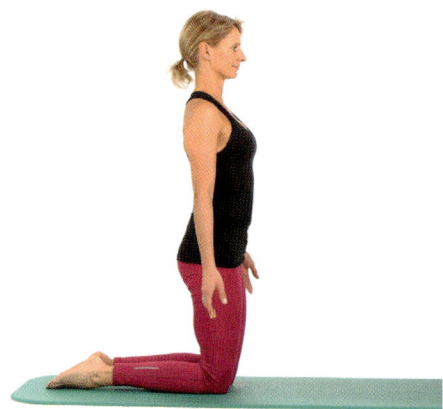

- Heben Sie sich zum Kniestand.

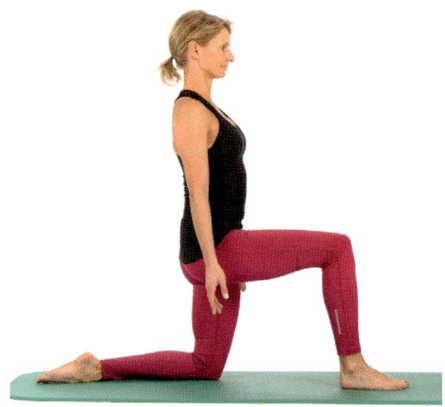

- Setzen ein Bein nach vorn.

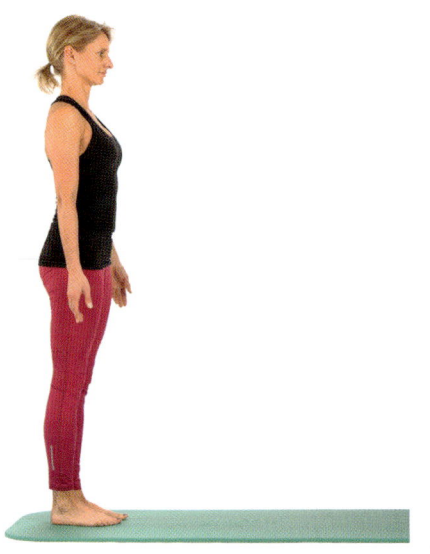

- Kommen Sie hoch zum Stand, um mit dem anderen Bein von vorne zu beginnen.

Flow 4

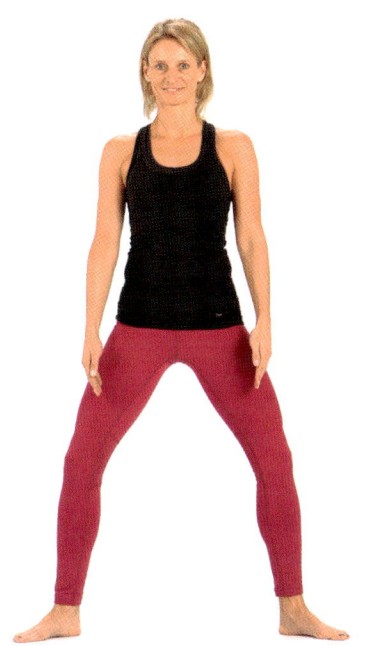

- Stellen Sie sich in einen schulterbreit geöffneten Stand.
- Führen Sie Ihre Arme in einem großen Halbkreis über die Seite nach vorn, sodass Sie Ihre Hände vor dem Körper auf Schulterhöhe verschränken können.
- Ziehen Sie Ihre Arme weit nach vorne. Runden Sie Ihre Brustwirbelsäule und ziehen Sie Ihre Schulterblätter weit auseinander.

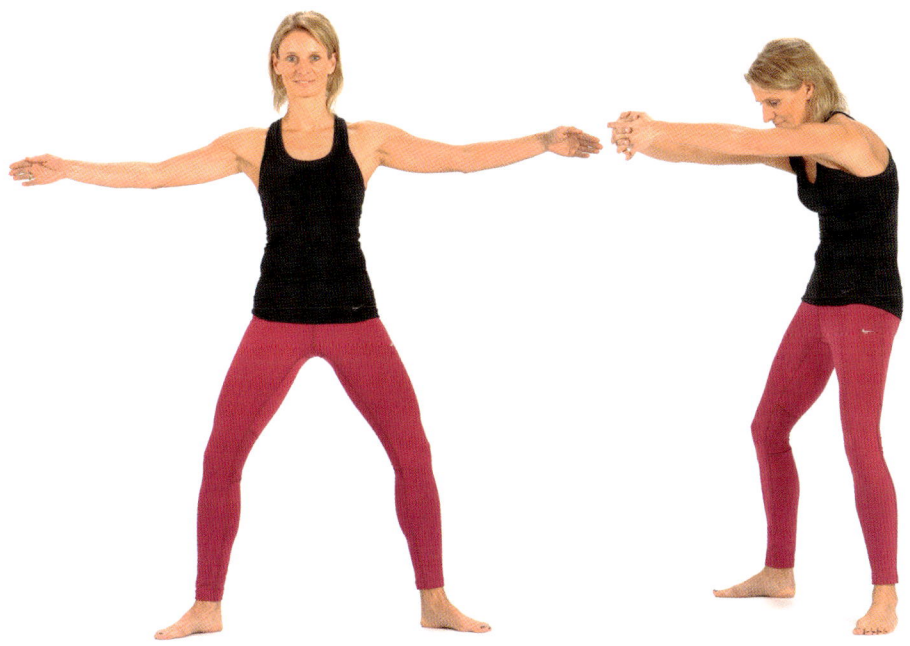

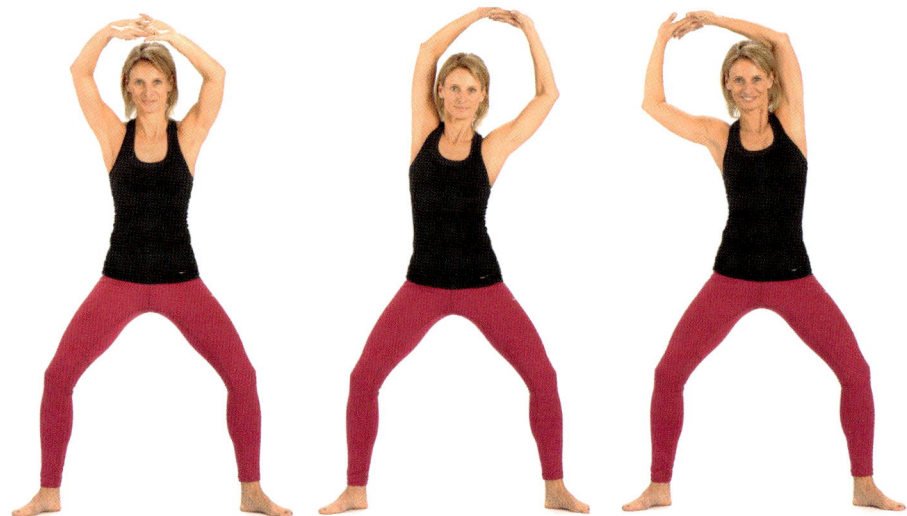

- Kehren Sie die Handinnenseiten nach außen und führen Sie Ihre Arme bis in die Verlängerung Ihrer Stirn nach oben. Die Schultern und Schulterblätter senken Sie aktiv.
- Mit leicht gebeugten Ellbogengelenken beginnen sich Ihre Hände kreisförmig über dem Kopf zu bewegen (ähnlich einem Heiligenschein).
- Wechseln Sie nach einigen Bewegungen die Richtung.

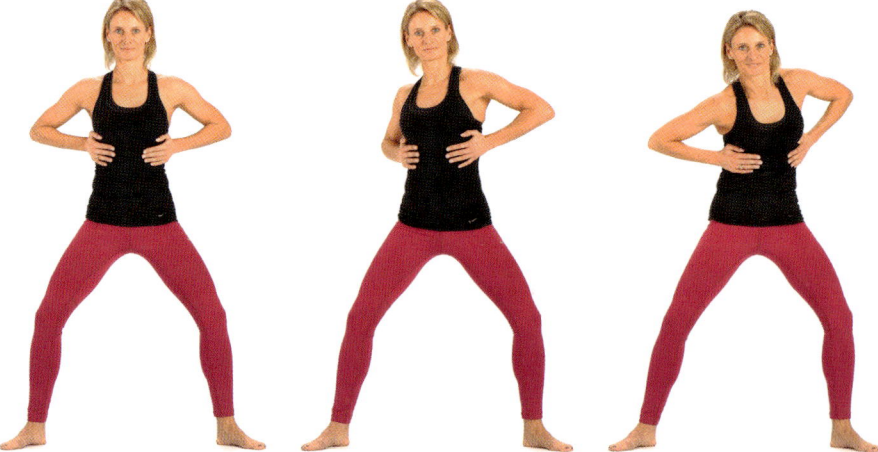

- Lösen Sie die Hände voneinander und führen Sie sie in einem großen Halbkreis runter und legen Sie Ihre flachen Hände rechts und links auf Ihren Brustkorb.

- Ihre Rippenbögen drücken mal vermehrt rechts, mal links in die Handinnenflächen diagonal nach vorn, um dann halbkreisförmig nach hinten und zur Mitte zurückzuziehen (Achterkreise des Brustkorbs).

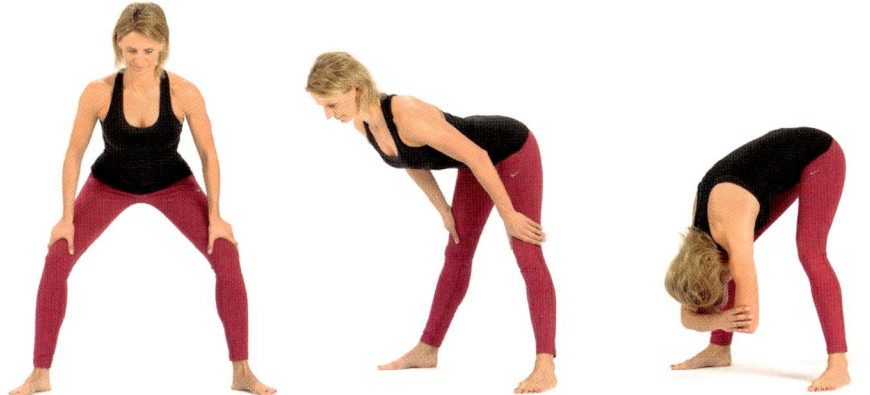

- Lösen Sie die Hände von den Rippenbögen und legen Sie diese auf Ihre Oberschenkel.
- Senken Sie Ihren Oberkörper gestreckt nach vorn und strecken Sie Ihre Beine so weit durch, wie es Ihnen möglich ist.
- Senken Sie Ihren Oberkörper und beugen Sie Ihre Knie bis zu einer entspannten Stellung in der Rumpfvorneige.
- Greifen Sie mit jeder Hand das gegenüberliegende Ellbogengelenk.

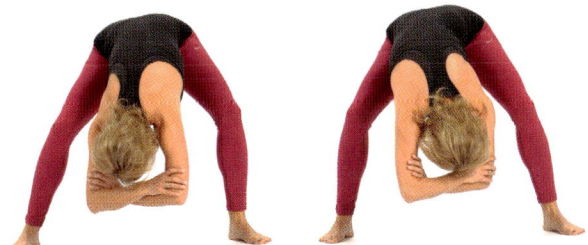

- In der lockeren Überhangposition nach vorn beginnt Ihr Brustkorb erneut mit den Achterkreisen. Dieses Mal mit Wirkung auf den Lendenbereich.

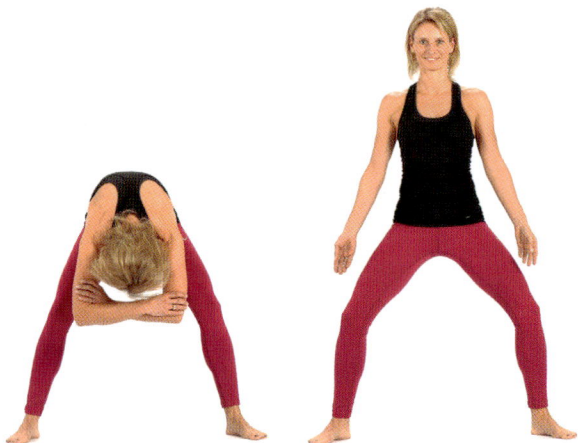

- Bremsen Sie die Bewegung in der neutralen Mittelposition.
- Wippen Sie einmal nach unten, sodass Ihnen das Aufrichten in den Stand ganz leicht fällt.

IV.d.v.3 Sich recken und strecken

Übung 1: Rückenlage

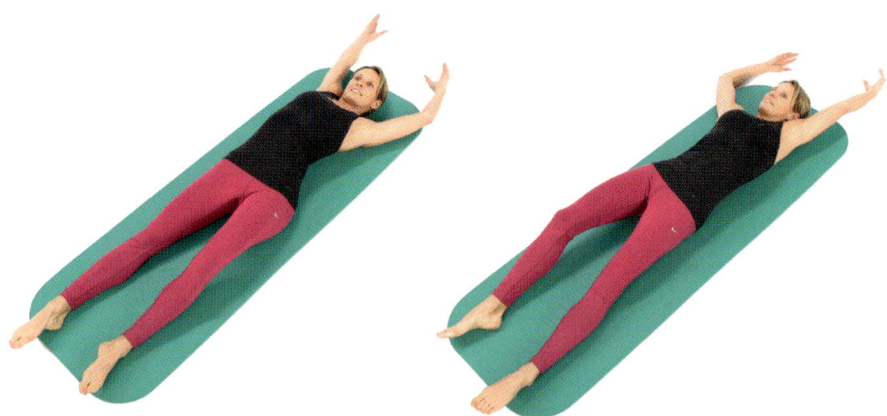

- Legen Sie sich mit ausgestreckten Armen und Beinen auf den Boden.
- Beginnen Sie, sich zu recken und zu strecken, ähnlich dem, wie Sie es morgens im Bett tun würden, um den Körper sanft und genussvoll zu wecken.

Übung 2: Sich strecken – rollen – beugen

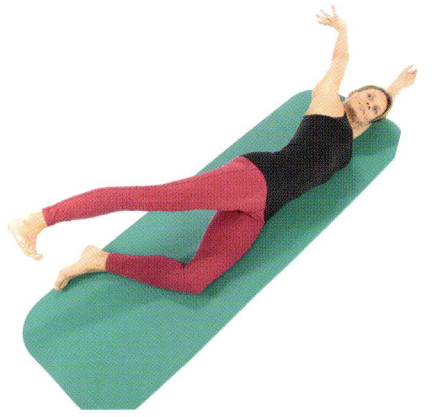

- Beginnen Sie in der Rückenlage und strecken Sie sich lang aus. Sie dürfen sich sogar etwas in die Überstreckung ziehen.
- Aus dieser Position beginnen ein Arm und ein Bein (gleichseitig), Sie über räkelnde, verwringende, experimentierfreudige Bewegungen auf die Seite zu rollen.

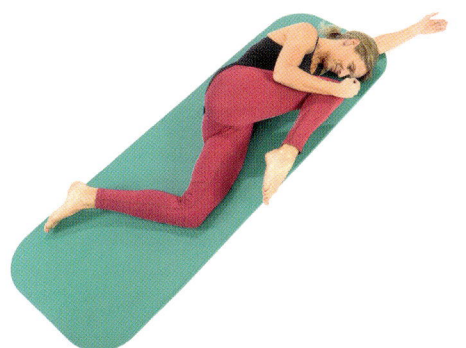

- Aus der Seitlage ziehen Sie Ihren Körper zu einer embryoähnlichen Position zusammen.

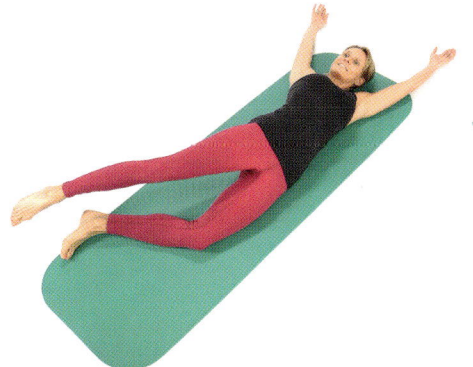

- Über ein langsames Sich-Ausstrecken kommen Sie spielerisch in die Rückenlage zurück und beginnen mit der zweiten Seite.

Übung 3: Das Spiel der Beine

- Liegen Sie in Rückenlage, die Arme auf Schulterhöhe neben sich ausgestreckt.
- Heben Sie beide Beine senkrecht zum Himmel (die Knie dürfen nach Bedarf etwas gebeugt werden).

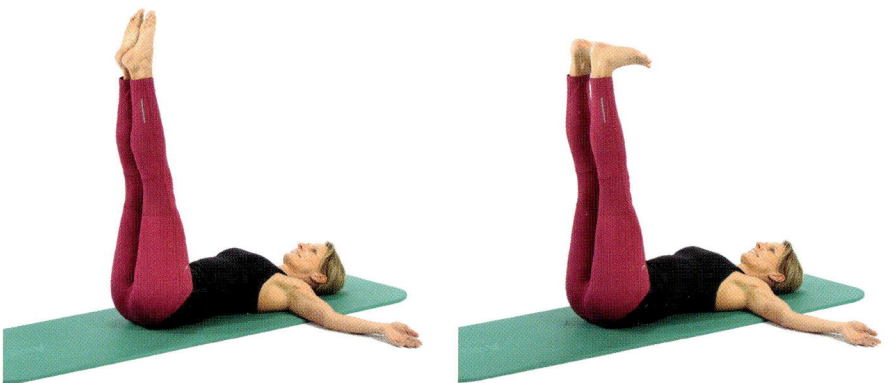

- Das Spiel der Beine beginnt:
  - Strecken und beugen Sie Ihre Füße (flex & point). Gleichzeitig und wechselseitig.
  - Rotieren Sie Füße und Bein in beide Richtungen.

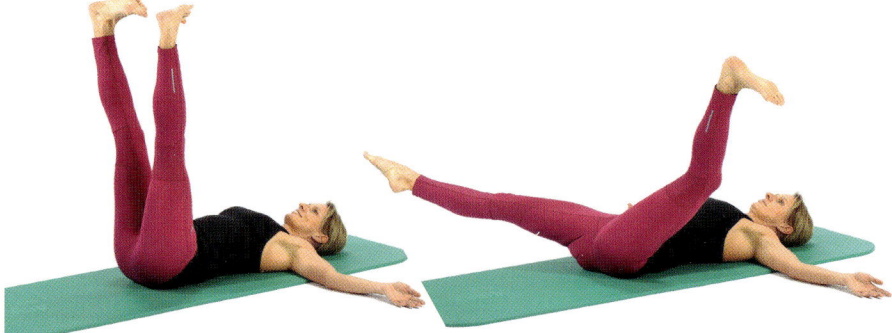

  - Lassen Sie experimentierfreudig mal die Fußspitze, mal die Ferse, mal den Außen- oder Innenrist führen und beginnen Sie, die Beine nach außen, zur Seite, nach vorne und hinten zu recken und zu strecken.

Übung 4: Das Spiel der Arme

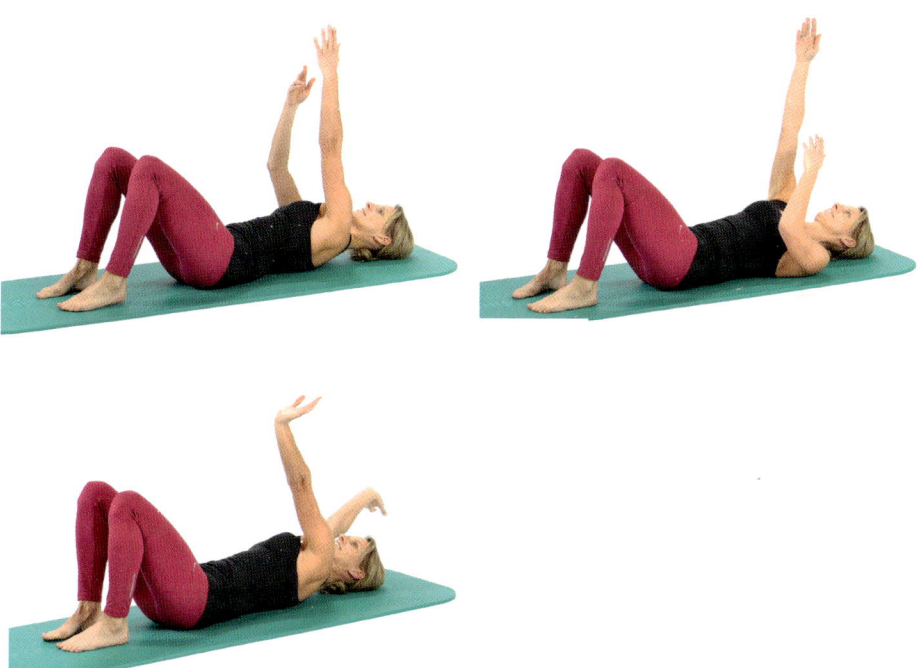

- Liegen Sie in Rückenlage, stellen Sie Ihre Füße nah an Ihr Gesäß und heben Sie beide Arme in Richtung Himmel.
- Wie in Ü 3 die Beine, dürfen sich jetzt die Arme in alle Raumrichtungen recken und strecken.

Übung 5: Seitlage

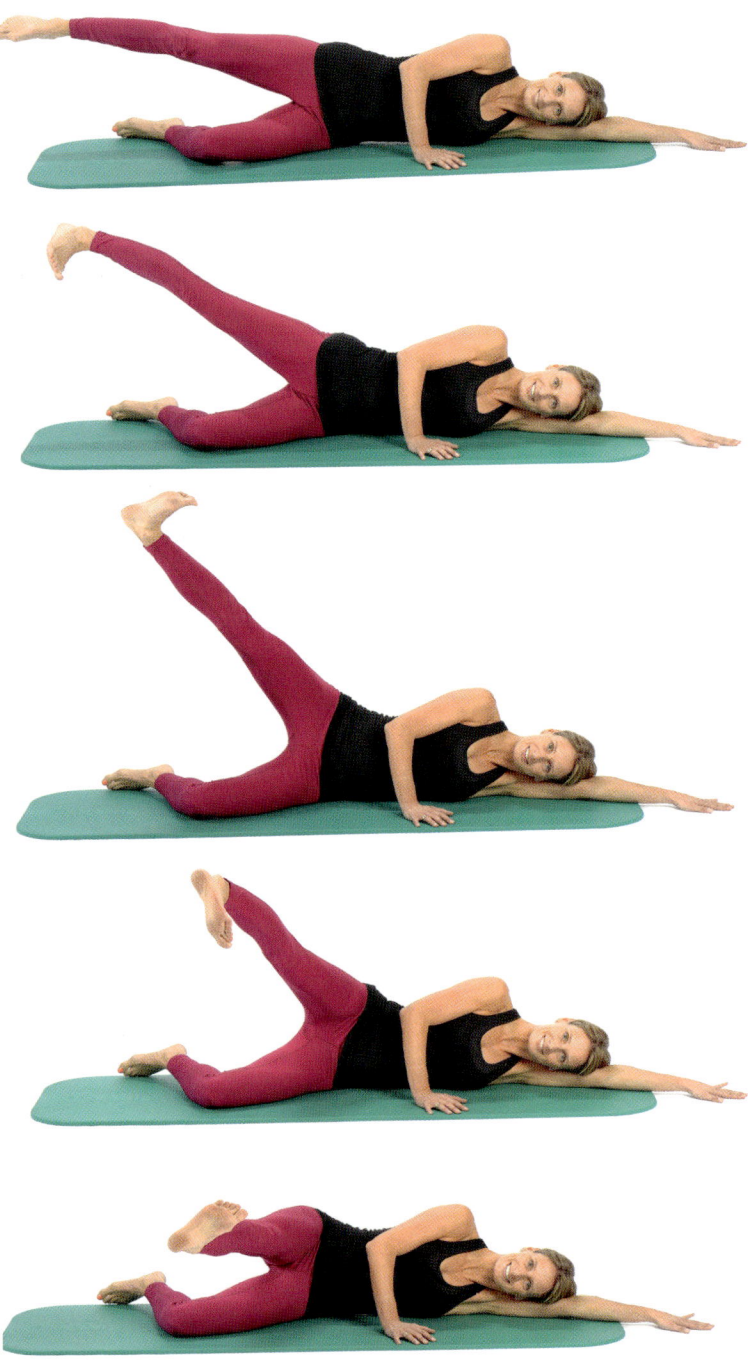

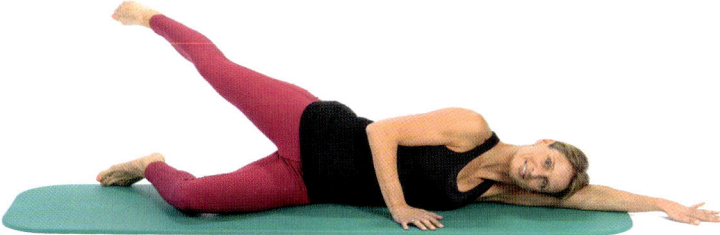

- Legen Sie sich auf Ihre Körperseite. Winkeln Sie das untere Bein zur stabileren Seitenlage etwas an.
- Die obere Hand stellen Sie stützend vor Ihrem Körper ab.
- Das obere Bein beginnt nun, klein, sanft, sensibel viele Bewegungswege zu erforschen. Lassen Sie diese Bewegungswege stetig größer und ausladender werden.

So wird's gemacht!

- Suchen Sie nach Dehnspannungen.
- Orientieren Sie sich an den langen Ketten der myofaszialen Leitbahnen.
- Üben Sie variantenreich und spielerisch. Immer auf der Suche nach einem neuen Dehnerlebnis.
- Üben Sie dynamisch und statisch, kurzweilig und lange haltend.

Exkurs Faszien

Prof. Jürgen Freiwald – Bergische Universität Wuppertal

Ausgewählte Aspekte zur Beweglichkeit, zum Dehnen und zum Krafttraining

Seit vielen Jahren beschäftigen wir uns im Forschungszentrum für Leistungsdiagnostik und Trainingsberatung an der Bergischen Universität Wuppertal mit dem Training der Beweglichkeit und der Kraft. Weitere Schwerpunkte sind das neuromuskuläre System sowie Aspekte der Prävention, Rehabilitation sowie der Motorikforschung (http://www.flt.uni-wuppertal.de).

Bei der theoretischen Begründung von Dehnungen blieben bisher viele Fragen offen. Das betrifft sowohl das Dehnen in präventiven, rehabilitativen und therapeutischen Kontexten als auch das Dehnen zur Optimierung der Fitness. Ebenso muss das Dehnen im Hochleistungssport – aufgrund vielfältiger neuerer Befunde – in der Konzeption kritisch hinterfragt werden. Viele Puzzlesteine zum Dehnen und zur Kräftigung liegen bereits vor, die ich u. a. im Lehrbuch *Optimales Dehnen. Sport – Prävention – Rehabilitation* zusammengetragen habe (Freiwald, 2013).

In den vergangenen Jahren versuchte ich, das aktuelle Wissen und die für mich teils unerklärlichen Phänomene zu verbinden – jedoch ohne durchschlagenden Erfolg. Zum Trost hielt ich es mit J. W. v. Goethe, der bemerkte: „Die Teile habe ich in der Hand, nur fehlt mir das geistige Band" (Goethe 1749-1832).

Ich muss jedoch gestehen, dass ein entscheidender Puzzlestein fehlte – die Betrachtung und Einbeziehung der Faszien in die Theoriebildung des Beweglichkeits- und des Krafttrainings (vgl. Kap. IV.d und IV.e). Goethe wäre froh gewesen, wenn er im Bereich der Beweglichkeit, des Dehnens und des Krafttrainings im Besitz des die Einzelteile verbindenden geistigen Bandes gewesen wäre – die neueren Kenntnisse bezüglich der verbindenden Faszien.

Mit den Faszien und deren Erforschung gibt es nun weitere, neuere und faszinierende Einblicke und Erklärungsmuster für Phänomene, die im Kontext des Dehnens und des Krafttrainings bisher nicht zu erklären waren. Dazu gebe ich nachfolgend drei Beispiele.

Beispiel 1 – unerklärliche, spontane Zunahme der Beweglichkeit unter Narkose

- Vor dem Einsetzen eines künstlichen Hüftgelenks habe ich immer wieder direkt vor dem operativen Eingriff gemeinsam mit Ärzten und Physiotherapeuten die Patienten untersucht und insbesondere die aktuelle Hüftgelenkbeweglichkeit erfasst. Sie war typischerweise stark eingeschränkt. Oftmals wurde vonseiten der Physiotherapie ein Kapselmuster und/oder eine verkürzte Muskulatur diagnostiziert.
- Nach dem Einleiten der Narkose fällt bei der Lagerung auf dem Operationstisch immer wieder auf, dass auch bei sehr alten Menschen mit vorher stark eingeschränkter Beweglichkeit der Hüftgelenke mit der Narkose annähernd jede Einschränkung der Beweglichkeit verschwunden ist. Wo ist die kontrakte Kapsel, wo die verkürzte Muskulatur geblieben? Warum kann sich ein über Jahre verkürztes Gewebe innerhalb weniger Sekunden wieder verlängern?
- Unter Einbeziehung neuerer Forschungen zum Bindegewebe und den Faszien erscheint es denkbar, dass sich durch die Narkose und die zentralnervöse Relaxation das Bindegewebe (Faszien) entspannt hat. Denkbar ist die narkosebedingte Senkung des Sympathikus und die damit verbundene Abnahme der mechanischen Bindegewebsspannung, die durch die erst vor kurzer Zeit experimentell nachgewiesenen, kontraktilen (myotonen) Fähigkeiten des Bindegewebes bewirkt werden können.

Beispiel 2 – Dehnmethoden und individuelles Gefühl der Dehnung

- Bei Dehnungen imponiert immer wieder, dass die messbare, neuromuskuläre Aktivierung der gedehnten Muskulatur weder mit der subjektiven Wahrnehmung noch mit den objektiven, mittels elektromyografischen Messungen erhobenen Werten übereinstimmt (vgl. Abb. 37).

- Das Ausmaß der neuromuskulären Aktivierung ist nicht abhängig von der verwendeten Dehnmethode, sondern ausschließlich vom dehnenden Individuum.
- Durch die Kenntnis, dass die Faszien reichhaltig und weit mehr als die Muskulatur mit Rezeptoren versorgt sind, die sowohl schmerzhafte (Chemo- und Mechanorezeptoren) als auch mechanische (Mechanorezeptoren) Spannungsreize aufnehmen können, wird deutlich, dass das Gefühl der Dehnung weniger von der Muskulatur, sondern eher von der Dehnung bindegewebiger und faszialer Strukturen abhängig ist, die über den gesamten Körper verlaufen und nicht wie ein Muskel lokal nur eines oder mehrere Gelenke überzieht.

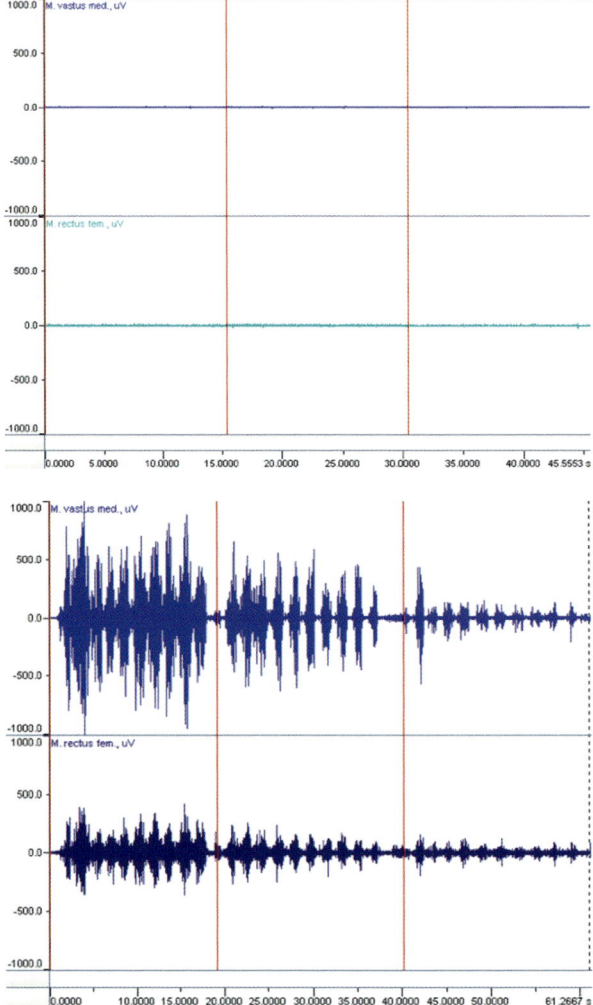

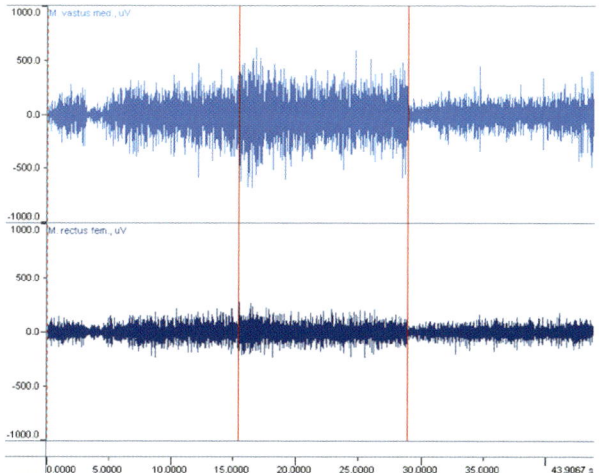

Abb. 37: SEMG-Rohsignale (M. vastus medialis; M. rectus femoris) zweier Probanden während 10-maligen dynamischen Dehnens (links oben); 10-maligen dynamisches Dehnens mit einer anderen Person (links unten) sowie 3 x 15 s statischen Dehnens mit einer weiteren Person. Links oben ist bei einem Probanden keinerlei Aktivierung zu erkennen, links unten beim dynamischen Dehnen sind bei einem anderen Probanden hingegen deutliche neuromuskuläre Aktivierungen messbar, und auf der rechten Seite sind ebenfalls hohe neuromuskuläre Aktivierungen messbar. Die individuellen Ausprägungen variieren individuell stark (Freiwald, 2013, S. 235f.).

Besonders deutlich wird dies bei der Dehnung unter Nutzung der sogenannten *Sherrington-Hemmung* (vgl. Abb. 38). Mit dieser Dehntechnik soll eine reziproke Hemmung der zu dehnenden Muskulatur bewirkt werden. Sie erfolgt, indem man die Dehnstellung durch das aktive Anspannen der agonistischen Muskulatur erweitert und damit die antagonistische Muskulatur hemmt.

In der Praxis sieht das Ergebnis jedoch anders aus als in der Theorie. Wird z. B., wie in Abb. 38, der M. biceps femoris gedehnt und die Dehnstellung durch den Probanden aktiv durch das Anspannen der hüftbeugenden und kniestreckenden Muskulatur unterstützt, kommt es regelmäßig zu einer erhöhten neuromuskulären Aktivierung des M. biceps femoris und nicht etwa zu einer Hemmung.

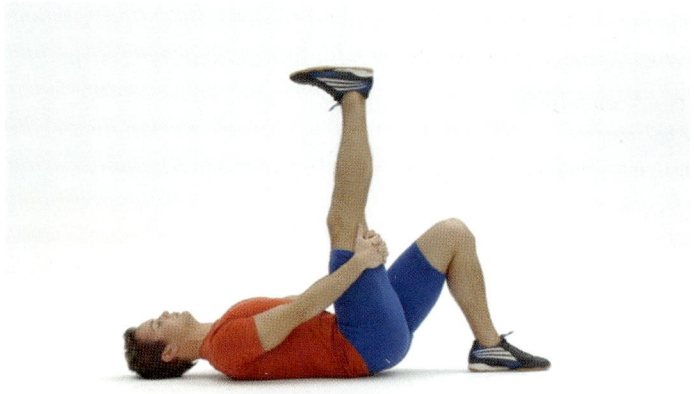

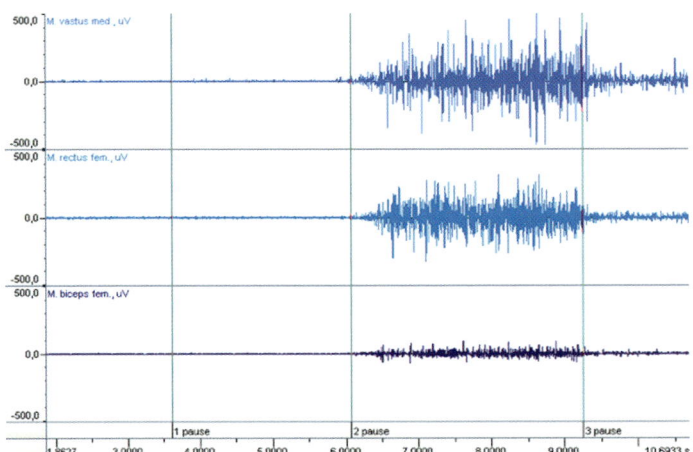

Abb. 38: Typische Übung zur Dehnung der hinteren Oberschenkelmuskulatur. Zunächst wird das Bein in die Dehnstellung gebracht (a); anschließend wird die Dehnstellung durch aktives Anspannen der vorderen Oberschenkelmuskulatur erweitert (b). Es findet keine Hemmung, sondern eine Mehraktivierung der gedehnten hinteren Oberschenkelmuskulatur statt (M. biceps femoris) (Freiwald et al., 2007, S. 215).

In Zukunft werden viele Untersuchungen notwendig sein, um solche und andere Phänomene aufzuklären. Dies wird jedoch noch einige Jahre in Anspruch nehmen.

Beispiel 3 – Krafttraining und individuelles Gefühl der Aktivierung

Beim Krafttraining ist es so ähnlich wie bei Dehnungen. Immer wieder wird darüber berichtet, welche Übungen mehr oder weniger gut in der Lage sind, spezielle Anteile der Muskulatur zu aktivieren.

Typische Beispiele sind „Aktivierung des oberen oder unteren Anteils der Bauchmuskulatur" oder eine übungsbedingte Mehr- oder Minderaktivierung des „M. vastus medialis" am Kniegelenk.

Wir konnten zeigen, dass das Gefühl der Aktivierung der Muskulatur meist über die tatsächlichen Verhältnisse hinwegtäuscht (Freiwald, 2013; Freiwald, Baumgart, & Konrad, 2007; Freiwald & Greiwing, 2014.) Dies hat mehrere Gründe:

1. In der Muskelzelle gibt es keine Rezeptoren für eine elektrische Aktivierung der Muskelzelle; demnach gibt es keine direkte Rückkopplungsmöglichkeit über die tatsächliche Aktivierung der Muskulatur.
2. Im Bindegewebe findet sich hingegen eine große Zahl an Rezeptoren (Muskelfaszien, Sehnen, Kapseln).

Wird durch eine bestimmte Übungsvariation beim Sportler z. B. das Gefühl der höheren neuromuskulären Aktivierung bewirkt, so sind das nach unserer Erfahrung jeweils Übungspositionen, die in Ausgangs- und Endstellungen jeweils eine Verlängerung der Faszien bewirken. Durch die höhere mechanische Spannung – unabhängig von der neuromuskulären Aktivierung – wird das Gefühl der höheren Aktivierung bewirkt („Spannungsgefühl").

Faszien, Beweglichkeit und Dehnen – was können wir jetzt und in Zukunft erwarten?

Es ist nicht das Versäumnis oder gar die Schuld früherer Forschergenerationen, dass man sich erst jetzt intensiv mit der Erforschung der Faszien auseinandersetzt. Erst in den letzten Jahren wurden die dazu notwendigen Gerätschaften, wie z. B. Rasterelektronenmikroskope, MRT, elektromyografische Verfahren, Verfahren zur Bestimmung des gewebsinternen Metabolismus sowie zur Genexpression (weiter-)entwickelt ... und nun kann die Praxis davon profitieren.

In Zukunft müssen wir unsere Erwartungen, die wir mit Dehnungen und mit Krafttraining verbinden, neu überdenken. Da das myofasziale Netzwerk keinen

Anfang und kein Ende hat, und in die Faszien die kontraktilen Elemente der Muskulatur eingebettet sind, müssen Dehnungen und Krafttraining verstärkt mehrgelenkig stattfinden und verstärkt typische Bewegungsabläufe aus Alltag und Sport einbeziehen.

In Zukunft werden Übungskonzeptionen sicherlich auch dahin gehend bewertet, inwieweit sie hormonelle Ausschüttungen bewirken, die Stress verstärken oder abschwächen. Mittlerweile ist bekannt, dass der pH-Wert im Gewebe durch mentale Prozesse und körperliche Aktivitäten beeinflusst werden kann. Bei zu geringer Bewegung bewirkt ein absinkender pH-Wert z. B. im Bandscheibengewebe nicht nur Schmerzen, sondern darüber hinaus das Einsprossen neuer, schmerzsensibler Nervenendigungen in die (bindegewebige) Bandscheibe (Freemont & Peacock, 1997; C. Liang et al., 2013; C. Z. Liang et al., 2012). In Zukunft werden Übungskonzeptionen sicherlich den (lokalen) Stoffwechselaspekt mit einbeziehen müssen – insbesondere auch bei der Prävention von Rückenschmerzen durch Einbeziehen der Bindegewebe in die Übungskonzeptionen.

Einen weiteren Beitrag kann Wärme leisten. Die deutliche Zunahme der Beweglichkeit unter Wärmeeinwirkung ist nicht (nur) auf eine veränderte Viskosität zurückzuführen, sondern auch auf die wärmebedingte Beeinflussung des (lokalen) Stoffwechsels und den damit verbundenen Einfluss auf die Schmerzwahrnehmung. Nehmen Schmerzen ab, kommt es bekanntermaßen zu einer verbesserten Beweglichkeit (Freiwald, 2014; Nadler et al., 2002).

Die Frage, welche Strukturen in welchem Ausmaß die Beweglichkeit begrenzen, ist auch zukünftig von großer Bedeutung. Früher wurde in Bezug zu Dehnungen behauptet, dass die Beweglichkeit durch die Muskulatur begrenzt sei und diese entsprechend gedehnt werden muss. Mittlerweile ist jedoch bekannt, dass in erster Linie das Bindegewebe um die Gelenke (Kapseln, Bänder) und in der Muskulatur sowie die Faszien für die Begrenzung der Gelenkbeweglichkeit zuständig sind – und nicht (nur) die Muskulatur (Garfin et al., 1981; Myers, 2012; Myers & Frederick, 2012). Dies macht auch Sinn! Werden physiologische Gelenkamplituden überschritten, dann reißen typischerweise Kapseln und Bänder –, es kommt jedoch nicht zu Zerrungen oder gar Rissen der gelenkumgebenden Muskulatur. Die Muskulatur wird meist in mittleren Gelenkwinkeln, z. B. beim Sprinten, verletzt. Untersuchungen zeigen, dass diese Art der Verletzung mit fehlender Koordination zusammenhängt, und nicht etwa von mangelnder Beweglichkeit abhängig ist. Diese Erkenntnisse werden in Zukunft Auswirkungen auf die Übungs- und Trainingsprogramme haben sowie die Erwartungen zur Wirksamkeit von Dehnungen und Krafttraining; darüber hinaus auch auf die Fragen zur Vorbeugung von Verletzungen.

Die Übungen zur Optimierung der Beweglichkeit werden sich im Bereich des Fitnesstrainings stärker als früher an alltäglichen Bewegungsmustern orientieren. Dieser Gedanke ist nicht allzu neu, wurde in den letzten Jahren jedoch vernachlässigt. Schon im Jahre 1956 hat der Anatom Prof. Dr. Kurt Tittel das Üben in „Muskelschlingen" am Beispiel des Sports aufgezeigt (Tittel, 1956). Bei der Lektüre fällt auf, dass die damals von Tittel beschriebenen *Muskelschlingen* annähernd identisch mit den heute bekannten Verläufen der Faszien sind. In Zukunft wird demnach die Zielsetzung, Bewegungsreichweiten zu erhalten bzw. zu erhöhen, insbesondere mit komplexen und mehrgelenkigen Bewegungen angestrebt werden. Im Alltag kann die Bewegungsreichweite im Schultergürtel z. B. beim Kämmen von Bedeutung sein, im Sport z. B. beim Schmetterschlag im Volleyball.

Übungskonzeptionen, die sich in der Praxis bewährt haben und zu früheren Zeiten gerne belächelt wurden, da sie wissenschaftlich nicht fundiert sind, sollten in Zukunft neu bewertet werden.

Zu diesen Übungskonzeptionen zähle ich u. a. die „Organgymnastik nach Medau". Neuere Konzepte, die u. a. von G. Slomka entwickelt wurden, wie der „Bewegte Rücken" oder „Faszien in Bewegung" („Fascia in Motion"), nehmen diese Überlegungen auf, integrieren sie und entwickeln sie gemäß neuerer, wissenschaftlich fundierter Kenntnisse weiter. Allen vorgenannten Übungsformen ist gemeinsam, dass sie über mehrere Gelenke arbeiten und (in Teilen) äußerst komplexe und alltägliche Bewegungsmuster nachempfinden.

Entgegen früheren Annahmen wird die Kraft der Muskulatur nicht nur über Sehnen auf die knöchernen Strukturen übertragen, sondern zu großen Teilen über das fasziale Bindegewebe u. a. direkt auf benachbarte Muskeln und knöcherne Systeme. Sowohl Dehnungen als auch Krafttraining sollten daher im Fitnesstraining über die gesamte Bewegungsamplitude der Gelenke bzw. über die maximale Bewegungsreichweite durchgeführt werden – möglichst unter Berücksichtigung der alltäglichen und sportlichen Anforderungen sowie der faszialen Verlaufslinien. Das Training von Kraft und Beweglichkeit steht daher in keinem Widerspruch, wie man bei Kunstturnern und Artisten sehen kann, die sowohl kräftig als auch beweglich sind. Dehnen bewirkt – zumindest bei wenig trainierten Menschen – auch ohne Krafttraining eine Muskel- und Kraftzunahme – ebenso wie durch Krafttraining. Dies wird u. a. durch mechanische Spannungsreize bewirkt, die zu einer Aktivierung der Protein- und Kollagensynthese (Muskel- und Bindegewebe) führen.

Dieses Buch stellt eine eigenständige und funktionelle Trainingskonzeption vor. Die vorher gemachten Aussagen zu den wissenschaftlichen Grundlagen werden in die vorliegende Konzeption integriert und in die Praxis überführt. Das fünfgliedrige Trainingssystem entwickelt all diese Fähigkeiten und ich freue mich, wenn diese Konzeption eine weite Verbreitung findet.

- Freemont, A. J. & Peacock, T. E. (1997). Nerve ingrowth into diseased intervertebral disc in chronic back pain. *Lancet, 350* (9072), 178-181.
- Freiwald, J. (2013). *Optimales Dehnen. Sport – Prävention – Rehabilitation* (2. Ed.). Balingen: Spitta.
- Freiwald, J. (2014). *Effectiveness of adjuvant (Supplementary) ThermaCare® heat packages in the treatment of chronical low back pain patients in a multimodal setting.* Wuppertal: Bergische Universität Wuppertal.
- Freiwald, J., Baumgart, C. & Konrad, P. (2007). *Einführung in die Elektromyographie. Sport – Prävention – Rehabilitation.* Balingen: Spitta.
- Freiwald, J. & Greiwing, A. (2014). *Optimales Krafttraining. Sport – Prävention – Rehabilitation.* Balingen: Spitta.
- Garfin, S. R., Tipton, C. M., Mubarak, S. J., Woo, S. L., Hargens, A. R. & Akeson, W. H. (1981). Role of fascia in maintenance of muscle tension and pressure. *J Appl Physiol, 51* (2), 317-320.
- Liang, C., Li, H., Tao, Y., Shen, C., Li, F., Shi, Z., . . . Chen, Q. (2013). New hypothesis of chronic back pain: Low pH promotes nerve ingrowth into damaged intervertebral disks. *Acta Anaesthesiol Scand, 57* (3), 271-277.
- Liang, C. Z., Li, H., Tao, Y. Q., Zhou, X. P., Yang, Z. R., Li, F. C. & Chen, Q. X. (2012). The relationship between low pH in intervertebral discs and low back pain: A systematic review. *Arch Med Sci, 8* (6), 952-956. doi: 10.5114/aoms.2012.32401
- Myers, T. (2012). *Anatomy trains and force transmission fascia: The tensional network of the human body* (Vol. 1, pp. 131-136). Edingburgh: Elsevier.
- Myers, T., & Frederick, C. (2012). Stretching and fascia. In R. Schleip, T. W. Findley, L. Chaitow & P. Huijing (Eds.), *Fascia: The tensional network of the human body* (Vol. 1, pp. 433-439). Edingburgh: Elsevier.
- Nadler, S. F., Steiner, D. J., Erasala, G. N., Hengehold, D. A., Hinkle, R. T., Beth Goodale, M., . . . Weingand, K. W. (2002). Continuous low-level heat wrap therapy provides more efficacy than Ibuprofen® and acetaminophen for acute low back pain. *Spine* (Phila Pa 1976), *27* (10), 1012-1017.
- Tittel, K. (1956). *Beschreibende und funktionelle Anatomie.* Berlin: Deutscher Verlag der Wissenschaften.

IV.e Fascial Power

Während lange Zeit dem Bindegewebe lediglich die Funktion des Krafteweiterleitens von der Muskulatur zum Gelenk, zum Knochen, zum nächsten Muskel zugesprochen wurde, konnten Yahia et al. bereits 1993 aktive Gewebekontraktionen nachweisen.

Straubesand (1996) dokumentierte die Existenz von glattmuskelähnlichen Zellen in den bindegewebigen Anteilen der Muskulatur.

2006 konnte Schleip das Vorkommen von Myofibroblasten nachweisen. Eine Entdeckung, die viele bisher angenommene Wirkungsmechanismen von Training neu zu betrachten einlädt und neue Trainingsideen entstehen lässt.

IV.e.i Myofibroblasten

Myofibroblasten sind faszieneigene, kontraktile Zellen, die sich ähnlich wie die glatten Zellen der Herzmuskulatur kontrahieren können. Diese Kontraktionen unterliegen dem unwillkürlichen (autonomen) Nervensystem. Eine willkürliche Ansteuerung ist nicht möglich.

Myofibroblasten entstehen aus *Fibroblasten*, den jungen Bindegewebszellen mit hoher Zellteilungsrate und mannigfaltigen Differenzierungsmöglichkeiten. Ihr späterer Wirkungsort und dementsprechende Funktion sind noch nicht festgelegt. Myofibroblasten sind in erster Linie für die Wundheilung zuständig. Sie werden durch *Makrophagen*, die in den Wunden vorherrschen, zur Zellteilung angeregt und sorgen dort für den Wundverschluss (vgl. Kap. III.a.iii). Dass das Narbengewebe, welches an Wunden entsteht, oft „kurz", fest und unflexibel ist, ist dem Wirken der Myofibroblasten zu verdanken.

Ist dieser Ablauf der Wundheilung gestört, schließt sich die Wunde nicht, die Myofibroblasten und Fibroblasten werden zu ständiger Synthese angeregt und es entstehen Gewebswucherungen. Eine gestörte Myofibroblastenproduktion findet man z. B. bei Krankheiten wie Morbus Dupuytren (Dupuytren-Kontraktur). Das ist eine gutartige Erkrankung des Bindegewebes der Handinnenfläche, wobei es zu schmerzhaften Knötchenbildungen meist im Bereich des Ring- und Kleinfingers kommt.

Neu ist die Entdeckung, dass Myofibroblasten in jeder Bindegewebsstruktur vorkommen, dass die Häufigkeit des Vorkommens variabel ist und dies Aussagen über die Funktion zulässt.

Mit einem Mehr an Myofibroblasten steigt der Grundtonus des entsprechenden Gewebes. Diese Spannungssteigerung wirkt sich auf die umliegenden Gewebe aus.

IV.e.ii Spannungsnetzwerk – Faszien

Bindegewebe hat eine enorme Anpassungsfähigkeit. Durch tägliches Laufen z. B. nimmt die Festigkeit der Oberschenkelfaszie (Fascia lata) spür- und messbar zu. Bei Reitern finden wir diese Verstärkung des Bindegewebes auf der Innenseite des Oberschenkels.

Diese anpassungsbedingten Verstärkungen beruhen zum einen auf der Zunahme an Myofibroblasten, zum anderen aber auch, einhergehend damit, auf einem Mehr an kollagenen Fasern. Eine Verdickung ist messbar.

Die Faszien haben gelernt, dem aktiven Bewegungsapparat, der Muskulatur, Hilfestellung zu leisten.

Die freie Universität Amsterdam (Maastricht, 1980er-Jahre) konnte nachweisen, dass die meisten Muskeln einen beträchtlichen Teil ihrer Zugkraft nicht direkt auf die mit ihnen in Verbindung stehenden Sehnen, mittels Epi- und Perimysium, übermitteln, sondern auf die parallel verlaufenden Nachbarmuskeln. Das Prinzip der synergistischen Muskelunterstützung gewinnt dadurch an Bedeutung.

Das Perimysium (die Muskelhülle) überträgt die Kräfte auf die benachbarten Gewebe. Das Spannungsnetzwerk Faszien wirkt! Der M. biceps femoris (zweiköpfiger Oberschenkelbeuger) z. B. zieht mit über 50 % seiner Fasern nicht zum Sitzbeinhöcker, sondern über das sakrotuberale Ligament (Bänder des Beckens) in die tiefe Schicht der Lumbodorsalfaszie (Lendenfaszie). Auch ziehen 40 %

seiner Fasern nicht zum Oberschenkelknochen, sondern zur Fascia lata (Oberschenkelfaszie).

Das „Dynament-Modell" (der Begriff setzt sich aus „Dynamik" und „Ligament" (Band) zusammen) von van der Wal integriert das Bindegewebe in sein Kräftemodell und zeigt, dass Muskelfasern praktisch nie direkt am Knochen ansetzen, wie das klassische Modell der Ansätze und Ursprünge für einzelne Muskeln vorsieht. „Die Muskelfasern verbinden und verflechten ihre Bindegewebshüllen und Aponeurosen mit den Faszienhäuten, dem Periost und dem Kapselkomplex in der Gelenksumgebung. Muskelfasern einer Dynament-Einheit spannen das periartikuläre Bindegewebe an." (Morree, de, 2013).

Auch ging man bisher davon aus, dass die gleichzeitige Spannungszunahme der Antagonistenmuskulatur durch Nervenbahnen initiiert ist. Der neue Blickwinkel auf das Fasziengewebe zeigt, dass sich die Muskelkraft über die trennenden bindegewebigen Septen auf die Antagonistengruppe überträgt.

Ein Kontinuum aus Hüllen, Tunneln, Häuten und Septen sorgt für ein System funktioneller Kraftübertragung. Das bewusste Einbeziehen der Faszien in die Anatomie der Muskulatur lässt neue Trainingsideen entstehen und erklärt Wirkungsmechanismen.

Wenn bisher also beim Muskeltraining vom Ursprung bis zum Ansatz der Muskulatur am Knochen gedacht wurde, so sollte die Denkweise angepasst werden und sich das Training verändern. Nicht der „Muskelmensch" muss trainiert werden, sondern der „Handlungsmensch". Die Kräfteübertragung verläuft multidirektional nach dem Tensegrity-Modell (vgl. Kap. IV.a.i). Funktionelle Bewegungen unter Einbezug des gesamten Körpers, von Kopf bis Fuß, orientiert am Alltagsverhalten oder der Zielbewegung der jeweiligen Sportart, stehen im Mittelpunkt.

Funktionelle Muskelschlingen zeigte Kurt Tittel bereits 1956. Seine Grundidee in Form von funktionellen Muskelketten findet, unter Einbeziehung der faszialen Strukturen, ihre Weiterentwicklung in den Bewegungsketten.

IV.e.iii Arbeitsweise des Krafttrainings

Bisher kennt man im Krafttraining das Arbeiten nach klar gesteuerten Trainingsreizen mit Wirkung auf die Muskulatur.

Krafttraining unter Berücksichtigung von:

- Trainingsintensität,
- Trainingsdauer,
- Pausendauer und
- Wiederholungsanzahl.

Während im klassischen Kraftsport üblicherweise mit einer Angabe von definierten Wiederholungszahlen gearbeitet wird, verwendet man im GroupFitness-Training, beim Arbeiten in Gruppen mit unterschiedlichen Leistungsstärken, das Steuern nach der Zeit. Der Vorteil ist die Reproduzierbarkeit der Reize bei variablen Wiederholungsgeschwindigkeiten.

Verschiedene Schwierigkeitsstufen einer Übung machen es möglich, für jeden Übenden innerhalb einer Übungssequenz einen zielgerichteten Trainingsreiz zu setzen.

Tab. 1: Parameter der Trainingssteuerung bei verschiedenen Kraftzielen
aus: DTB Workout Advanced Manual; G.Slomka, C.Harvey

Kraftart	Kraftausdauer	Muskelaufbau	Maximalkraft
Satzdauer	2,5 bis 1,25 min	1,25 Min bis 0,5 min	30-5 s
Pause zwischen Sätzen	Kurz = < 1 min	Mittel = 1-2 min	Lang = 3-5 min
Sätze pro Übung	1-3	1-3	2-4
Übung pro Muskel	1-3	1-3	1-2
Relative Intensität (% Maximalkraft)	Niedrig (30-50 %)	Mittel (50-80 %)	(80-100 %)

Kraftart	Kraftausdauer	Muskelaufbau	Maximalkraft
Geschwindigkeit	Langsam bis zügig	Langsam bis mittel	Zügig bis explosiv
Trainingshäufigkeit pro Woche	2-4 x pro Woche pro Muskel	2-3 x pro Woche pro Muskel	2-3 x pro Woche pro Muskel
Besonderheit	Viel Variation in der Übungsauswahl und -reihenfolge; unterschiedlichste Widerstandsarten; Isolations- und Multigelenkübungen	Tendenz zu Multigelenkübungen & freien Gewichten/Körpergewicht hin. Isolationsübungen zur Abwechslung und als Vorermüdung	Multigelenkübungen und viel Training mit freien Gewichten & Körpergewicht

Diese Trainingsgesetzmäßigkeiten beziehen sich auf das globale, oberflächlich gelegene Muskelprofil – unsere „Beweger" (Mobilisatoren) des Körpers.

Spätestens seit einigen australischen Untersuchungen der Wissenschaftler Hodges und Richardson (1997) wird das musklulären System in ein tief liegendes, stabilisierendes Muskelsystem und in die oberflächlichen Muskeln mit Bewegungsaufgabe untergliedert.

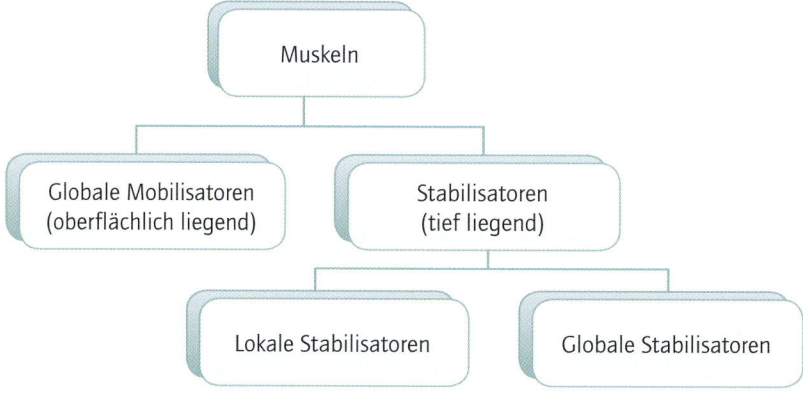

Abb. 39: Differenzierung des Muskelsystems des Körpers

Das lokale und globale stabilisierende Muskelsystem unterliegt dabei anderen spezifischen Gesetzmäßigkeiten.

Stabilisatorentraining	
Satzdauer	10–30 s
Pause zwischen den Sätzen	Kurz = < 1 min
Relative Intensität (% Maximalkraft)	Extrem niedrig (< 30 %)
Trainingshäufigkeit pro Woche	So oft wie möglich; am besten im „nicht ermüdeten" Zustand mit viel Aufmerksamkeit und Achtsamkeit
Besonderheit	• Wahrnehmungstraining, instabile und labile Übungsvielfalt • Muskelspannung aus den globalen Mobilisatoren ist unerwünscht.

Wenn der Grundidee von Training nach Weineck (1990) Folge geleistet wird, die aussagt, dass sportliches Training auf eine planmäßige und gezielte Verbesserung der körperlichen Leistungsfähigkeit hinwirkt, dann muss man sich die Frage stellen, welche Trainingsreize die richtigen sind, wenn die faszialen Strukturen der Muskulatur und der unterstützenden Gewebeplatten trainiert werden sollen, damit sie die Kraftfähigkeiten unterstützen.

Ein schönes Beispiel ist eine Balletttänzerin, die scheinbar ohne Anstrengung, mühelos, ohne groß erkennbares Muskelprofil, enorme Kraftleistungen erbringen kann.

Tatsächlich ist es so, dass nur geringe Muskelaktivitäten bei hochkomplexen Bewegungsformen dieser Art gemessen wurden. Das Ergebnis steht nicht in Relation zur Kraftanstrengung der Muskulatur.

Ähnliche Beispiele findet man beim Kunstgerätturnen der Damen (Mädchen). Beobachtet man die Höhe der akrobatischen Elemente am Boden, die Übungselemente am Stufenbarren, so fragt man sich, aus welchen versteckten Muskeln die Kinder die Kraft für die Übungen zaubern.

Auch in der Leichtathletik gibt es viele Beispiele, wie ein spezifisches Training mit Wirkung auf die Faszien, die Kraft-Effizienz-Leistungen z. B. beim Sprint, Hürdenlauf, Hoch-, Weitsprung oder Speerwurf unterstützt.

Wie sieht ein Training aus, das die Faszien „stärkt"? Was macht eine „starke Faszie" aus?

Eine starke Faszie soll:

- … die Bewegung so unterstützen, dass während der Zielbewegung energetisch weniger Muskelarbeit notwendig ist.
  - → Eine erhöhte Myofibroblastenanzahl macht das möglich.
- … die erzeugten Kräfte der kontraktilen Elemente des Muskels ungestört über die Sehnen zu den knöchernen Verbindungen, aber auch über die faszialen Bindegewebsanteile des Muskels zu den benachbarten Muskeln weiterleiten.
  - → Das setzt voraus, dass das Kollagengeflecht (ob parallel oder netzartig angeordnet) in einer guten Qualität vorliegt. Eine gute Qualität zeichnet sich durch wenig Verklebungen und durch eine wellenförmige Anordnung aus. Ebenso limitiert eine verfilzte Bindegewebshülle die Länge eines Muskels, der dann seine Kraft nicht in vollem Umfang der Bewegungsamplitude entwickeln kann.
- … frei gleiten können! Die Versorgung, der Flüssigkeitshaushalt, der Anteil des Wassers im Bindegewebe und in den Verschiebeschichten ist letztendlich ausschlaggebend für die freie, ungebremste Entfaltung der Kraft eines Muskels.
  - → Die Grundmatrix muss durch vielschichtige und variantenreiche Bewegungen im Fluss gehalten werden.

Unsere spezifischen Trainingsreize müssen demnach Folgendes leisten:

A   Sie sollen eine Erhöhung der Myofibroblastenanzahl nach sich ziehen (in gemäßigtem Umfang, zu hoher Tonus kann auch kontraproduktiv wirken).
B   Sie sollen auf die Wellenform und Ausrichtung der kollagenen Fasern wirken.
C   Sie sollen für die Bewegung der Grundmatrix sorgen.

Zu A: Erhöhung der Anzahl der Myofibroblasten
An dieser Stelle können bisher nur Mutmaßungen ausgesprochen werden. Sportwissenschaftliche Belege stehen aus.

Man weiß, dass in stark beanspruchten Geweben, wie der Fascia lata (Beinaußenseite) bei Läufern, eine erhöhte Myofibroblastenzahl vorliegt.

So auch in der Lumbodorsalfaszie (Lendenfaszie) bei Gewichthebern.

Auf eine Zunahme an von „außen" initiierter Spannung reagiert der Körper mit einer Zunahme an Spannung im Gewebe mittels Myofibroblasten. Von daher bewirkt jeder Kraftreiz einen Adaptionsreiz für die bindegewebigen Strukturen, so auch auf die Anpassung in Bezug auf die Anzahl der Myofibroblasten im Gewebe.

Was veranlasst aber das Bindegewebe zum Zellumbau? Auch hier weiß man aus den Beobachtungen des Krafttrainings, dass es kleine, bis kleinste Verletzungen sind, mit denen der Körper auf den adäquaten Trainingsreiz reagiert. Das Ausheilen der Kleinstverletzungen bewirkt eine Zellumorganisation. So kann es auch zu einem Anstieg der Myofibroblasten kommen (s. Kap.III.b.iii.3).

Zu B: Wellenform und Ausrichtung der kollagenen Fasern
In Kap. IV.c.ii wurde der *Katapulteffekt* beschrieben. Durch Vorspannung ist es möglich, von den elastischen Eigenschaften des Kollagens zu profitieren. Die kollagenen Fasern unterstützen die Kraftentwicklung eines Muskels während seiner Kontraktionsphase maßgeblich.

Zu C: Fluss der Grundmatrix

Versorgung ist alles! Ohne Versorgung geht nichts. Kommt das System ins Stocken, verlangsamt sich die Zellaktivität, so auch der Umbau der Zellen als Anpassung an das Training. Zudem wird das Gleitverhalten der Muskeln gegeneinander eingeschränkt sein, was die Kraftentwicklungsmöglichkeiten hemmt.

IV.e.iv Regeln für die Praxis

Wie sieht ein Training aus, dass die Faszien „stark" macht?

Das fasziale Netzwerk ist ein fortlaufendes Kontinuum im gesamten Körper. Bei jeder Bewegung, bei jeder Sportart sind sie ein Teil dessen.

Auch hier gilt es natürlich, das Trainingsziel zu betrachten. Die Faszien sind in ihren Funktionen so vielfältig, dass spezifische Trainingsreize auch in Bezug auf Reizintensität und Pausendauer betrachtet werden müssen.

Im Falle des Krafttrainings, mit dem Wunsch der Erhöhung der Myofibroblastenzahl, wird aktuell davon ausgegangen, dass Trainingsintensitäten von > 60 % der individuellen Kraft sinnvoll sind. Wahrscheinlich werden sogar einwirkende Kräfte von > 75 % der individuellen maximalen Kraft nötig sein, um eine Wirkung auf die Fibroblasten zu erzielen. Entscheidend ist, dass die einwirkenden Kräfte eine Verformung der Fibroblasten zur Folge haben, sodass diese zur Syntheseaktivität angeregt werden.

Bei Intensitäten von unter 60 %, wie es im klassischen Kraftausdauertraining der Fall ist, scheint dies nicht der Fall zu sein und die Anpassungen des Bindegewebes bleiben aus.

Durch die Muskelquerschnittsvergrößerung beim Krafttraining wirken Zugkräfte auf das Bindegewebe. Diese sind dem Dehnungstraining ähnlich, nur mit zzgl. Wirkung auf die transversal (quer) verlaufenden bindegewebigen Anteile.

„Zugspannungen" stellen den adäquaten Trainingsreiz zur Kollagensynthese dar. Intensive Dehnspannungsreize haben demnach leistungssteigernden Einfluss auf die Kraftentwicklungsmöglichkeiten eines Muskels. Wichtig bleibt dabei dennoch zu beachten, dass es Muskeln mit einer „funktionellen" Länge gibt. In vielen Sportarten würde ein „Auf-Länge-Bringen" gegebenenfalls sogar kontraproduktiv sein, denkt man z. B. an die verkürzten Fingerflexoren von Kletterern. Würde man diese „verlängern", so gäbe es kein „Halten" mehr. Nicht jeder Dehnreiz soll somit automatisch zu einer „Verlängerung" des Muskels bzw. Muskel-Gewebe-Systems führen. Kurze, dynamische Dehnimpulse wirken dem entgegen.

Neben der Trainingsintensität ist die Kontinuität des Trainings eine tragende Säule zum Erreichen des Trainingsziels. Da die Halbwertzeiten (Zellerneuerungszeiten) bei 1-1,5 Jahren liegen, müssen die Trainingsreize entsprechend über diesen langen Zeitraum erfolgen, damit sich ein messbarer Erfolg einstellt.

Drei Trainingsbausteine ergeben sich, die Einfluss auf das Bindegewebe haben und Impulse zur Unterstützung der Muskelkraft liefern:

A   Muskelkrafttraining mit hoher Intensität
B   Dehnungstraining – s. Kap. Fascial Stretch IV.d
C   langkettige Ganzkörper-Spannungsübungen (Multijointtraining)

Langkettige Spannungsübungen schulen das globale Kräfte-Kommunikations-System des Körpers. Spannungen werden von den Muskeln zu den Nachbarmuskeln und den angrenzenden Geweben weitergegeben. Ein spannungsvolles, effizientes, ergonomisches „Spannungsnetzwerk Körper" entsteht.

IV.e.v Praxis

Muskelkrafttraining mit hoher Intensität (> 75 % Fmax)

Maximalkrafttraining

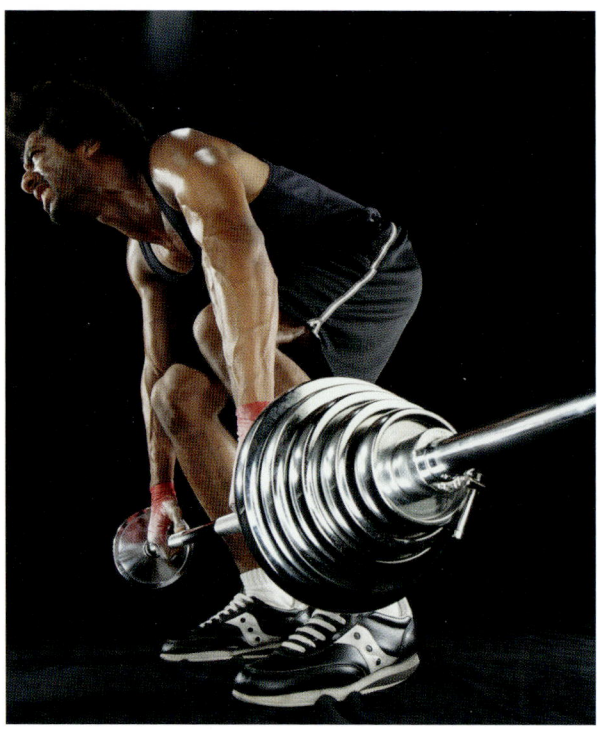

Langkettige Ganzkörper-Spannungsübungen (Multijoint Training)

Übung 1: Planke

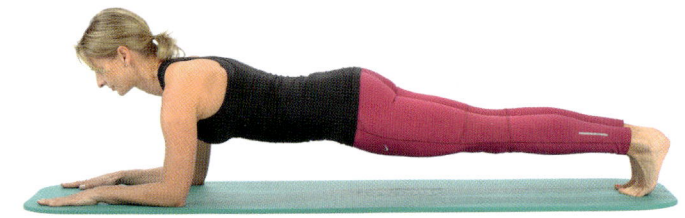

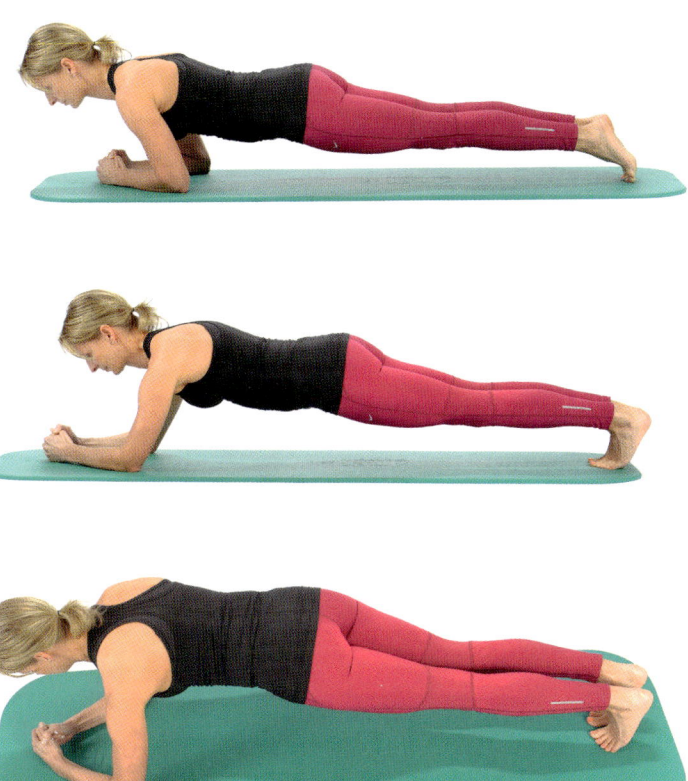

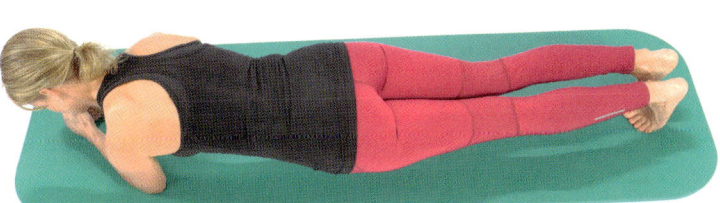

- Stabilisieren Sie im Unterarmstütz Ihren lang ausgestreckten Körper.
  - „Spielen" Sie mit der Bewegung, indem Sie Ihr Gewicht nach vorne und nach hinten verschieben oder auch von rechts nach links.

Übung 2: Planke mit Handstütz (Echse)

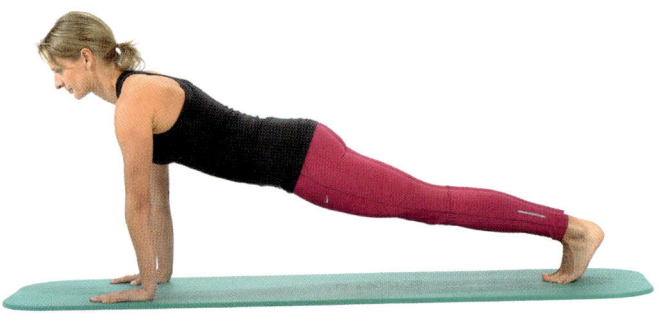

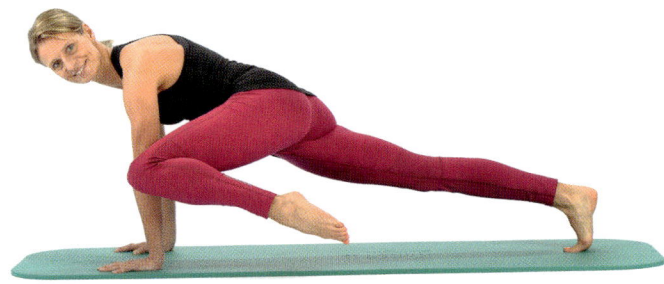

- Stabilisieren Sie, auf Ihren Händen stützend, Ihren lang ausgestreckten Körper.
- Ziehen Sie jeweils ein Knie über die Seite in Richtung gleichseitiger Ellbogen.
  - Achten Sie darauf, dass Becken, Schultergürtel und Fersen in einer Linie stabilisiert werden.

Schon gewusst?

Wie auch der Fuß im Stand eine präzise Ansteuerung der Belastung erfährt (Drei-Punkte-Belastung), wirkt sich ebenso die präzise Handbelastung im Stütz auf die Stellung der auf der Hand aufbauenden Gelenke, wie Ellbogen, Schulter und Schultergürtel, aus.

So wird's gemacht!

Spreizen Sie Ihre Finger weit. Bringen Sie die Belastung auf jede einzelne Fingerkuppe, wie auch auf den Handballen. Unter Ihrer Handfläche bauen Sie aktiv (unter Anspannen der Muskulatur) einen Hohlraum (Höhle) auf. Die Fingerspitzen ziehen in Richtung des Handballens, der Handballen in Richtung der Fingerspitzen, ohne dass Sie Ihre Position dabei verändern (isometrisch).

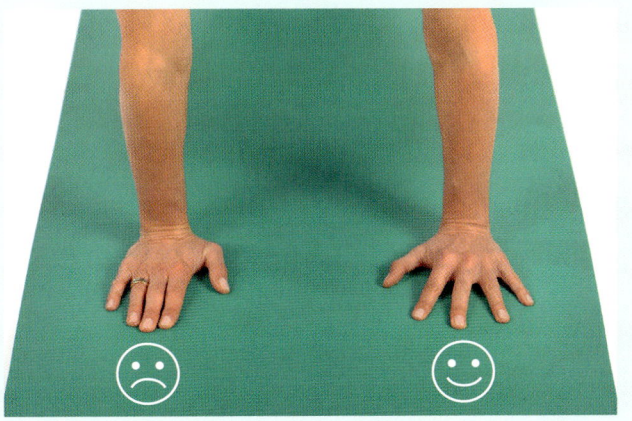

Übung 3: dynamischer Standspagat

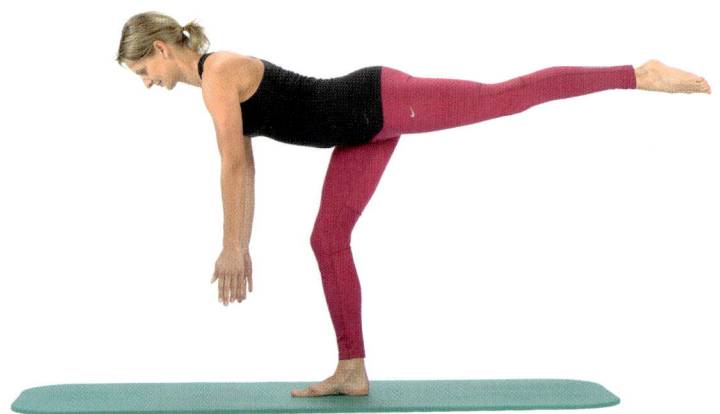

- Stellen Sie sich in die Standwaagenposition.

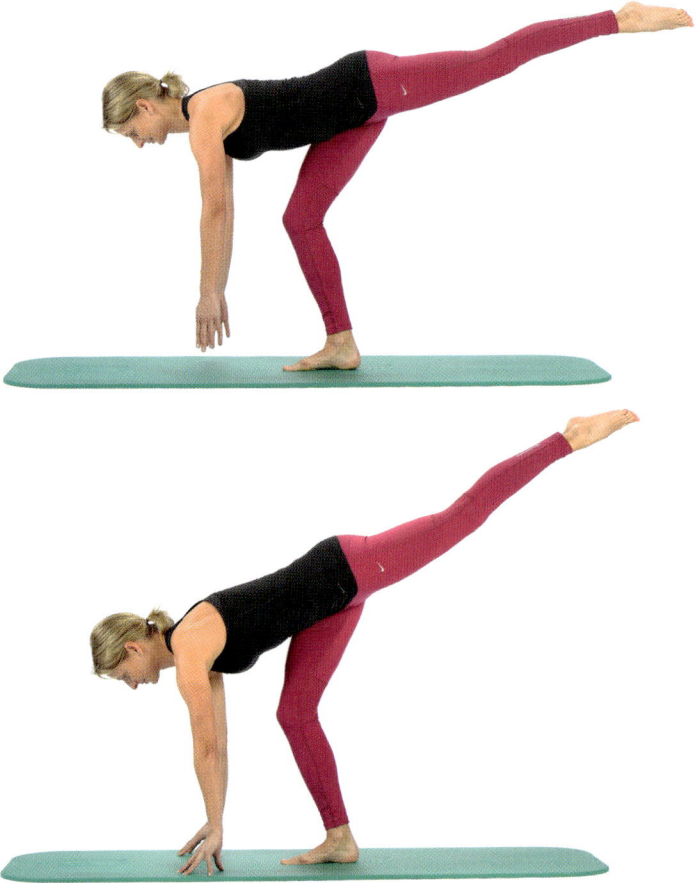

- Kippen Sie die Standwaage diagonal, sodass der Kopf in Richtung des Bodens und das gehobene Bein, in einer Linie mit dem Oberkörper, in Richtung Himmel zieht.
- Ihr Standbein beugt sich dabei so weit, dass die Fingerkuppen den Boden berühren können.
  - Auf die Gesäß-, Bein- und Rückenmuskulatur wirken hohe Spannungsreize.

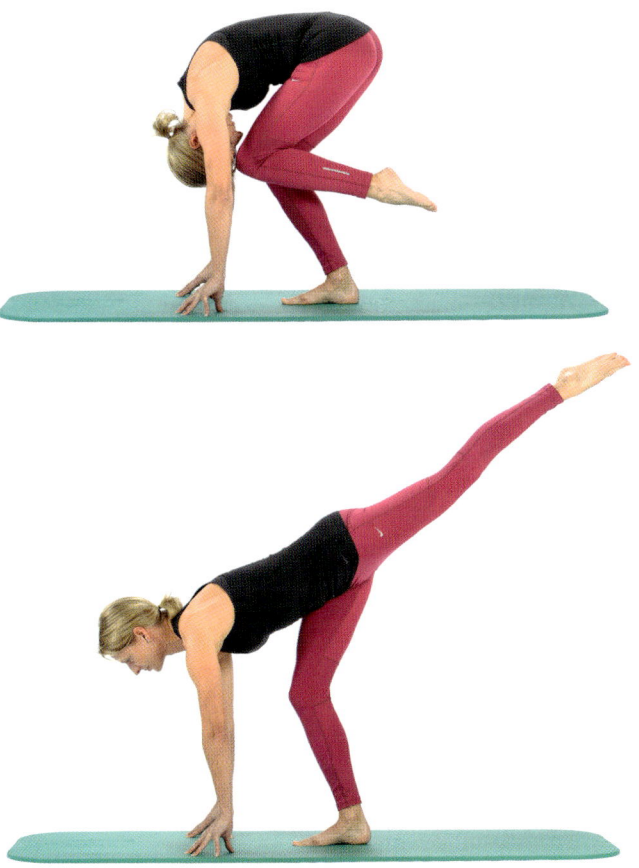

- Üben Sie dynamisch, indem Sie das nach hinten oben ausgestreckte Bein unter Ihren Körper ziehen, die Wirbelsäule darf sich dabei runden, um im Anschluss das Bein erneut nach oben in die maximale Diagonale auszustrecken.

Übung 4: Lateralflexion im Stand

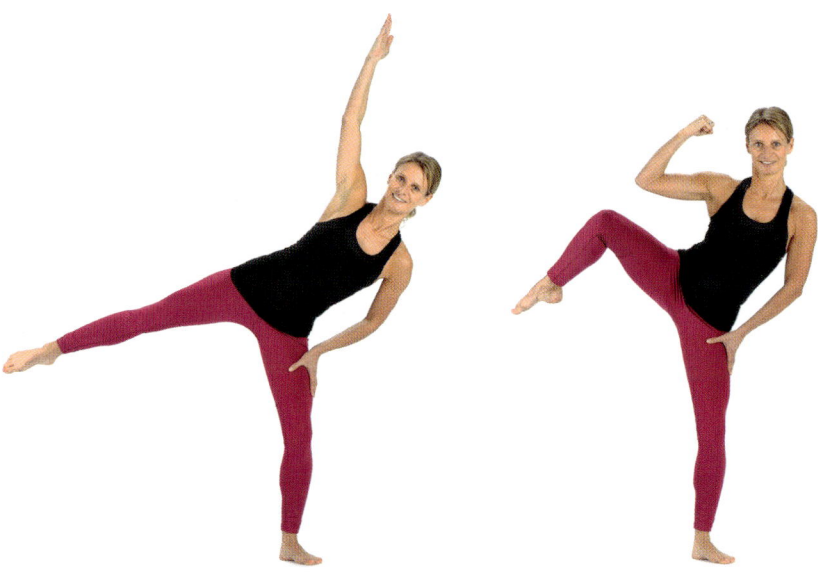

- Kippen Sie Ihren Körper entlang der Frontalebene zur Seite.
  - Achten Sie darauf, dass sowohl die Beckenknochen wie auch die Schultern übereinander ausgerichtet stehen.
- Führen Sie das Ellbogengelenk des nach oben ausgestreckten Arms und des gleichseitigen Beins zusammen.
  - Der untere Rippenbogen und der Beckenkamm werden dabei angenähert (Lateralflexion).

Übung 5: Klimmzüge

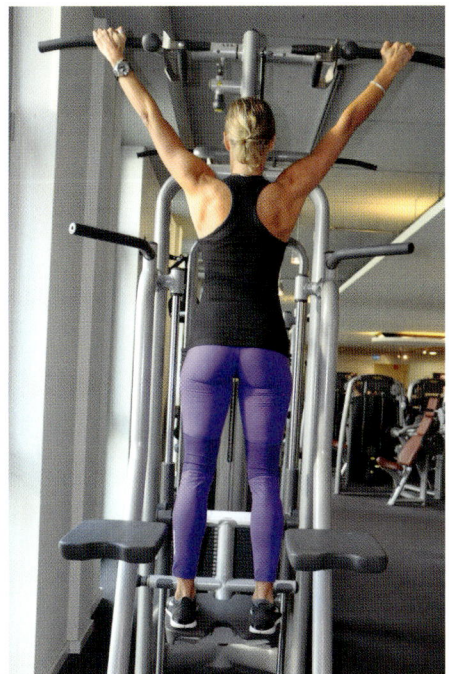
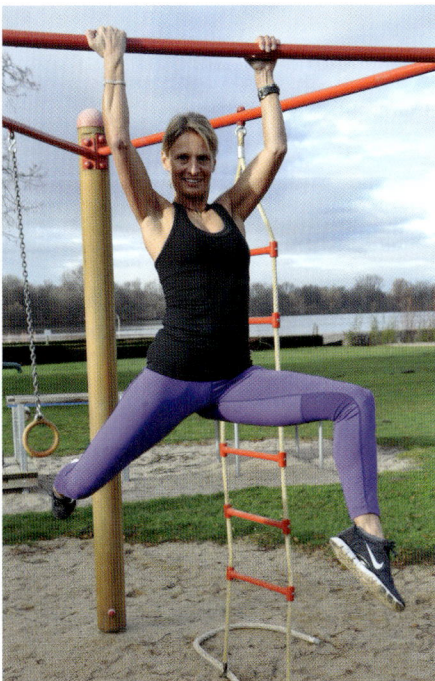

- Hängen Sie sich an eine Klimmzugstange, ein Klimmzuggerät oder ein Klettergerüst und ziehen Sie Ihren Körper nach oben.
- Variieren Sie die Handfassungen.

Übung 6: Hangeln

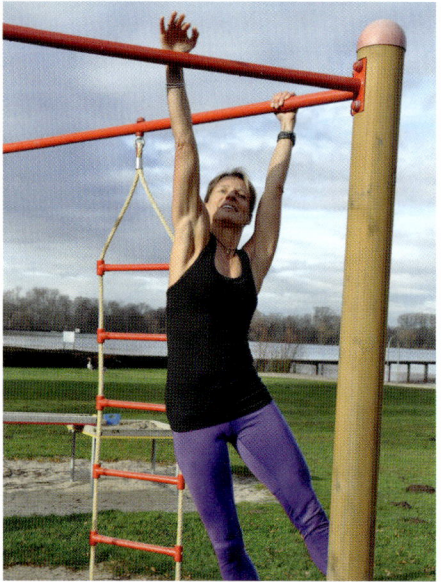
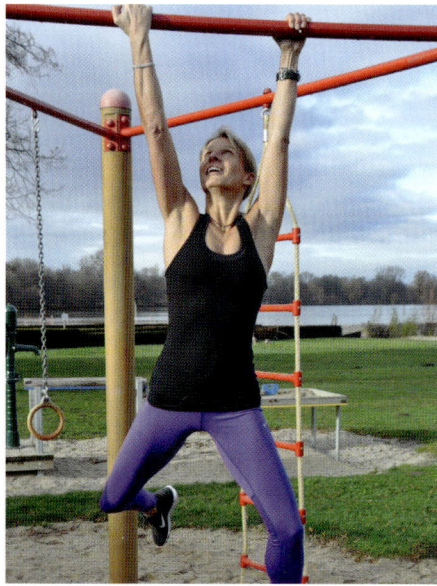
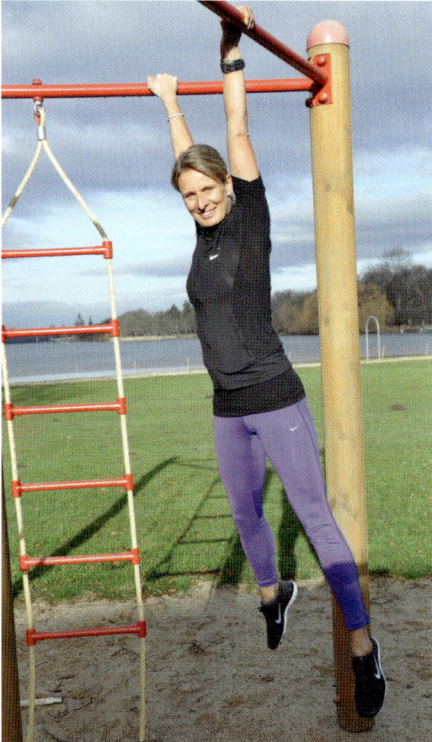
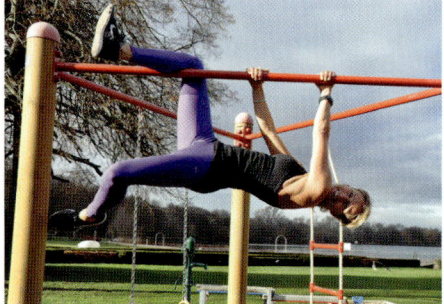

- Hängen Sie sich an ein Klettergerüst und hangeln Sie sich „affenähnlich" von einer Stange/Sprosse zur nächsten.
- Alles ist erlaubt und erwünscht.

IV.f Sensorisches Verfeinern

In Kap. III.b, „Das Bindegewebe als Sinnesorgan", wurden die Faszien als das reichhaltigste, uns zur Verfügung stehende Sinnesorgan beschrieben. Die vielfältige Art der Sensoren benötigt variantenreiche Impulse. Bleiben Reize für die Sensoren aus, verändern sie ihre Aufgabenstruktur oder verkümmern.

Neben der variantenreichen Reizgestaltung steht an erster Stelle die Wahrnehmung der Bewegung. Jede Bewegung braucht die volle Aufmerksamkeit. Die Qualität der Bewegung verändert sich und der Trainingserfolg steigt, wenn das Erleben und das Spüren mit ganzer Aufmerksamkeit im „Hier und Jetzt" stattfindet.

Ablenkungen, wie telefonieren, fernsehen und sich mit dem Trainingspartner unterhalten, mindern die Aufmerksamkeit und damit den Trainingserfolg.

Bewegungs- und Trainingsmodelle, die die Achtsamkeit in den Vordergrund stellen, wie es z. B. viele Pilates-Modelle tun, fordern und fördern die Wahrnehmung des Körpers.

Schon gewusst?

Eine Rezeptorenart im Körper besitzt die Fähigkeit, Bewegungen zu imitieren. Bewegungsmuster werden gesehen, erkannt und unbewusst nachgeahmt. Bekannt ist dieses Phänomen vom Füttern kleiner Kinder. Die Eltern öffnen den eigenen Mund, um den Löffel mit dem Brei in den Mund des Kindes zu führen. In vielen Fällen klappt dieses System, denn die Kinder imitieren unbewusst das gesehene Verhalten der Eltern. Teilnehmer von angeleiteten Gruppenkursen, bei denen ein Trainer die Bewegungen vormacht, profitieren ebenso von der Fähigkeit des unbewussten Imitierens. Die dafür verantwortlichen Nerven heißen **Spiegelneurone**.

Das Nervensystem steuert im Bewegungsalltag keine einzelnen Muskeln an. In der Regel herrscht im zentralen Nervensystem ein Bild einer Zielbewegung vor, die durch das Ansteuern von Muskelschlingen, Muskelketten und komplexen Bewegungsketten ausgeführt wird. Je besser die Wahrnehmung des gesamten Bewegungssystems ist, desto feinmotorischer ist das Ergebnis.

Verletzung, Schmerz und Bewegungsarmut können sogenannte *blinde Flecken* in der Körperwahrnehmung entstehen lassen. Dies sind Körperbereiche, die nicht wahrgenommen und entsprechend nicht angesteuert werden können.

Alle Übungen des sensorischen Verfeinerns fordern und fördern die Rezeptorenaktivität, schulen die Feineinstellung und können schwer spürbare Bereiche wieder in das gesamte Körperbild integrieren.

So wird's gemacht!

Suchen Sie nach vielfältigen Stimulationen für die Rezeptoren Ihres Nervensystems.

Reize können:
- Druck (intensiv und sanft),
- Zug,
- Schüttelungen,
- Vibrationen,
- Schwingungen oder auch
- sanfte, pinselartige Streichungen

sein.

Neben all den Übungen aus Kap. III.b.ii, soll an dieser Stelle das Arbeiten mit der Foamroll vorgestellt werden.

Beispiele

Übung 1: Plantarfaszie (Fußsohle)

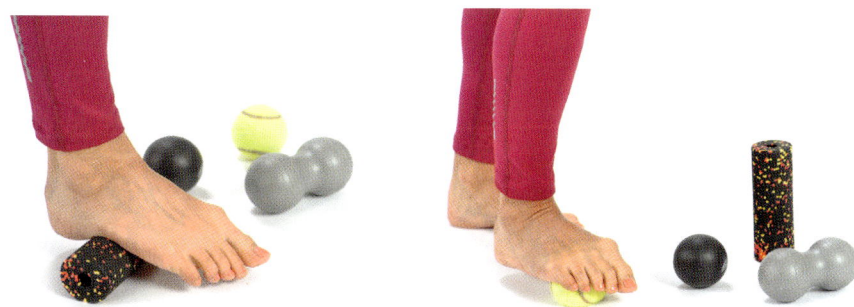

- Legen Sie unter einen Ihrer Füße einen der abgebildeten Bälle oder kleinen Rollen (Tennisball, Soft-Golfball, Blackball, Mini Blackroll).
- Beginnen Sie an der Ferse und rollen Sie mit Druck (Wohlweh) Ihre Fußsohle ab.
- Üben Sie langsam.
- Üben Sie achtsam und variantenreich.
- Finden Sie Punkte mit erhöhter sensibler Rückkopplung, verharren Sie dort einen Moment länger.

Übung 2: Wade

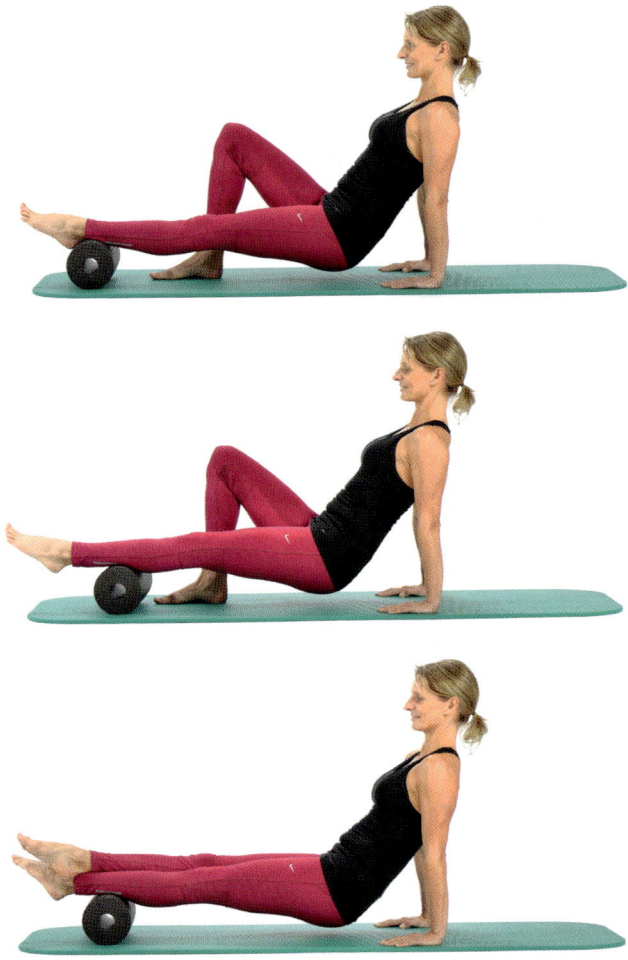

- Setzen Sie sich auf den Boden.
- Eine Foamroll legen Sie fersennah unter ein Bein.
- Beginnen Sie, von der Ferse, über den Achillessehnenbereich, zur Wade, aufwärts zum Knie, zu rollen.
- Das Stützen des zweiten Fußes am Boden oder sogar das komplette Lösen des zweiten Beins vom Boden entscheidet über die Druckintensität. Ein Bereich des „Wohlwehs" ist erwünscht.
- Üben Sie variantenreich über die gesamte Fläche der Wade.

Übung 3: Oberschenkelrückseite

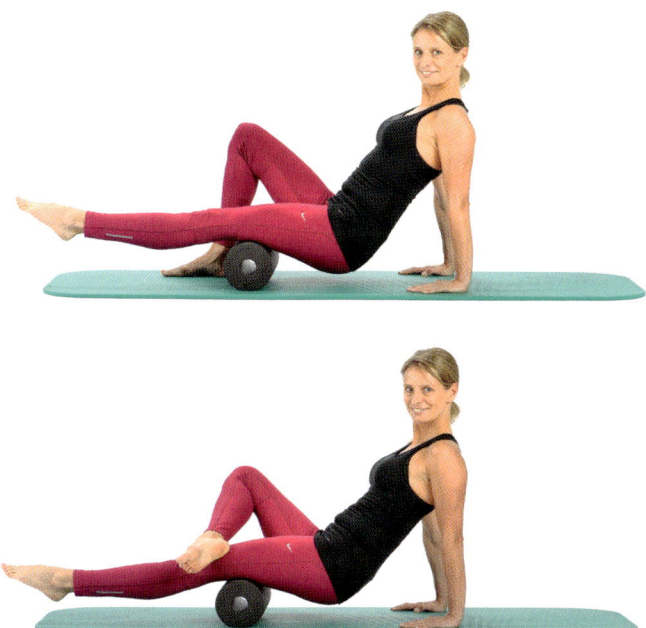

- Sitzend am Boden, legen Sie die Foamroll unter Ihr Knie.
- Sie rollen vom Knie aufwärts zum Becken.
- Der zweite Fuß kann stützend das Körpergewicht reduzieren oder aber das Gewicht des Beins erhöhen.
- Üben Sie erneut variantenreich über die gesamte Fläche der Beinrückseite.

Übung 4: Gesäß

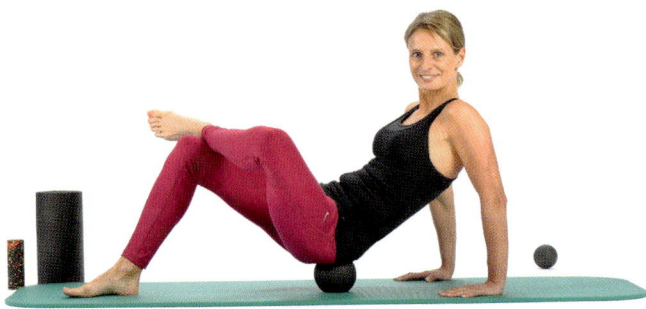

Legen Sie einen kleinen Ball oder eine Foamroll unter eine Gesäßmuskelseite und rollen Sie diese breitflächig ab.

Übung 5: Unterer Rücken

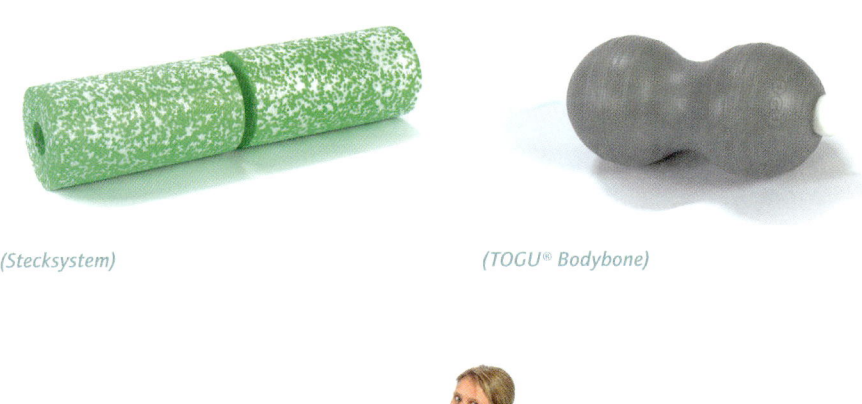

(Stecksystem) *(TOGU® Bodybone)*

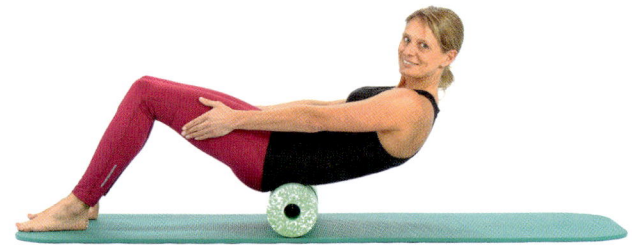

- Legen Sie eine Foamroll beckennah unter Ihren Rücken.
- Rollen Sie über die Lumbodorsalfaszie und die Rückenmuskelanteile hoch bis zum unteren Rippenbogen.

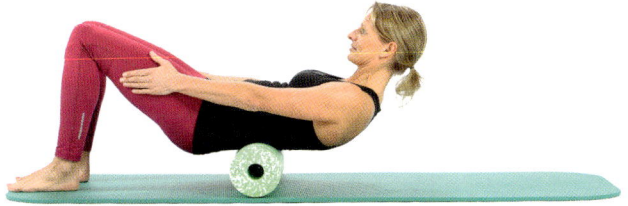

- Wenn Sie die Möglichkeit haben, zwei Rollen zu benutzen, stecken Sie diese über eine Mini-Foamroll zusammen und lassen in der Mitte einen kleinen Spalt frei, so können sich die Dornfortsätze der Wirbelsäule druckfrei in dem Spalt bewegen.

Alternative:

- Arbeiten Sie mit zwei Tennisbällen in einem Strumpf. Die Tennisbälle können so rechts und links neben der Wirbelsäule aufwärts rollen.
- Arbeiten Sie mit dem Bodybone der Firma TOGU® (www.togu.de).

Übung 6: Oberer Rücken (Brustwirbelsäule)

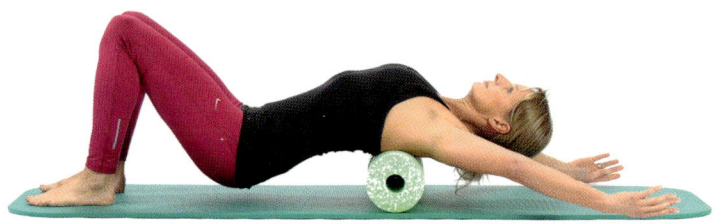

- Legen Sie eine Foamroll auf Höhe des unteren Wirbelbogens unter Ihren Rücken.
- Von dort rollen Sie die Brustwirbelsäule aufwärts bis zum Nacken.
- Verschiedene Armpositionen sind möglich: Hände an der Schädelbasis hinter dem Kopf, Arme lang ausgestreckt oder verschränkt vor der Brust.
- Wenn möglich, bietet sich auch bei dieser Übung das Arbeiten mit dem Zwei-Rollen-Stecksystem an.

Alternative:

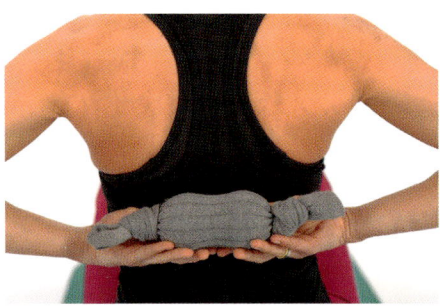 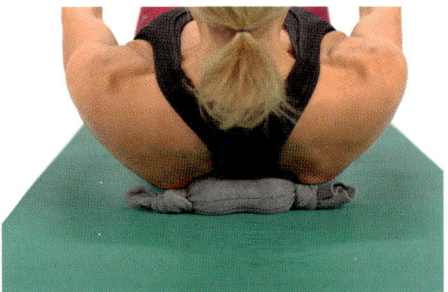

- Arbeiten Sie mit zwei Tennisbällen in einem Strumpf. Die Tennisbälle können so rechts und links neben der Wirbelsäule aufwärts rollen.

Übung 7: Nacken

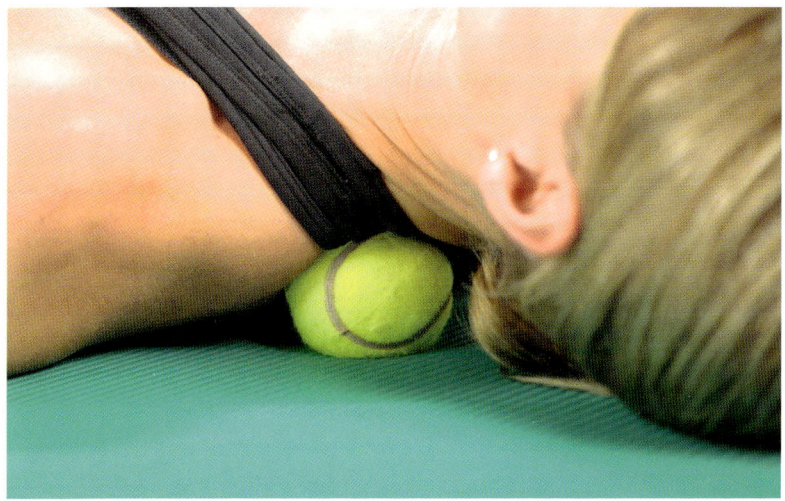

- Legen Sie einen kleinen Ball (Blackball oder Tennisball) unter eine Seite Ihrer Nackenmuskulatur.
- Verschränken Sie die Arme vor Ihrem Körper.
- Rollen Sie genussvoll an der Wohlwehgrenze Ihre Nackenmuskeln hinunter bis zwischen die Schulterblätter.
- Wechseln Sie die Seite.

Übung 8: Beinaußenseite (Fascia lata)

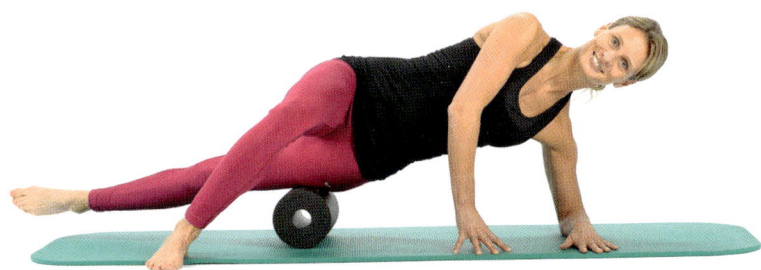

- Legen Sie eine Foamroll seitlich unter Ihr Becken. Rollen Sie an Ihrer Oberschenkelaußenseite langsam runter bis zum Knie.
- Ihr zweites Bein kann durch ein Abstützen mit dem Fuß Ihr Gleichgewicht auf der Rolle unterstützen.

Übung 9: Beinvorderseite/Oberschenkel vorne

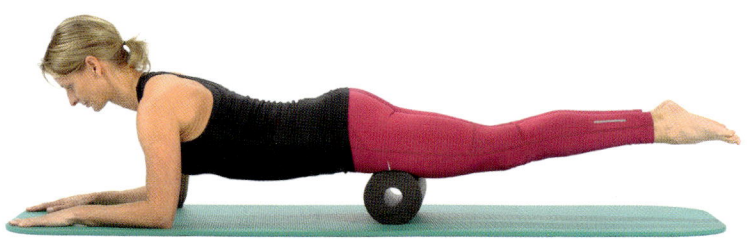

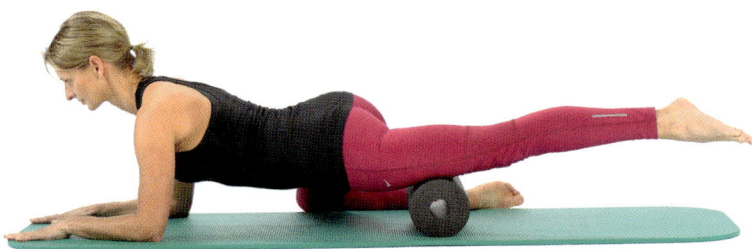

- Legen Sie eine Foamroll hüftnah unter einen oder beide Oberschenkel und rollen Sie langsam abwärts bis zum Knie.

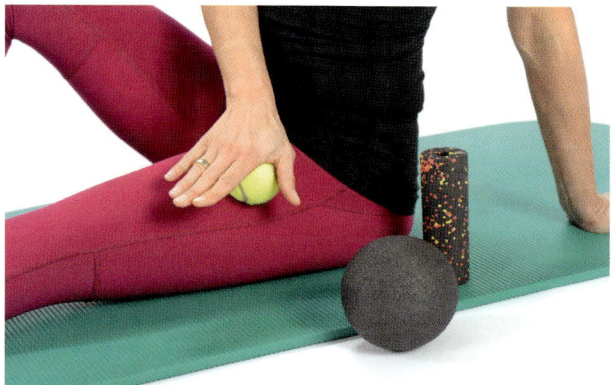

- Sitzend können Sie alternativ auch mit einen Ball die Oberschenkelvorderseite abrollen.

Übung 10: Unterarm

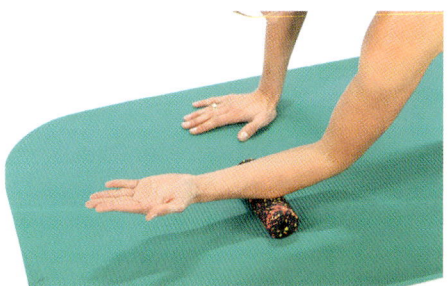

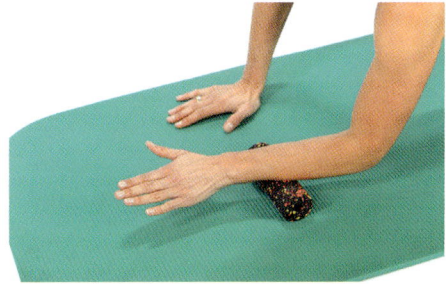

- Mit der kleinen Foamroll rollen Sie Ihren Unterarm von allen Seiten ab.

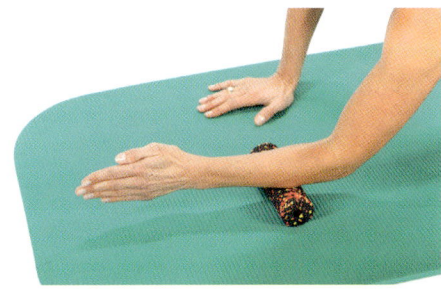

Wenn Sie sich für einige wenige Übungen in der Übungseinheit entscheiden, wählen Sie immer die Übungen der Körperregionen aus, die nicht so gut durchblutet und damit schlechter versorgt sind.

Das sind alle rein „faszialen" Bereiche, wie die Fußsohle, die Beinaußenseite oder auch der untere Rücken.

Durch das Rollen fördern Sie nicht nur die Wahrnehmung, das sensorische Verfeinern, sondern erhöhen durch das Wechselspiel von Be- und Entlastung auch die Stoffwechselaktivität.

I	Einleitung
II	Faszien – woher kommen sie und wozu brauchen wir sie?
III	Faszien – was steckt in ihnen?
IV	Faszien in Bewegung
V	**Resümee**

Kapitel V

RESÜMEE

Der Körper braucht Pflege und Aufmerksamkeit. Die Haut, die Haare, auch die Nägel bekommen diese Aufmerksamkeit häufig in ausreichendem Maße. Doch was ist mit den Organen, Muskeln, Gelenken, dem Kreislaufsystem oder den Geweben?

Die Trilogie der Gesundheit – Ernährung * Bewegung * Entspannung – findet selten in vollem Umfang ihre Anwendung.

Einer der wichtigsten Faktoren für den Erhalt des Bindegewebes ist, neben einer guten Ernährung, die regelmäßige physiologische Be- und Entlastung der Gewebe durch Belastungsreize (van den Berg, 2011).

Wird ein Gewebe belastet, nimmt der Widerstand gegen die Verformung der Fibroblasten zu, wird mehr Bindegewebe angelegt. Ein Gewebe, das keiner funktionellen Anforderung ausgesetzt wird, baut die „scheinbare" Überkapazität des Gewebes ab.

Ein Training, das die Anpassungsmöglichkeiten des Bindegewebes übersteigt, führt in vielen Fällen zu Überlastungsproblemen, Entzündungen oder Verletzungen.

Ein qualitativ hochwertiges Bindegewebe ist dadurch gekennzeichnet, dass es straff ist, belastbar ist und über eine größtmögliche Elastizität verfügt, um den Bewegungsalltag ohne Bewegungseinschränkungen, mit hoher Belastbarkeit und bei geringem Energieverbrauch, zu gestalten.

Für alle Strukturen, die am Knochen ansetzen, wie Sehnen, Kapseln und Bänder, ist eine Kombination aus Reizen der Kontraktion und Verlängerung sinnvoll. Sehnen und die mit ihnen in Verbindung stehenden, bindegewebigen Muskelhüllen (Peri- und Epimysium) können ihre volle Funktion nur erhalten, wenn sie regelmäßig auf maximale Länge gebracht oder aber maximal kontrahiert werden.

Das bedeutet zum einen intensives Dehnungstraining und zum anderen müssen submaximale und maximale Kraftreize gesetzt werden.

Allein die mechanische Verformung einer Bindegewebszelle bewirkt einen Synthesereiz (Reiz zum Um- und Aufbau). Strukturen, wie Gelenkkapseln und Bänder, erhalten ihren „Trainingsreiz" durch maximale Gelenkbewegungen, den Freiheitsgraden eines Gelenks entsprechend. Dies bedeutet Bewegungen aller Gelenke mit großen Bewegungsreichweiten und Bewegungsradien.

Für die Stützgewebe, wie die Knorpel, Disken und Menisken, gilt Kompression als die geeignete Belastungsform für den Gewebeerhalt. Das Wechselspiel von Druckbelastung und darauf folgender Entlastung sorgt für die Versorgung des Gewebes.

Bleibt einer dieser Belastungsreize für die unterschiedlichen Gewebeformen aus, kommt es zu einer Degeneration der entsprechenden Struktur. So wird bei vielen Berufstätigen beobachtet, dass sie, bei überwiegend sitzenden Tätigkeiten, nicht ausreichend für Bewegungs- und Belastungsreize sorgen. Besorgniserregend sind die frühzeitigen degenerativen Erscheinungen im Bindegewebe von Kindern, die auf die „Immobilisation" in der Schule und den fehlenden Ausgleich in Form von Bewegung zurückzuführen sind. Arthrosen und Bandscheibenproblematiken werden in immer früheren Jahren festgestellt.

Auch fehlt sehr oft die Variation einer Bewegung. Wir wissen, dass, wenn das Bindegewebe immer und regelmäßig auf dieselbe Weise bewegt wird, es sich ausschließlich in diese Richtung anpasst. Eine neue, andersartige, plötzlich auftretende Bewegung kann dann zu einer Verletzung und nachfolgenden Problemen führen.

Wichtig und alles entscheidend ist die Kontinuität, die Regelmäßigkeit von Trainingsreizen ganz unterschiedlicher Art.

Faszientraining ist das Training der Nachhaltigkeit!

„Dem ungeduldigen, von Effizienz getriebenen Westler hilft in diesem Fall ein bisschen östliche Philosophie: Um biegsam zu werden, wie ein Bambus, erfordert es Hingabe und regelmäßige Pflege eines Bambusgärtners. Dieser gießt seine Samen viele Wochen ohne sichtbaren Erfolg. Erst nach langer, geduldiger Pflege treibt der erste sichtbare Bambusspross aus dem Erdreich nach oben. Doch dann wächst er binnen kurzer Zeit rasant in die Höhe und übertrifft alle anderen Gewächse an Größe, Flexibilität, Stabilität und Festigkeit" (Schleip & Müller, 2013).

Während im Muskeltraining und in der Adaptionsphase der Nerven relativ schnelle Veränderungen und Anpassungen zu erwarten sind, zählt beim Training mit Einflussnahme auf die faszialen Strukturen besonders die Geduld. Faszien verändern sich langsam, dann aber dauerhaft(er).

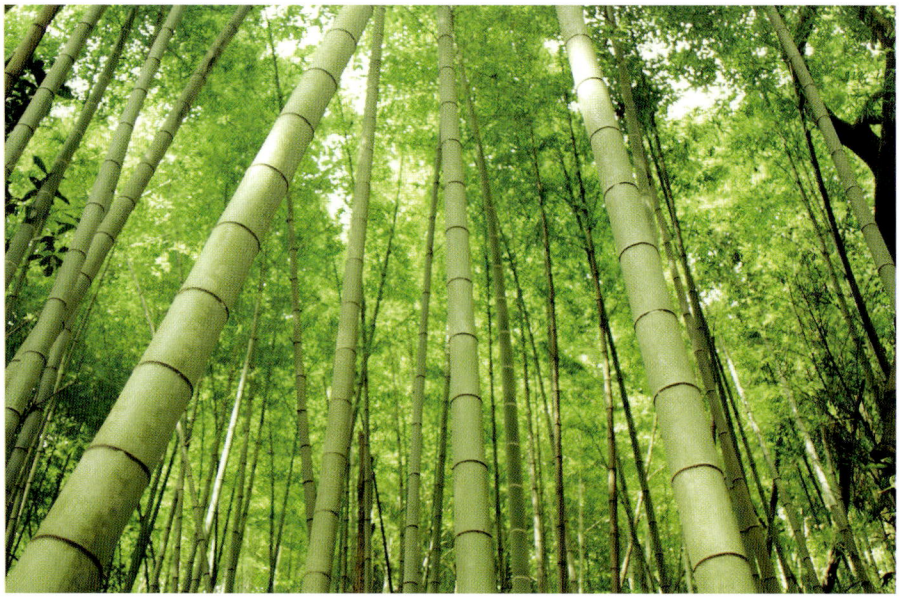

So wird's gemacht!

Pflegen Sie Ihren Körper. Setzen Sie ihn regelmäßigen Trainingsreizen aus. Berücksichtigen Sie neben den zellulären Reizen, wie der Fibroblastenaktivierung über Bewegung, auch die nervalen Prozesse. Allen Bewegungen wird die volle Aufmerksamkeit geschenkt. Üben Sie immer mit Achtsamkeit und Genuss.

Schon gewusst?

Während dieses Buch sich zu 100 % mit der Bewegung beschäftigt, möchte ich an dieser Stelle noch einmal deutlich machen, dass das System „Körper" nur im Verbund von vielen Faktoren gesund zu erhalten ist. Unsagbar viele Probleme lassen sich heute auf eine unzureichende Ernährung zurückführen. F. van den Berg (2011) trug in seinem Buch zum Verständnis des Bindegewebes zwei wunderbare Zitate zusammen:

„Die Nahrung soll Deine Medizin sein und nicht die Medizin Deine Nahrung." (Hippokrates)
„Wenn die Ärzte von heute sich nicht zu Ernährungsfachleuten entwickeln, werden die Ernährungswissenschaftler von heute die Ärzte von morgen sein." (Edison)

Gesundheit ist kein Geschenk, sondern eine Aufgabe. Nehmen wir uns dieser Herausforderung in vollem Umfang an und denken daran, dass der beste Trainingsreiz nicht wirkt, wenn die Grundlage der Nährstoffe fehlt.

Deswegen sollten schon in frühen Jahren die Weichen für ein gesundes und belastbares Bindegewebe gelegt werden.

V.a Allgemeine Empfehlungen für das Training

So wird's gemacht!

- Üben Sie variantenreich. Vermeiden Sie mechanische Abläufe.
- Üben Sie genussvoll mit Eleganz und Geschmeidigkeit.
- Andere Tätigkeiten während des Trainings sollten zu anderer Zeit getan werden.
- Fördern und fordern Sie Ihre Sinnlichkeit.
- Trainieren Sie 2-4 x pro Woche – dehnend, kräftigend, bewegend, federnd.
- Wählen Sie Übungen nach den fünf unterschiedlichen Prinzipien.
- Wärmen Sie sich vor dem Training auf!
- Arbeiten Sie mit Kontinuität.
- Seien Sie geduldig!
- Der wichtigste Parameter ist die Häufigkeit der Bewegung, nicht die Intensität.

V.b Differenzierung und Kontraindikation

V.b.i Gibt es einen geschlechtsspezifischen Unterschied?

Tatsächlich darf der genetische Einfluss nicht außer Acht gelassen werden. Viele Frauen haben ein sehr lockeres Bindegewebe und neigen zur Hypermobilität. Männer hingegen werden oft von straffen Strukturen umgeben.

Zu vermuten ist, dass, aufgrund dieser genetischen Determinanten, sich auch der Bewegungsalltag unterschiedlich gestaltet und die Vorlieben für Bewegung andere sind.

Während Männer und Jungs sich in kraftvollen, spannungsgeladenen Bewegungsmustern wiederfinden, ist bei Frauen und Mädchen die Begeisterung eher bei weichen, harmonischen, elastischen Bewegungen zu Hause.

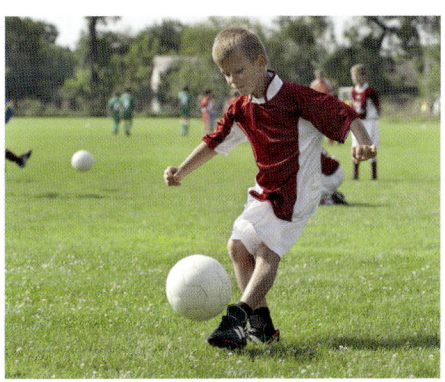 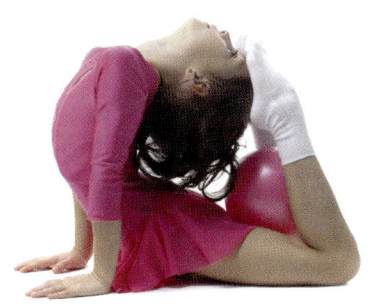

Foto: Fußballspielender Junge versus flexibles, dehnfähiges Mädchen
Neigungsabhängig – der Spaß bestimmt die Form der Bewegung (... die Form der Faszien).

Der Weg ist allerdings nicht, Frauen zum Krafttraining und die Männer zum Ballett zu schicken. Wahrscheinlich reicht es schon, vielleicht sogar geschlechtsunspezifisch, die primäre individuelle Neigung und Stärke zu erkennen und wie auf einem Kontinuum zwischen Steifigkeit und Flexibilität

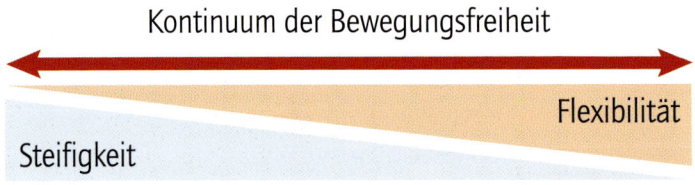

Abb. 40: Kontinuum der Bewegungsfreiheit
Zwischen Steifigkeit und Flexibilität sind die Grenzen fließend.

oder Kraft und Spannungslosigkeit

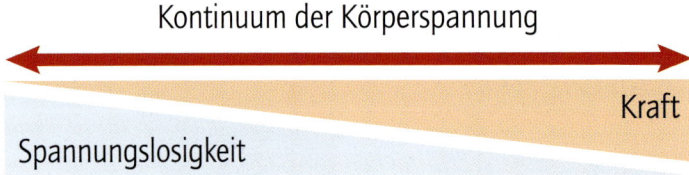

Abb. 41: Kontinuum der Körperspannung
Zwischen Spannungslosigkeit und Kraft sind die Grenzen fließend.

den Ist-Zustand ein bisschen in die Richtung der schwächer ausgeprägten Fähigkeit zu verschieben.

Sehr häufig tut sich damit, über diese neu erworbenen Kompetenzen, ein neues Bewegungs- oder auch Lebensgefühl auf.

V.b.ii   Hat der Alterungsprozess Einfluss auf das Bindegewebe?

Immer wieder wird diskutiert, ob bestimmte, zu beobachtende Veränderungen im Laufe eines Lebens altersbedingt sind oder auf Bewegungsmangel bzw. das Fehlen von Belastungsreizen zurückzuführen sind. Mit absoluter Sicherheit lässt sich der „normale" Alterungsprozess nicht aufhalten, aber wir haben Einfluss darauf, wie schnell er vonstattengeht. In jeder Lebensphase den Körper fordern, ohne zu überfordern, so setzen wir permanente Reize, die einen Abbau von Zellmasse verhindern. Zellverlust bedeutet auch Abnahme von Grundmatrix und damit eine Abnahme der Bindefähigkeit von Wasser. Das Volumen des Gewebes nimmt ab. Der Körper wird „trockener". Fehlende Bewegungsreize über die komplette Bewegungsamplitude der einzelnen Körpergelenke begünstigen das Bilden von unphysiologischen Crosslinks. Das Gewebe wird fest und die Bewegungen ungelenk. Fehlende elastische Reize begünstigen den Abbau des Elastins, welches durch die festere Komponente Kollagen ersetzt wird. Das Kollagen selbst reagiert mit einem Strukturverlust und spaltet sich auf. Die Steifigkeit steigt und die Elastizität lässt nach.

V.b.iii Ist Faszientraining für Sportler sinnvoll?

Zunächst stellt sich hier erst einmal die Frage, um was für eine Art Sportler es sich handelt. Ist es derjenige, der regelmäßig 2-4 oder 5 x in der Woche sportlich aktiv ist und ganz unterschiedliche Sportarten ausübt?

Ist es derjenige, der sich einer bestimmten Sportart verschrieben hat?

Ist es ein Freizeit- und Gesundheitssportler, ein ambitionierter Amateursportler mit Wettkampfambitionen oder ein Leistungssportler?

Wir können keine allgemeingültige Aussage treffen.

Leistungssport

In einigen Pilotprojekten in Kanada, Österreich und Deutschland wird mit speziellen Techniken auf die Faszien Einfluss genommen. Für gesicherte Aussagen ist es zu diesem Zeitpunkt allerdings zu früh.

Festzuhalten ist aber, dass ein Faszientraining für Leistungssportler sich von dem für den Freizeitsportler massiv unterscheidet.

Ein Leistungssportler muss in der Regel nicht für eine Verbesserung seines Metabolismus (Gewebsernährung) sorgen. Hier stehen die Regenerationsmechanismen, die Pausen, eher im Fokus. Das optimale Timing zwischen Belastung und Erholung.

Seit einiger Zeit wird sehr viel „gerollt". Verschiedene Arten von Foamrolls wurden und werden zur Behandlung von muskulären, tendinösen Bereichen oder bindegewebiger Platten eingesetzt (vgl. Kap. IV.f).

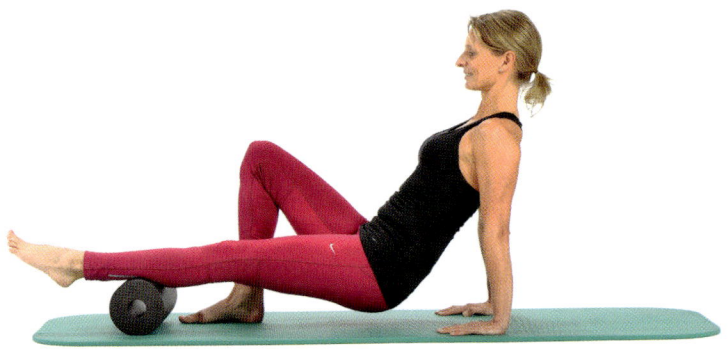

Für den Leistungssport weicht man heute, nach anfänglicher Begeisterung, immer weiter vom Arbeiten mit den Foamrolls ab. Der Großteil der Verletzungen im Leistungssport liegt in den kollagenen Strukturen. Man kann also davon ausgehen, dass die Bindegewebe von Sportlern durch das sportartspezifische Training permanent oder zumindest häufig bis an die Belastungsgrenze gereizt sind. Zusätzliche sensible Reize mit Wirkung auf die Faszien mittels Foamrolls könnten kontraproduktiv wirken. So zeigen es zumindest die Erfahrungswerte der vergangenen Jahre.

Freizeit- und Fitnesssport

Der Einsatz der Foamrolls bei Freizeit-, Fitnesssportlern und Menschen mit eingeschränktem Köpergefühl hingegen bewirkt durch das Stimulieren der Sensoren wahre Wunder. Das Feedback ist hier ein wunderbares Körpergefühl nach dem Training.

Auch wirkt sich ein Training mit diversen beschriebenen Methoden bei dieser Personengruppe meist positiv aus, da in der Regel ein lebensbegleitender Bewegungsmangel vorherrscht. Auch gilt es, unausgewogene, einseitige oder eingeschränkte Bewegungen zu kompensieren oder zu erweitern.

V.b.iv Wann sollte man nicht üben?

Bei Entzündungen, frischen Operationen, Zerrungen, allgemeinem Unwohlsein etc. sollte auf ein Training mit Wirkung auf die Faszien verzichtet werden. Entzündungen greifen bindegewebige Strukturen, wie z. B. den Gelenkknorpel, an. Ein zusätzlicher Belastungsreiz in entzündlichem Gewebe würde degenerative Prozesse beschleunigen.

Verletzten bindegewebigen Strukturen muss ausreichend Zeit zur Heilung eingeräumt werden, bevor ein erneuter Belastungsreiz erfolgt.

„Die Zugstärke von Bindegewebe beträgt sogar nach 2-3 Wochen (Anmerk.: nach Verletzung) erst höchstens 20 % des ursprünglichen Werts und wird in den folgenden 6-12 Monaten kontinuierlich größer" (Morree, de, 2013).

Schon gewusst?

Gerade im Fitnesssport verschaffen sich viele Trainer damit Gehör oder Trainingssysteme ihre Anhänger.

Cellulite – die Gewebsveränderung, die keiner haben möchte. Dankbar wird fast jeder Weg beschritten, der sie verhindert oder aber zumindest minimieren kann.

Was ist *Cellulite*?

Das Problem liegt in der mangelnden elastischen Spannkraft der oberflächlichen Faszien. Bei einer entsprechenden genetischen Veranlagung bilden sich in dieser Schicht sichtbare Fettdepots und Wasseransammlungen. Die Problemzonen bei Frauen sind meist am Bauch, in der Taille, am Gesäß und an der Oberschenkelaußenseite. Es lagern sich Röllchen ab und Dellen entstehen.

Den oberflächlichen Faszien fehlt die Spannkraft. In der Regel einhergehend mit Fetteinlagerungen in der Fascia superficialis (Unterhautfaszie).

Zunächst wird es also wichtig sein, das Fettgewebe zu reduzieren, damit die Dellen weniger sichtbar werden.

Darüber hinaus führt ein regelmäßiges Training aus den Komponenten, Kraft, Dehnung, Elastizität und Massage zu einer Straffung des Gewebes.

Gewebsrissen kann jedoch nur vorgebeugt werden. Sind sie einmal entstanden, bleiben sie. Durch Minimierung des Fettgewebes allerdings können sie optisch jedoch in den Hintergrund treten.

Sicherlich ist die Veranlagung zur Bildung von Cellulite genetisch determiniert, doch diese Determinante liegt meist weiter unter 50 % der individuellen Möglichkeiten durch Training.

V.b.v Salutogenese

Gesund durch Bewegung!

Viel Aufmerksamkeit wurde in den letzten Jahrzehnten der Kraftentwicklung, der Koordination und dem Herz-Kreislauf-System geschenkt.

Mit dem „neuen" Wissen über die faszialen Strukturen eröffnet sich eine weitere wunderbare Form der Einflussnahme.

Immer dem Wolffschen Gesetz folgend:

Überforderung	–	schadet,
Unterforderung	–	bringt keinen Erfolg,
adäquate Belastung	–	ist erwünscht!

Literatur

- Albrecht, K. et al. (1997). *Stretching. Das Expertenhandbuch.* Heidelberg. Haug Verlag.
- Berg, F. van den (2011). *Angewandte Physiollogie 1. Bindegewebe des Bewegungsapparates verstehen und beeinflussen.* 3. Auflage. Stuttgart. Thieme Verlag.
- Boyle, M. (2011). *Functional Training. Neue Trainingstechniken für Trainer und Athleten.* München. Riva Verlag.
- Brecklinghaus, H.-G. (2009). *Rolfing – Strukturelle Integration. Was die Methode kann, wie sie wirkt und wem sie hilft.* Grundelfingen. Lebenshaus Verlag.
- Brecklinghaus, H.-G. (2010). *Rolfing Movement. Die Praxis für den Alltag.* Books en Demand. Lebenshaus Verlag, Grundelfingen. Lebenshaus Verlag.
- Dalton, E. et al. (2011), *Dynamic body. Exploring form. Expending function.* Freedom from Pain Institut.
- Freiwald, J. (2009). *Optimales Dehnen. Sport-Prävention-Rehabilitation. Balingen.* Spitta Verlag.
- Galloway, J. (2002). *Galloway's Book on Running.* Shelter Publications, Bolinas, CA, USA.
- Geiger, A. (2009). *Faszien – Schlüssel zur Stabilität, Sensomotorik und Symmetrie. Die Auswirkungen der orthopathischen Behandlung nach dem Faszien-Distorsions-Modell (FDM) von Stephan Typaldos, d. O., auf den aufrechten Stand.* Saarbrücken. Books of Demand.
- Güllich, A. & Krüger, M. (Hrsg.). (2013). *Sport. Das Lehrbuch für das Sportstudium.* Heidelberg. Springer Verlag.
- Hodges, P. W. & Richardson, C. A. (1996). *Inefficient muscular stabilization of the lumbar spine associated with low back pain. A motor control evaluation of transversus abdominis.* Spine, 21(22), 2640-2650.
- Hoheisel, U., Taguchi, T. & Mense, S. (2012). *Nociception: The thoracolumbar fascia as a sensory organ.* In R. Schleip, T. W. Findley, L. Chaitow & P. A. Huijing (Eds.), *Fascia: The Tensional Network of the Human Body* (pp. 95-101). Kidlington: Churchill Livingstone.

- Huijing, P. A., Hollander, P., Findley, T. W. & Schleip, R. (2009). _Fascia research II - Basic science and implications for conventional and complementary health care_. München: Urban & Fischer.
- Kapandji, I. A. (1982). *Funktionelle Anatomie der Gelenke. Rumpf und Wirbelsäule (3)*. Stuttgart. Enke Verlag.
- Klapp, B. (1978). *Das Klappsche Kriechverfahren*. Stuttgart. Thieme Verlag.
- Kram, R. & Dawson, T. J. (1998). Energetics and biomechanics of locomotion by red kangaroos (Macropus rufus). _Comp Biochem Physiol B Biochem Mol Biol, 120_(1), 41-49.
- Langevin H. M. (2006). Connective tissue: A body-wide signaling network? *Med Hypoth, 66* (6):1074-1077.
- Langevin, H. M. et al. (2009). Ultrasound evidence of altered lumbar connective tissue structur in human subject with chronic low back pain. BMC Muscoloskelet Disord.
- Langevin, H. M., Fox, J. R., Koptiuch, C., Badger, G. J., Greenan-Naumann, A. C., Bouffard, N. A. & Henry, S. M. (2011). Reduced thoracolumbar fascia shear strain in human chronic low back pain. *BMC Musculoskelet Disord, 12*, 203.
- Langevin, H. M. & Huijing, P. A. (2009). Communicating about fascia: History, ptfalls and recommendation. *International Journal of Therapeutic Massage and Bodywork, (*1-6).
- Larssen, Chr. (2007). *Die zwölf Grade der Freiheit. Kunst und Wissenschaft menschlicher Bewegungskoordination*. 3. Auflage Petersberg. Verlag Vianova, 3. Auflage.
- Leonhardt, H., Tillmann, B., Töndury, G. & Zilles, K. (Hrsg.). (2003). *Anatomie des Menschen*. Stuttgart. Thieme Verlag.
- Lukas, Chr. (2012). *Faszienbehandlung mit der Blackroll*. Books on Demand.
- McGill, S. (2007). *Low Back Disorders - Evidence-Based Prevention and Rehabilitation* (2 ed.). Champaign: Human Kinetics.
- Mense, S. (2002). *Pathophysiologie des Rückenschmerzes und seine Chronifizierung - Tierexperimentelle Daten und neue Konzepte*. Schmerz, 15(6), 413-417.

- de Morree, J. J. (2013). *Dynamik des menschlichen Bindegewebes. Funktion, Schädigung und Wiederherstellung.* München. Urban & Fischer. 2. Auflage
- Myers, W. Th. (2010). *Anatomy Trains. Myofasziale Leitbahnen für Manual- und Bewegungstherapeuten.* 2. Auflage. München. Urban & Fischer Verlag.
- Panjabi, M. M. (2006). A hypothesis of chronic back pain: Ligament subfailure injuries lead to muscle control dysfunction. *Eur Spine J.*, 15:668-676.
- Rauber, A., von Leonhardt, H., Töndury, G. & Zilles, K. (Hrsg.). (1987). *Anatomie des Menschen. Lehrbuch und Atlas.* Stuttgart. Thieme Verlag.
- Sawicki, G. S., Lewis, C. L. & Ferris, D. P. (2009). It pays to have a spring in your step. *Exerc Sport Sci Rev, 37* (3), 130-138.
- Schleip, R. (2004). *Deutsche Zeitschrift für Osteopathie.* Hippokrates Verlag, 1, 10-16
- Schleip, R., Naylor, I.L., Ursu, D., Melzer, W., Zorn, A., Wilke, H.J., Lehmann-Horn, F. & Klingler, W. (2006). Passive muscle stiffness may be influenced by active contractility of intramuscular connective tissue. *Med Hypotheses, 1,* 66-71.
- Schleip, R. (2009). *Der aufrechte Mensch. Die besten Übungen für ein gesundes Körperbewusstsein.* München. Südwest Verlag.
- Schleip, R., Duerselen, L., Vleeming, A., Naylor, I.L., Lehmann-Horn, F., Zorn, A., Jaeger, H. & Klingler, W. (2012). Strain hardening of fascia: static stretching of dense fibrous connective tissues can induce a temporary stiffness increase accompanied by enhanced matrix hydration. *Bodyw Mov Ther.1,* 94-100
- Schleip, R. et al. (2012). The tensual network oft the human body. Elsvier Science.
- Schleip, R. & Müller, D.G. (2013). Journal of Bodywork am Movement Therapies. Elsevier.
- Schleip, R. & Müller, D.. Faszientraining. Theorie und Praxis zum Aufbau eines geschmeidig-kraftvollen Bindegewebes. Ausbildungsbegleitendes Manual (2013).
- Schwind, P. (2003). *Alles im Lot. Einführung in die Rolfing-Methode.* München. Knaur Verlag.

- Schwind, P. (2009). *Faszien- und Membrantechnik. Handbuch für die Praxis.* München. Urban & Fischer Verlag. 2. Auflage.
- Slomka, G. & Regelin, P. (2005). *Stretching – aber richtig!.* München. Blv-Verlag.
- Staubesand, J., (1996). Zum Feinbau der Fasia cruris mit besonderer Berücksichtigung epi- und intrafaszialer Nerven. Manuelle Medizin 34, 196-200.
- Staubesand, J., Baumbach, K.U.K. & Li, Y. (1997). La structure find de l'apone'vrose jambie're. Phlebologie 50, 105e113.
- Stecco, C. & Stecco, A. (2012). Deep fascia of the lower limbs fascia: The tensional network of the human body (Vol. 1, pp. 31-35). Edingburgh: Elsevier.
- Stecco, C. & Stecco, A. (2012). Fascial manipulation. *Fascia: The tensional network of the human body.* Edinburgh: Elsevier. ,1, 335-342.
- Tesarz, J., Hoheisel, U. & Mense, S. (2009). The Innervation of the Fascia Thoracolumbalis. In: Huijing PA, Hollander P, Findley TW, Schleip R (Hrsg). *Fascia research – Basic science and implications for conventional and complementary health care.* München: Elsevier Science.
- Tesarz, J. (2010). Die Fascia thoracolumbalis als potenzielle Ursache für Rückenschmerzen: anatomische Grundlagen und klinische Aspekte. *Osteopathische Medizin*; 1:28-34, Elsevier GmbH – Urban & Fischer.
- Thömmes, F. (2013). *Faszientraining. Physiologische Grundlagen, Trainingsprinzipien, Anwendung im Team- und Ausdauersport sowie Einsatz in Prävention und Rehabilitation.* München. Copress Verlag.
- Tittel, K. (1985). *Beschreibende funktionelle Anatomie des Menschen.* 10. Auflage. Stuttgart. Gustav Fischer Verlag.
- Weineck, J. (1990). Optimales Training. Leistungsphysiologische Trainingslehre unter besonderer Berücksichtigung des Kinder- und Jungendtrainings. 7. Auflage. Erlangen. Perimed Fachbuch.
- Werbeck, B. & Spirgi-Gantert, I. (1996): *Funktionelle Bewegungslehre nach Susanne Klein-Vogelbach. Bewegung und lernen.* Berlin. Heidelberg. New York. Springer Verlag. 5. Auflage.
- Wiemann, K. (1991). Beeinflussung muskulärer Parameter durch ein zehnwöchiges Dehnungstraining. *Sportwissenschaft*, 21, 295-306.

- Wiemann, K., Klee, A. & Stratman, M. (1999). Filamentäre Quellen der Muskel- Ruhespannung und die Behandlung muskulärer Dysbalancen. *Krankengymnastik, 51*; 628-649.
- Woldt, J. & Suchy, R. (2001). *Bewegen mit den 5 Elementen. Mit einfachen Übungen Leib und Seele in Einklang bringen.* Darmstadt. Schirner Verlag.
- Yahia, L.H. et al. (1993). Viscal elastic properties oft he human lunbodorsal dascia. *J. biomed.Eng.*, 9, 425-429.
- Zenz, M. & Jurna, I. (2001). *Lehrbuch der Schmerztherapie. Grundlagen, Theorie für Aus- und Weiterbildung.* 2. Auflage Stuttgart. Wissenschaftliche Verlagsgesellschaft.
- Zichner, L., Engelhardt, M. & Freiwald, J. (1994). *Sensibles, integratives und messbares Organ.* Frankfurt. Ciba Geigy Verlag.

Ergänzende Medien

DVD – Fascia in Motion / Faszien in Bewegung (2013)
Producer: www.european-musicstore.de
Bezugsquelle: g.slomka@4more-education.de

DVD – Modern Stretching (2010)
Producer: www.more-ya.de
Bezugsquelle: g.slomka@4more-education.de

Kontakt:

Gunda Slomka, 4more education®
Pro Sport GmbH
E-mail: g.slomka@4more-education.de
Web: www.gunda-slomka.de

Bildnachweis:

Covergestaltung: Claudia Sakyi

Coverfoto: Jens Anders – www.jens-anders.com

Umschlaggestaltung: Eva Feldmann

Satz: Eva Feldmann

Fotos Innenteil: Volker Minkus – www.minkus-images.de

S. 33 Thinkstock – Kollektion: iStock, Fotograf: iSailorr
S. 97 Thinkstock – Kollektion: iStock, Fotograf: Maridav
S. 123 Divo Müller – www.fascial-fitness.de
S. 128 Thinkstock – Kollektion: iStock Fotograf: defun
S. 130 Thinkstock – Kollektion: Photodisc, Fotograf: Digital Vision
S. 248 Thinkstock – Kollektion: Digital Visions, Fotograf: Digital Vision
S. 272 Thinkstock – Kollektion: iStock, Fotograf: simonox
S. 275 Thinkstock – „Kids soccer" Kollektion: iStock, Fotograf: fotokostic
S. 275 Thinkstock – „Flexible little girl doing gymnastic ring" Kollektion: iStock, Fotograf: Wisky

Grafiken: Sonja Kirsch, München

S. 165, 167, 169, 171 Grafik entnommen aus Anatomy Trains 2/E, (ISBN 9780443102837), Myers et al (ed), (S. 90, 120, 142, 162), Copyright Elsevier, 2009

Lektorat: Dr. Irmgard Jaeger